国家出版基金项目
NATIONAL PUBLICATION FOUNDATION

2011—2020年国家古籍整理出版规划项目

岭南珍本古医籍校注与研究丛书［第一辑］ 郑洪 主编

《肘后备急方》全本校注与研究

ZHOUHOU BEIJIFANG QUANBEN JIAOZHU YU YANJIU

晋·葛洪 著
刘小斌 魏永明 校注

SPM 南方出版传媒
广东科技出版社｜全国优秀出版社
·广州·

图书在版编目（CIP）数据

《肘后备急方》全本校注与研究 /（晋）葛洪原撰；（梁）陶弘景补阙；（金）杨用道附广；刘小斌，魏永明校注. —广州 ：广东科技出版社，2018.1（2024.8重印）

（岭南珍本古医籍校注与研究丛书·第一辑）

ISBN 978-7-5359-6925-5

Ⅰ. ①肘… Ⅱ. ①葛… ②刘… ③魏… Ⅲ. ①方书—研究—中国—晋代 Ⅳ. ①R289.337.2

中国版本图书馆CIP数据核字（2018）第066925号

《肘后备急方》全本校注与研究

Zhouhoubeijifang Quanben Jiaozhu yu Yanjiu

出 版 人：朱文清

策　　划：吕　健

责任编辑：吕　健　邓　彦　马霄行　曾永琳

封面设计：书窗设计 赵焜森/钟清/张雪烽

责任校对：杨崚松　陈　静　黄慧怡

责任印制：彭海波

出版发行：广东科技出版社

（广州市环市东路水荫路11号　邮政编码：510075）

销售热线：020-37607413

https：//www.gdstp.com.cn

E-mail：gdkjbw@nfcb.com.cn（编务室）

经　　销：广东新华发行集团股份有限公司

排　　版：广州市友间文化传播有限公司

印　　刷：广州一龙印刷有限公司

（广州市增城区荔新九路43号1幢自编101房　邮政编码：511340）

规　　格：787mm×1 092mm　1/16　印张23.75　字数500千

版　　次：2018年1月第1版

2024年8月第7次印刷

定　　价：90.00元

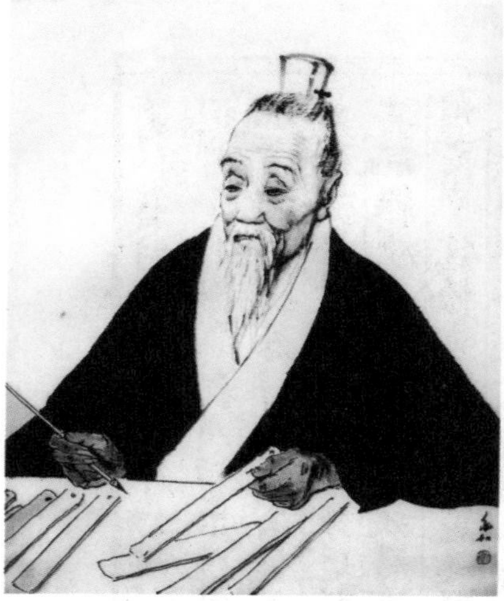

葛洪像（281—361年），画家蒋兆和绘

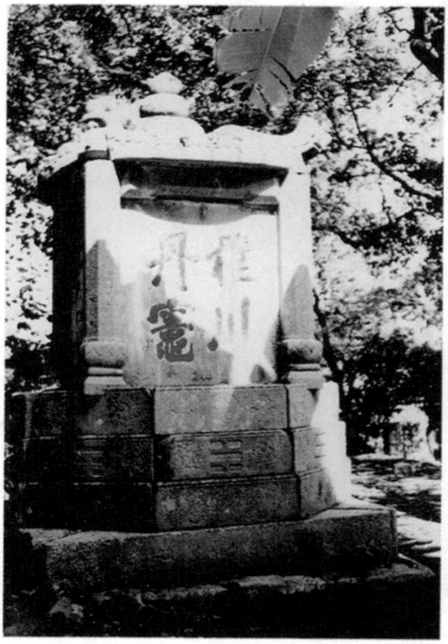

葛洪在罗浮山炼丹丹灶遗址，其中“稚川丹灶”四字为清人据苏轼墨迹重补

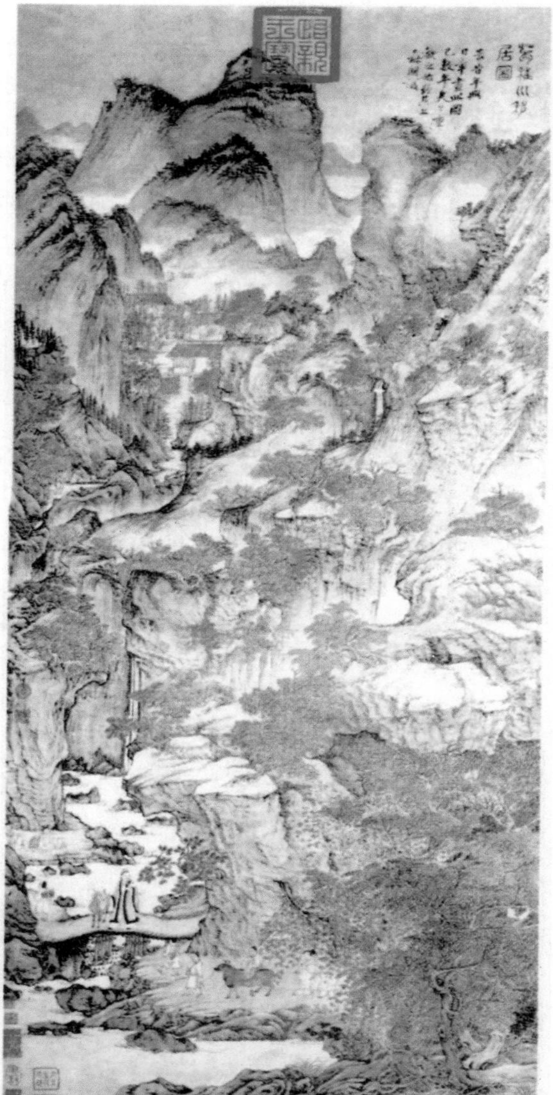

葛稚川移居图

葛稚川移居图，元代王蒙绘，画面展现了葛洪携妻带子移居罗浮山的场景。原图纸本设色，藏故宫博物院

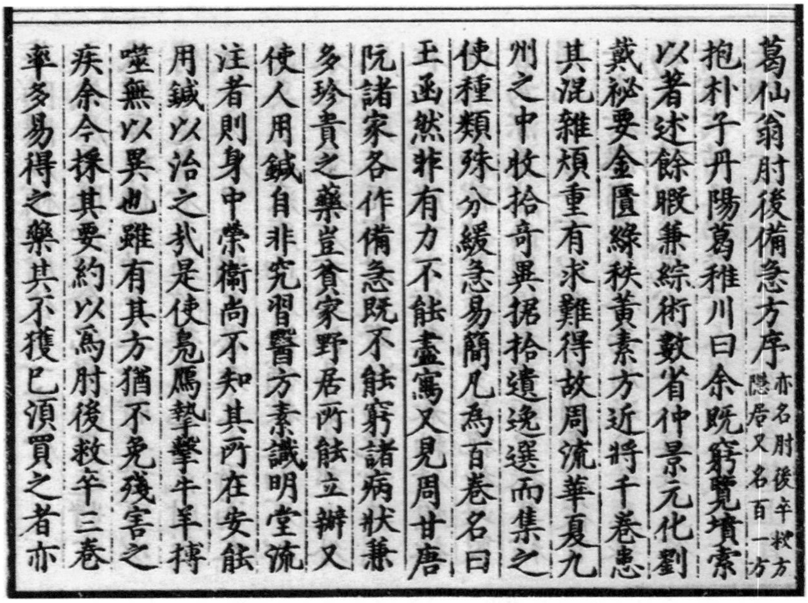

《肘后备急方》葛洪原序

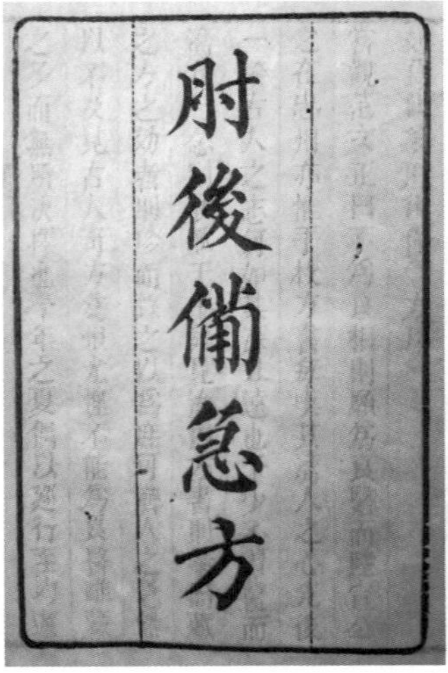

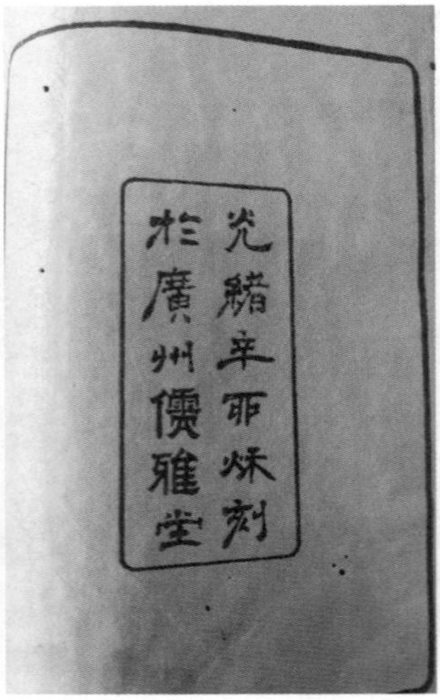

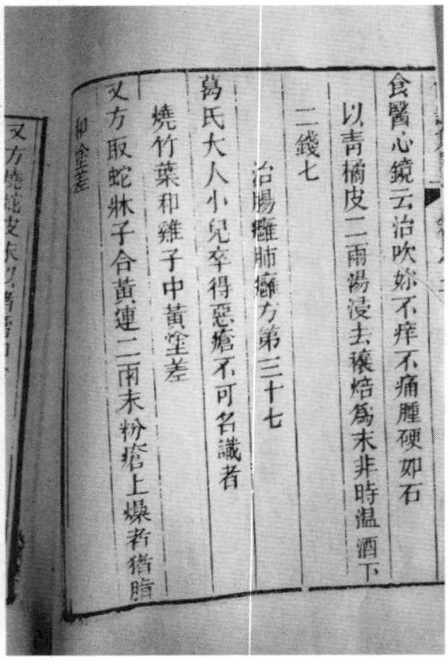

本书底本（蓝本）清光绪辛卯年（1891）广州儒雅堂刻本

前言

岭南，传统上指越城、大庾、骑田、都庞、萌渚五岭以南的地区。在这里，传统中医药以独特的作用深得人们信赖，一直呈现生机勃勃的局面。自汉晋以来，悠悠千年，岭南中医药文化以其独有的多元、务实、开放、兼容、创新等特点，采中原之精粹，纳四海之新风，融汇升华，自成宗系，在中华医药文化之林独树一帜，对岭南地区乃至全国的经济、社会发展起着积极的推动作用。

“惟殷先人，有册有典”。中医药发源于远古，经历代发展而趋于大成，古籍文献是其重要载体。据《中国中医古籍总目》所载，我国150家图书馆（博物馆）收藏的截至1949年以前出版的中医药图书即达13 455种，此外尚有大量亡佚的著作。这些典籍文献世代相传，成为中华优秀传统文化的重要表征，岭南中医先贤们的智慧也同样鲜活地展现在洋洋岭南古医籍中，其中不乏凸显本地区具体时宜、地宜，并对整个中医学发展起到重要促进作用的精品力作。

从源头上来看，岭南中医药发展始自中原。在秦汉时期，我国的文化中心在黄河流域，中医四大经典《黄帝内经》《难经》《神农本草经》《伤寒杂病论》即陆续在此域成书，至汉代才有杨孚《异物志》等偶涉药物知识的岭南著作出现。

晋代，岭南开始较为系统地接受中原内地的中医药知识，如葛洪南来，所著《肘后救卒方》（后人增补为《肘后备急方》）就对岭南医药产生了重要影响。晋唐时期，还有不少南来的士人或医家编集了多种方药著作，南宋郑樵《通志》曾将它们归类为“岭南方”，但大多已佚失。由此而始，岭南的中医学开始体现出自身的特色，例如，从《千金方》《外台秘要》《肘后备急方》等书中可见葛洪、支法存等对蛊毒、沙虱热（恙虫病）、疟疾、丝虫、恙片虫等传染病有不少治疗方药，对岭南热带地区传染病的研究成就亦较为突出。这些成就不是由中原带来，是吸取岭南民间流传的医药经验，加以总结得之。

宋代开始，岭南医学人才辈出。先有陈昭遇，开宝初年至京师为医官，其与王怀隐等三人历时十一年编成《太平圣惠方》，又与刘翰、马志等九人编成《开宝新详定本草》20卷。绍兴年间，又有潮阳人刘昉著《幼幼新书》，为岭南儿科的发展奠下良好的基础。可见在宋代，岭南地区已有医家出现。再至元代释继洪撰《岭南卫生方》，其中就收录了不少宋代医家的经验，标志着具有岭南特色的方药学已初步形成。

医随地运。随着明清民国时期岭南地区经济文化不断发展，岭南医著开始增多，种类不断丰富，水平也较以前大为提高。郭蔼春氏《中国分省医籍考》辑得岭南医籍约200种，近年高日阳、刘小斌编《岭南医籍考》辑出1949年以前岭南中医古籍文献577种，其中现存284种，亡佚或未见282种，存疑11种。现存古籍中，有不少大家之著，如明代邱濬《群书钞方》、盛端明《程斋医抄》，清代何梦瑶《医碥》、何克谏《生草药性备要》、潘名熊《评琴书屋医略》《叶案括要》、朱沛文《华洋脏象约纂》、程康圃《儿科秘要》、罗汝兰《鼠疫汇编》、邱熺《引痘略》、梁玉瑜《舌鉴辨正》，民国陈伯坛《读过伤寒论》、黎庇留《伤寒论崇正编》、杨鹤龄《温病学讲义》、管季耀《伤科讲义》、梁翰芬《诊断学讲义》等，反映了岭南医学各个专科的重要成就，很有研究和参考价值。

从上述可见，岭南医学至明清民国时期挟其岭南之特色，已达相当高的水平，为岭南人民健康事业立下不朽的功勋。然而随着时间的流逝，岭南古医籍的保存和整理状况令人担忧。在文献利用方面，过去虽有部分岭南古医籍有影印本或点校本面世，但也相当零散。岭南医学文献存留数量本不算多，若任由医学文献散落的状况继续下去，损失必将更为严重。

2007年以来，借着广东建设中医药强省的东风，有关专家以全国公共图书馆、医疗卫生系统图书馆、大专院校图书馆等单位为调查对象对1949年以前的岭南医籍进行了初步的爬梳和摸底，并运用版本学及目录学知识对现有古医籍予以统计，整理出版了《岭南医籍考》，并遴选其中保存完整、影响较大的50种给予了影印出版，是较系统的一次出版工程，为岭南医学的理论与临床各学科的研究提供了便利，颇受学界欢迎。不过，“原汁原味”的影印本有利也有弊，一方面，古籍可能存在版本异同、刊印错讹等种种情况，会阻碍读者对原书内容的准确理解；另一方面，现代读者习惯阅读简体标点本的需求也让深度的文献校点与整理工作势在必行。

然而岭南古医籍文献整理是一项严谨细致的工作，难以一蹴而就。因此，我们组织编撰这套《岭南珍本古医籍校注与研究丛书》，精选其中版本珍稀，有较高学术价值，过去未经整理面世，或虽曾出版但当前有新研究进展的古医籍，进行系统校注与研究，分批出版。

本丛书首批收入四部医籍，分别是葛洪的《肘后备急方》、何梦瑶的《医碥》、黎庇留的《伤寒论崇正编》和潘名熊的《叶案括要》（附《评琴书屋医略》）。

从学术水平上讲，《肘后备急方》为东晋著名医家葛洪撰，内容高度契合临床，是我国现存较早、对后学指导价值很高的一部方书，被誉为“岭南第一医书”，屠呦呦教授获得诺贝尔奖的医学发现，其灵感就来自于本书；《医碥》为清代著名医家何梦瑶代表著作，其人务实聪敏，其内容将医易通约，对人体生理、病理变化解释详明，尤其是对岭南多种温热病的证治匠心独运，诚为可贵，深得后世推崇；《伤寒论崇正编》为近代岭南“伤寒四大金刚”之一黎庇留积五十年之学养，精心编注而成，是著名的《伤寒论》注本之一，现仅存此一版本；《叶案括要》为岭南温病学派医家潘名熊所著，是温病学说著名的代表作，执繁就简，常使读者临证豁通，为温病学说的发展做出了贡献。上述四本典籍特色鲜明，别具一格，在全国学术界都有着广泛的影响。此次出版，在通行的底本校注基础上，一方面进行了精细的比对和辑佚工作，使得各书内容展示更加完备，同时增加了医家学术思想和应用的成果研究，使得本项目对后世中医的指导价值和阅读范围大为增加。

从文化传承上讲，本次入选书目指导价值高，版本珍稀，其中《肘后备急方》首次选用刻本最为清晰的广州儒雅堂本为底本，并在对其校注基础上辑录了大量原藏版缺失内容；《医碥》首次以内容最为完整的乾隆乐只堂本为底本，补充了之前各版本所未备的内容（如乐只堂问诊单等）；《伤寒论崇正编》为现存唯一版本整理，并附在全国影响广泛的《黎庇留医案》；《叶案括要》则以最早刻本“同治甲戌立冬后刊本”为底本，并同其姊妹篇《评琴书屋医略》进行首次校注。这些宝贵遗产凝聚了岭南先贤的智慧和心血，是人类共同的财富，将其发掘和整理，不但具有重大的文化积累价值，更对弘扬中华优秀传统文化，尤其是岭南文化研究和广东文献研究方面具有重要的意义。

发潜德之幽光，启来者之通路。希望本丛书的陆续出版，能为岭南中医药的传承和发展做出更大的贡献。

编者

2017年12月

重印说明

正当新型冠状病毒肺炎（corona virus disease 2019，COVID-19，简称“新冠肺炎”）肆虐全球，而中国在党和政府领导下全民抗击新冠肺炎取得阶段性成果、进入“外防输入，内防反弹”的关键时刻，欣闻广东科技出版社重印国家出版基金资助项目“《肘后备急方》全本校注与研究”，可谓恰逢其势正当其时。我们的科学出版机构就是要抓住国家亟须解决的重大科研问题提供解决方法模式及理论支撑与学术源泉。葛洪《肘后备急方》是我们防治流行传染病如新冠肺炎学术源泉理论武器之一，这是满足读者需要服从国家科学研究整体大局的体现。

一、文献传承的重要性

文献传承语见北师大周少川教授的《文献传承与史学研究》。文献是学术传承的载体，其以穿越时空方式，持续几代人乃至数十代人，延续跨越几个乃至十数个时代。葛洪《肘后备急方》大约成书于公元306年至317年之间，从公元300多年（晋代）至今已1700年，经历多个朝代，版本流传情况到底怎样？哪些人物在不同历史时期对《肘后备急方》传承做出过贡献？这个难题一直困扰着我们。近读北京中医药大学肖红艳博士2011年学位论文“《肘后备急方》版本定型化研究”（导师严季澜教授、钱超尘教授），填补版本流传研究的空白：《肘后方》从成书到版本定型可以分为四个阶段：首先是“选要创作期”，正如葛洪自序中所言，其在所著《玉函方》一百卷的基础上“采其要约”编成《肘后救卒方》三卷；第二个阶段即陶弘景的“补阙分类期”；第三个阶段即是唐代医者的“增补校订期”；第四个阶段即杨用道“附广定型期”，历此四个阶段，目前流传单行本《肘后备急方》定型。

笔者在此基础上重新梳理既往掌握的资料，重点关注文献传承过程中原著不同时期重要标记物如版本序言变化，将以下8个序言收录入新的校注本中，“存史”以俟后人继续研究，这是工作亮点之一：

晋代葛洪《肘后方》序。题目“葛仙翁肘后备急方序，亦名《肘后卒救方》，隐居又名《百一方》。”正文首句“抱朴子丹阳葛稚川曰: 余既穷览坟索，以著述余暇，兼综术数……”。葛洪原撰《肘后方》序言已经过后人整理。

梁朝陶弘景补阙。题目“华阳隐居《补阙肘后百一方》序”。正文首句“太岁庚辰隐居曰：余宅身幽岭，迄将十载，虽每植德施功，多止一时之设，可以传方远裔者，莫过于撰述，见葛氏《肘后救卒》，殊足申一隅之思。”陶弘景序言题目也经过后人整理。

鹿鸣山人续古序。古序无署作者名。文中有“若两用二铢四絫”句，肖红艳考证此计量单位行于唐代，故作者当为唐代医家或史家。絫，十黍之重也。十黍为絫。而五权从此起。十絫为一铢。二十四铢为两。十六两为斤。

金代杨用道《附广肘后方》序。金皇统四年（1144年），汴京国子监博士杨用道找到辽乾统年间所刊《肘后备急方》善本，摘录宋代唐慎微《证类本草》之方，以附方形式附于相关各篇之后，辑为《附广肘后备急方》。书中葛、陶部分，已无从分辨，唯杨用道的增补部分，则列为附方，显然可别。《肘后方》从此定型。

元代段成已刻《肘后备急方》序。元至元丙子年即公元1276年，段成已以金代杨用道本为底本并作序将其刊刻。序言曰：“连帅乌侯，夙多疹疾，宦学之余，留心于医药。前按察河南北道，得此方于平乡郭氏，郭之妇翁得诸汴之掖庭，变乱之际，与身存亡，未尝轻以示人，迨今而出焉，天也。侯命工刻之，以趣其成，唯恐病者见方之晚也。”段成已也是《肘后方》重要传承者，明正统十年（1445年）《道藏》本底本为元代段成已序本。

明万历二年（1574年）李栻刻《葛仙翁肘后备急方》序。简称明代李栻本。时任湖广监察御史的李栻，命岳州知府刘自化校刊此书。故葛仙翁肘后备急方卷之八终有“刘自化奉檄校刊”一语。即刘自化奉李栻之命校刊,由李栻作序，实际为同一版本即明《道藏》本。

明万历三年（1575年）陈嘉猷重刊《备急方》序。底本同为明代李栻本。序曰：“余兄霁岩公督学荆楚，观此书出于监察李工，既幸其护行于世，而恐遍之不速也，遂命伯子携归，重梓以广其传。”清代六醴斋医书十种《肘后备急方》收录其序。清光绪辛卯年（1891年）广州敬修堂刻本有陈嘉猷序。

清代钦定四库全书肘后备急方提要。总纂官纪昀曰：“是书初名《肘后救卒方》，梁陶弘景补其阙漏得一百一首为《肘后百一方》，金杨用道又取唐慎微《证类本草》诸方附于后，随证之下为《附广肘后方》。元世祖至元间有乌某得其本于平乡郭氏，始刻而传之，段成已为之序，称葛陶二君供成此编，而不及杨用道此本，为明嘉靖中襄阳知府吕容所刊始。”吕容为“吕颙”，其所刊底本源自于明《道藏》段成已序本。

上述8个不同历史时期的序言或提要，收录于《肘后备急方》全本辑校中，体现葛洪《肘后备急方》版本研究的一脉相承。

二、葛洪《肘后备急方》对岭南医学的贡献

古代岭南有“瘴疠之乡”的恶名，北人视为畏途，葛洪《肘后备急方》卷之一列治卒死为首，分别为“救卒中恶死方第一”“救卒死尸厥死方第二”“救卒客忤死方第三”，连续三篇都带有“卒”“死”二字，足见葛洪对猝死类急症的重视。“卒”同“猝”，有突然急猝之意；“死”，昏不知人，不省人事，犹如“死人”。葛洪《肘后备急

方》称为“卒死”病，包括卒中恶死、卒死尸厥、卒客忤死等三种，相当于我们今天所讲的昏迷、休克、厥脱、心搏骤停、晕厥等意识障碍类疾病，见于多种疾病之严重阶段。葛洪认为部分猝死状态仍然有救：“虽涉死境，犹可治而生，缘气未都竭也”。流行传染病危重阶段即见“卒死”。

《肘后备急方》卷之二开列了“治伤寒时气温病方”“治瘴气疫疠温毒诸方”“治时气病起诸劳复方”“治寒热诸疟方”“治卒霍乱诸急方”等专篇，反映当时中医对外感热病与传染病诊治水平。包括疟疾、霍乱、虏疮（天花）、痢疾、虏黄病（黄疸）、沙虱毒（恙虫病）、阴阳毒（疾病皮肤发出斑疹如鼠疫、出血热等）、尸注（结核病）等。

据不完全统计，葛洪《肘备急后方》仅内科就有心系疾病包括猝死、心痛、心疝、胸痹、惊悸、恍惚等6种，脑系疾病包括卒中、中风、音喑、昏厥、癫狂、魇寐不寤、谵语狂言、头痛等8种，肺系疾病包括咳嗽上气、喘、鸣息、肺痿、痰癃（痰饮）、吐血唾血等6种，脾系疾病包括胃痛、腹痛、呕吐、胃反、干呕、卒啘、噫醋（胃酸反流）、恶心、便秘、关膈、不能饮食等11种，肝胆系疾病包括胁痛、黄疸、水蛊（腹水）、蛊毒、积聚等5种，肾系疾病包括腰痛、小便不利、身面肿满（水肿）、诸淋（淋证）、遗精、尿浊、消渴、虚损、羸瘦（消瘦）等9种病证。

外科疮疡病症有：痈疽、乳肿、熛疽、疔、丹毒、恶核、瘰疬、恶脉病（脉管炎）、疖、瘘（瘘管）、恶肉（胬肉）、石痈、漆疮（漆过敏）、疥疮、瘑疮（瘑疮有虫）、阴囊肿痛、颓卵、癣、粉刺、皰疮、皯黯、酒渣鼻、癞（麻风）、阴疮、狐臭、隐疹等26种。外科创伤病证还有：猘犬所咬毒（狂犬病）、熊虎爪牙所伤、蛇伤（蝮虺众蛇所螫）、马咬伤、青蜂所螫、蜈蚣蜘蛛所螫、虿螫、蝎所螫、中蛊毒、中溪毒、沙虱毒、自缢、溺水、疝气、食物中毒、药物中毒等16种。葛洪《肘后备急方》以临床主症分述治法方药，不同于明清时期按方剂功效主治分类的方书，为岭南医方学术流派奠基著作。

据《全国中医图书联合目录》记载，《葛仙翁肘后备急方》现存古籍版本一共26种。现代出版的单行本主要有：1955年商务印书馆铅印本、1956年人民卫生出版社影印本、1963年人民卫生出版社铅印本、1983年安徽科技出版社尚志钧辑校本《补辑肘后方》、1997年中国中医药出版社梅全喜、郝近大、冉懋雄、胡晓峰编译《抱朴子内篇、肘后备急方》今译本、2000年天津科学技术出版社王均宁点校本、2009年上海科技出版社胡冬裴汇辑本、2016年广东科技出版社据清乾隆五十九年（1794年）修敬堂刻板影印本、2016年人民卫生出版社沈澍农《肘后备急方》校注本等，可见葛洪《肘后备急方》其学术思想不仅是在岭南而且在全国也是影响深远。

三、葛洪学术经验传承的理论物化

葛洪《肘后备急方》既是中医文献传承典范，而对后世影响之大则在于它的学术经验物化。如1967年5月23日在北京召开“全国疟疾防治研究协作会议”，作为一个秘密的军事科研任务，“523”成了当时研究防治疟疾新药项目的代号，葛洪《肘后备急方》“治寒热诸疟方第十六治疟病方”被收录入资料汇编。2016年9月4日至6日，第三届中医科学大会在罗浮山召开，笔者参加了会议，罗浮洞天是会议主会场，4位诺贝尔奖获得者、8位院士、2位国医大师出席。廖福龙代表中国首位诺贝尔奖获得者屠呦呦团队报告：“当年我面临研究困境时，又重新温习中医古籍，进一步思考东晋葛洪《肘后备急方》有关‘青蒿一握，以水二升渍，绞取汁，尽服之’的截疟记载。这使我联想到提取过程可能需要避免高温，由此改用低沸点溶剂的提取方法。”报告引发会场长时间热烈掌声与欢呼声，这是中国传统医学对世界人民健康贡献的最好礼物。2018年11月7日，第五届中医科学大会又在博罗县罗浮山开幕，大会主题是“中西医汇聚、促进医学科学进步”，3位诺贝尔奖获得者在大会报告，葛洪的著作奠定了中医与西医从借用到结合再到融合的基础。

又如广州中医药大学李国桥宋健平团队研制青蒿素哌喹片（批准文号：国药准字H20080424，2008-6-26，广东新南方青蒿药业有限公司）。2007年以来在非洲科摩罗莫埃利岛、昂儒昂岛高疟区开展“复方青蒿素快速清除疟疾项目”，采用群防群治全民服药方案短短4个月就将疟疾发病率降低了95%，科摩罗实现疟疾零死亡，其中两个岛屿已连续5年无本地原发病例，数十万科摩罗人民受益于此。2020年4月30日，新华社以“让中医药温暖世界”为题采访广东新南方负责人朱拉伊，报道青蒿素哌喹片在非洲抗疟成功及“邓老清冠饮”参与非洲抗疫的情况。广东新南方青蒿药业与罗浮山风景区管委会在当年葛洪采药炼丹池旁立碑“纪念医药大家葛洪”以表褒扬。2020年3月9日，宋健平团队承担的青蒿素哌喹片治疗新型冠状病毒肺炎应急临床研究项目获得广东省防控新型冠状病毒科技攻关应急专项支持。2020年5月9日在广州中医药大学举办了青蒿素哌喹片治疗新冠肺炎第一次研讨会，中山大学余新炳、吕芳丽教授，广州医科大学校长王新华、杨子峰、黄俊教授，广州市第八人民医院谭行华主任等临床、公共卫生及病原生物学领域专家等20余人参会。（据悉：2020年4月9日至20日期间和4月28日至5月11日期间，科研团队先后在广东省广州市第八人民医院和黑龙江省牡丹江医学院附属红旗医院合作开展青蒿素哌喹片治疗新冠肺炎临床研究。截至目前共收录有效病例25例，平均核酸转阴时间为4.0天，核酸检测10天转阴率达到96%，均未见严重不良反应，经治疗后，患者的胸部影像学检查显示肺部炎症反应缓解，症状得到明显改善。）

再如，鉴于当前国家级名医工作室、中医流派工作室建设项目高度集中在大城市大医院或高等院校，存在覆盖不全、原生态传承不足、不接地气等问题。2017年9月1日至2日，岭南首个基层中医学术传承工作室经省批准“岭南名医葛洪学术经验传承工作室”揭牌仪式暨学术传承交流会落户博罗县中医医院，笔者定期到罗浮山下博罗县中医医院开诊。2020年1月以武汉为中心爆发新冠肺炎蔓延全国，博罗县地处粤港澳大湾区，交通发达外来人口多，疫情排查中有登记造册的湖北籍人员5000余人。博罗县中医医院仿照葛洪“断温病令不相染”大锅煎煮群体服药预防方法，大锅煎煮“邓氏清毒饮预防方”，重点派发湖北籍返回人员、医务人员、工勤人员（学习强国广东平台2020年1月31日报道）。从2020年1月18日至3月15日，共有50万人次服用。结果：除五例湖北籍人员返回博罗后发病确诊新冠肺炎入院外，博罗本地百万民众无一感染。五例湖北籍病患治愈出院后，医学观察14天服用中药预防方无复阳，至今身体健康，与之密切接触51人也进行医学观察期间服用中药预防方亦无一感染。博罗县中医医院黄水华承担“新冠肺炎感染前人群中医药防控策略研究及邓氏清毒饮的干预作用”列入惠州市2020年新冠肺炎应急防治科技专项项目计划。

结语：葛洪《肘后备急方》对医学科学贡献巨大影响深远，整理有价值的中医文献是传承基础，文献传承寓意着创新，葛洪学术经验的理论物化就是一种创新。正如2019年4月24日中央政治局委员、中共广东省委书记李希在罗浮山葛洪博物馆听取葛洪史迹介绍，了解屠呦呦对葛洪《肘后备急方》的高度评价后指出：“要保护好、传承好、利用好岭南中医药文化资源，加强中医古籍、传统知识和诊疗技术的保护、抢救、整理，在与中医先贤跨越千年的对话汲取传统中医药的智慧，推动中医药及中医药文化在新时代不断发扬光大。”

刘小斌

2020年5月15日

《肘后备急方》简介

《肘后备急方》为东晋著名医家葛洪所撰，是我国古代较早、实用价值较高的一部临证方书。葛洪，字稚川，号抱朴子，丹阳句容（今属江苏镇江市句容县）人，占籍岭南，是中国医学史上一位著名医学家，信奉道教同时也是道家、炼丹家。葛洪两度入粤，终老于罗浮山，一生大部分时间在岭南渡过，学术成就主要在岭南取得。《肘后备急方》作为现存最早的岭南医学著作，在疾病诊治上为岭南医学的起源与发展奠定了宝贵的研究基础，同时在中医学发展历史长河中也起着承前启后的作用。

《肘后备急方》初名《肘后救卒方》，成书于公元300年，乃葛洪摘录其所撰《玉函方》（共100卷）中可供急救医疗且实用有效的单方、验方及灸法汇编而成。"肘后"即谓此书可以挂在肘上随时携带，与急症临床袖珍手册相类。后由梁代陶弘景按残补阙，将原书86篇整合为79篇，并且又增加22篇，即101篇，约于公元500年完成修订工作，名为《肘后百一方》。金皇统四年（1144），汴京国子监博士杨用道，网罗遗失，找到辽乾统年间所刊《肘后备急方》善本，摘录唐慎微《证类本草》之方，以附方形式附于相关各篇之后，辑为《附广肘后备急方》。时书中葛、陶部分，已无从分辨，唯杨用道的增补部分，则列为附方，显然可别。公元1276年即前至元丙子年，段成已[①]以杨用道本为底本并作序言将其刊刻。段成已卒于公元1279年，故至元丙子年应为前至元间

① 段成已：一说"段成己"，取"克己复礼"意命名，但底本与主校本均为"段成已"，故从之。

即公元1276年而非公元1336年。明英宗正统十年（1445）以段本为底本将《葛仙翁肘后备急方》八卷收入《道藏》出版。

《肘后备急方》采取因病检方的编写体例，是为古代医方学术流派之源，不同于明清以后按方剂功效、主治分类的方法。《肘后备急方》涉及的疾病上百种，一至四卷以内科病为多，五至六卷为外科病，七卷为虫兽、中毒等，八卷为百病备急丸散及牲畜病。全书所论疾病以急性病为主，如猝死、卒心腹痛、伤寒时气、温病、疫疠、疟疾、卒中、各种猝发的痈疽恶疮、蛇虫走兽咬伤，以及中蛊毒、卒中溪毒、卒中沙虱毒等，也包括一部分慢性病，如虚损、咳嗽、积聚、癥瘕、身面肿满、不能饮食等。对于每一病候，重在突出主症，细叙病因病状，详列多种治法，以备临时应急。很多疾病在现存中医古籍中未见，不仅丰富了疾病的病种，而且对其认识深刻。比如对脚气病、虏疮（天花）、尸注（结核）、中溪毒、沙虱毒，以及“治痈疽妬乳诸毒肿方第三十六”篇中提出的恶脉病、恶核病的临床表现的描述及防治都是目前现存中医古籍中最早且具有较深刻认识的，在世界医学史上处于领先地位，且与现代医学认识基本吻合。

《肘后备急方》所载治方、治法多样化，初步统计全书除了附方及治牲畜诸病方外共计546条病证，1 302条治法治方，其中内治方761方，外治则包括针灸、敷、涂、熨等500余条。其组方精简，所用之药具有普遍性且价格低廉，初步统计其单方有371首，两味药组成171方，三味药组成89方，也就是说其内治方80%以上不超过三味药组成，药物多由蜂蜜、豆豉、大豆、小豆、麻黄、桂枝、甘草等常见易得之药组成。

葛洪对诸多疾病的认识可以说开创了我国传染病学和临床急症学的先河，因而一直受到后世医家的推崇。其以青蒿治疗疟疾的经验更为今日青蒿素抗疟药发明之远因：“青蒿一握，以水二升渍，绞取汁，尽服之。”受《肘后备急方》的启发，青蒿素的分离研究成为现代抗疟史上的一大重要发现，2015年中国科学家屠呦呦教授正是因为发明青蒿素治疗疟疾的新疗法荣获诺贝尔生理学或医学奖，在瑞典卡罗琳斯卡医学院诺贝尔大厅用中文做了题为《青蒿素的发现，中国传统医学给世界的礼物》的演讲。

此外，葛洪还在书中介绍了许多简单易行的外治法，如针法、灸法、角法（拔罐）、推拿、热熨、蜡疗等。其文字通俗，叙述简练，所列针法、灸法不记穴位名称，只谈具体部位和分寸，即不谙医者也易于掌握，有极强的实用性。这些简易疗法对于治疗卒中、心痛、尸厥、食物中毒及虫蛇咬伤等症都行之有效。由此可见，葛洪《肘后备急方》一书始终贯彻、体现了“简便、灵验、救急、实用”的治疗学思想。

当然，由于时代局限，书中难免含有少量封建迷信的内容或不符合科学规律的成分，读者当对其加以鉴别取舍。

总而言之，《肘后备急方》尽管卷帙不多，但内容丰富，科学价值极高，是3世纪时重要的医学典籍，也是现存最早的急症诊治专著，亦被视为岭南医学第一书。今天予以辑校再刊，对反映岭南医学文献传承与学术研究的过程具有极高的价值。

《肘后备急方》校注说明

一、版本考察与选择

目前现存最早的《肘后备急方》版本为明英宗正统十年（1445）《道藏》本《葛仙翁肘后备急方》，即来源于段成已序本。据《全国中医图书联合目录》记载《葛仙翁肘后备急方》目前在各地图书馆藏目状况，现存版本一共有26种。

经过对其中11个以上不同版本的比较发现，其内容基本一致，仅序言题跋部分不同，可能主要是校勘者、出版社等不同所致。现存《肘后备急方》全书八卷，从目录看全书七十三篇，缺四十四篇、四十五篇、四十六篇，此外第三十七篇有篇目无正文，第三十八篇有正文无篇目。但对于像《肘后备急方》这样实用性非常高的古医方书而言，并不影响其学术价值。《肘后备急方》自成书以来就不断地被各家引用或收录，一些综合性中医书籍及一些方书所收录的《肘后备急方》的很多条文并未见于或不同于现存单行本，比如《外台秘要》《艺文类聚》《本草图经》《普济方》等，很有可能是《肘后备急方》流传过程中的佚文。近年来学者为使得《肘后备急方》更加完善，在补辑佚文方面做了很多工作，比如尚志钧教授辑校的《补辑肘后方》辑录了1 265条方子，再如胡冬裴汇辑的《附广肘后方》补充了大量佚文。

《肘后备急方》自成书以来，先后经过梁代陶弘景补阙、金代杨用道附广，不断刊刻流传至今，被各家名著引用或收录。笔者初步整理了在各个时代较有影响力的方书、类书中有关《肘后备急方》的相关条文：唐代的《外台秘要》《千金方》，宋元时期的《圣济总录》《普济本事方》《三因极一病证方论》《太平惠民和剂局方》《鸡峰普济方》《洪氏集验方》《千金宝要》《妇人大全良方》《活人事证方后集》《类编朱氏集验医方》，明清时期《普济方》《奇效良方》《医方考》《祖剂》《证治准绳·类方》《成方切用》《喻选古方试验》《医通祖书》《医方絜度》《医心方》《医方类聚》。笔者将整理出的条文辑录出来，经对比研究，在现存单行本基础上，以辑校为主，并将部分未见于现存单行本的条文汇辑书中，以期使得葛洪《肘后备急方》的学术经验更加完整地保存下来，为学者研究提供方便。具体说明如下。

本书所用版本，以清光绪辛卯年（1891）广州儒雅堂刻本为底本（蓝本），是书藏于广东省立中山图书馆，虽不为现存最早版本（最早版本明嘉靖三十年辛亥襄阳吕氏刻本仅存六卷），但内容齐全为八卷本，印刷精美字体清晰，瘦樵程永培校（程永培，字瘦樵，元和人，清代医家），文本漏缺页者少。广州儒雅堂为清代粤省著名出版机构，位于省城双门底（现广州市北京路新华书店附近）。葛洪《肘后备急方》八卷收载于其出版的《六醴斋医书》中，盖有广州方便医院（现广州市第一人民医院前身）红色印章：“本院广置医书，原为谋求证治公订，

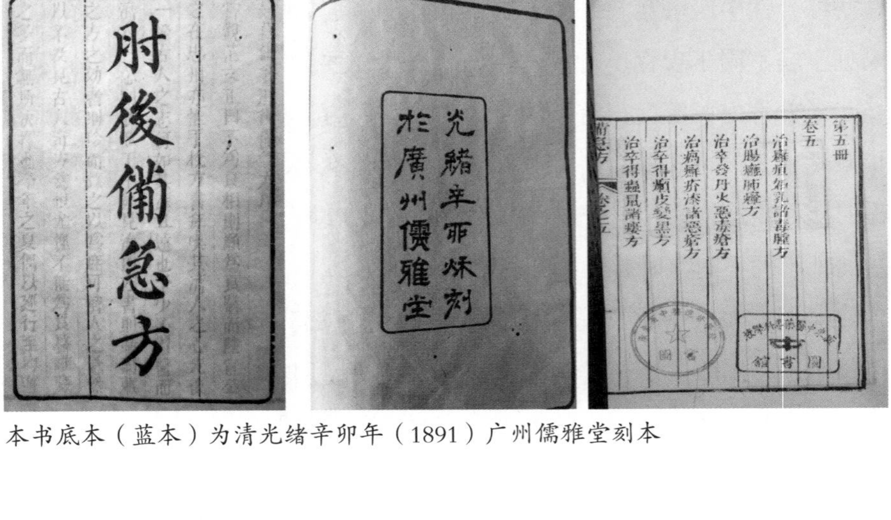

本书底本（蓝本）为清光绪辛卯年（1891）广州儒雅堂刻本

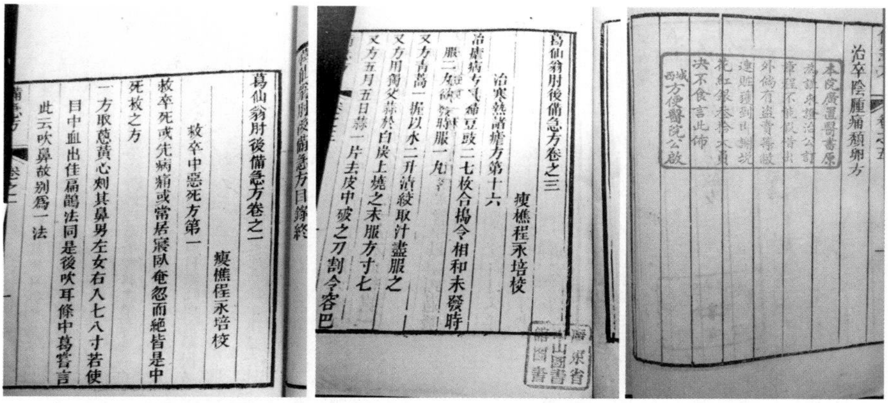

儒雅堂底本盖有广州方便医院印章

章程不能假借出外，尚有倒卖等敝，连赃获到即谢兑花红银三十大圆，决不食言，此佈。城西方便医院公启。”可见《肘后备急方》在粤省之珍贵，也可见广州儒雅堂刻本所具有当时岭南之风气。

主校本，以清乾隆五十九年甲寅(1794) 於然室刻本修敬堂藏本为主校补缺，是书藏中国中医科学院图书馆为善甲本， 2012年广东科技出版社出版此为底本影印，分别有精装本及线装书两种。

旁校本有二，一是2008年台湾商务印书馆据文渊阁本影印《钦定四库全书》肘后备急方提要，浙江范懋柱家天一阁藏本，底本为明嘉

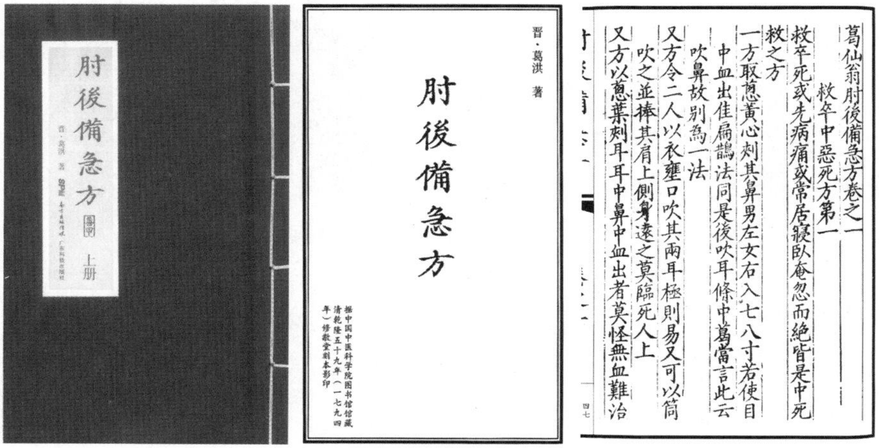

主校本为清乾隆五十九年甲寅(1794) 於然室刻本修敬堂藏本

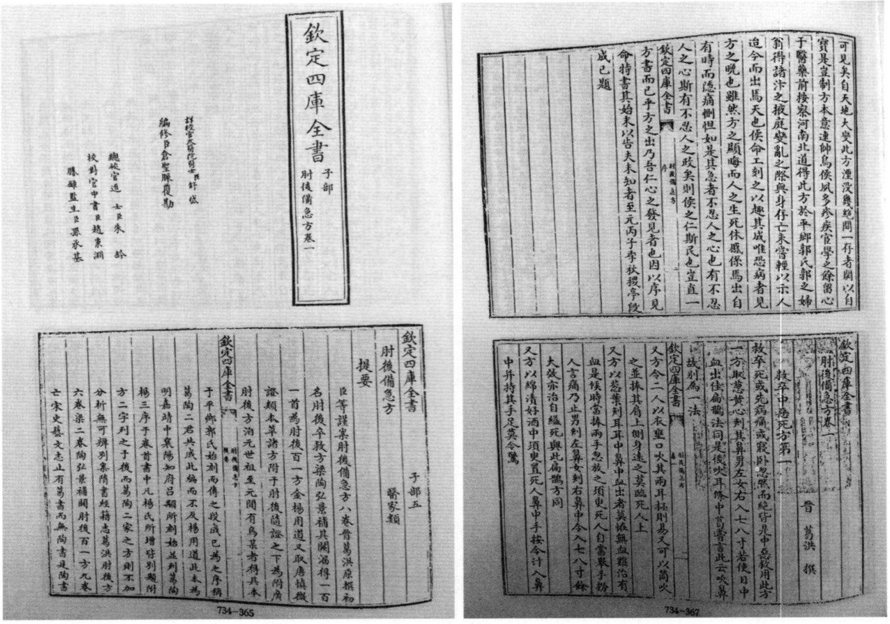

旁校本之一，2008年台湾商务印书馆据文渊阁本影印《钦定四库全书》肘后备急方提要，浙江范懋柱家天一阁藏本，底本为明嘉靖三十年（1551）吕颙本

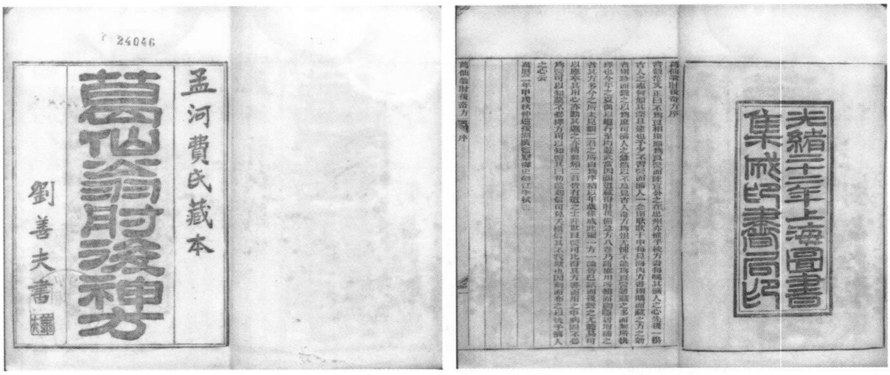

旁校本之二：清光绪二十二年（1896）上海图书集成印书局铅印本

三十年即公元1551年吕颙本。清吴念椿曰“明嘉靖间吕刻《葛仙翁肘后备急方》为国朝《钦定四库书总目》著录”。二是清光绪二十二年（1896），上海图书集成印书局铅印本。

参校本则以中华人民共和国成立后人民卫生出版社出版的《千金要

方》《千金翼方》《外台秘要》《医心方》《普济方》等书为主。

二、校注及辑录说明

（1）本次整理，辑录条文主要是从《外台秘要》《千金方》《普济方》《医心方》《医方类聚》中明确注明“肘后”“肘后方”“葛洪”“葛氏方”“葛仙翁”的条文辑录出来，并以楷体字区别于原文之宋体字。辑录条文均为未见于所用底本且实用性较强的条文并附于相应的篇中，所附条文以唐宋时期为主，如《外台秘要》《千金方》。因为经过对比发现《外台秘要》《千金方》中所引带有“肘后”及“肘后方”等字样的条文与现行单行本重合更多，笔者推测可能因为时间与《肘后备急方》单行本创作时间更为接近，所以笔者认为其更接近《肘后备急方》原貌，故书中多处校注也以《外台秘要》为主。明清时期所附条文以明确带有“葛洪”“葛仙翁”字样的条文为主，比如《普济方》中带有“肘后”“肘后方”字样条文有千余条，对比后发现80%未见于现存单行本，笔者认为可能是葛洪《肘后备急方》随着时间的推移影响渐增，故后人常模仿其书名著书，所以多数标有出自“肘后方”“肘后”等字样的条文很有可能是同名书籍而并非葛洪《肘后备急方》。

（2）所附条文的选择以《外台秘要》中条文为主，但并非所有带有“肘后”“肘后方”“葛洪”“葛氏方”“葛仙翁”的未见条文都附于书中，原则如下：①据文义补充，如“治卒心腹癥坚方第二十六”中原条文“又方，灶中黄土一升，先捣葫熟……”无“生葫一升”字样，但据文义可分析出原文当有“葫”这味药，但具体多少用量不知，而《外台秘要》中此条文有“生葫一升”，故以此为据补之。②再者据主症补充，如《外台秘要·卒死方二十四首》中有二十三首标明出“肘后方”，仅三条条文未见于现存单行本《肘后备急方》“又卒死而口噤不开者方……”“集验疗猝死无脉，无他形候，阴阳俱竭故也方……”

"又疗卒死而有脉形候，阴气先尽，阳气后竭故也方……"这三条条文笔者将其附于现存单行本"救卒中恶死方第一"篇末附方之前，以供学者研究查阅。③据相应条文主症补，如在"治伤寒时气温病方第十三"篇中据《外台秘要》中相同主症条文即"疗伤寒汗出不歇已三四日，胸中恶欲令吐者方"下补充了两条方。此外笔者将《外台秘要》《医心方》《千金方》中有关儿科、妇科的内容单独整理两篇附在书末以供学者研究查阅。

（3）底本及目前现存单行本目录有 "治肠痈肺痈方第三十七""治卒发丹火恶毒疮方第三十八""治病癣疥漆疮恶疮方第三十九"，但无正文。篇中自第三十六篇结束后，有"葛氏，大人小儿卒得恶疮，不可名识者……葛氏疗白秃方……又方，先以皂荚汤热洗，拭干，以少油麻涂，再三即差"及"附方……治恶疮……谨按：《本经》主金疮，此岂金疮之类欤"治疗恶疮、疥疮及漆疮方共计57条，笔者经过对比分析认为其与第三十九篇目录更吻合，故将其归纳为"治病癣疥漆疮恶疮方第三十九"，有别于目前近现代流传的单行本将前三条归纳为"治卒发丹火恶毒疮方第三十八"，余下条文归纳为第三十九篇的处理方法。本书中第三十七篇及第三十八篇是笔者据《外台秘要》《千金方》中的相关条文补辑，凡补辑者以楷体字表述，以区别于原文宋体字，方便日后的学术讨论商榷。

（4）书中原为繁体字竖排本，本书辑校方法，根据卫生部古籍整理领导小组青岛会议制定 "中医古籍校勘整理与编辑工作要求"， 按照三类医书简体字横排本印刷。参考文献及校勘出处附于各个篇末。本书辑校后仍缺第四十四篇、四十五篇、四十六篇，以俟后来人增补。

葛洪流寓岭南著《肘后备急方》，历代官修史书者都给予葛洪以一席之位。如清代同治甲子年（1864），两广总督阮元重修《广东通志》， 于艺文志子部医家类栏目下收录岭南历代中医药文献16种137卷，就记述葛洪撰《肘后备急方》六卷。其夹注曰："见隋志注云梁二卷，陶弘景补。唐志作《肘后救卒方》，通志略（南宋郑樵撰）作《肘后百一方》，宋志作《肘后备急方》。”这也从侧面反映葛洪《肘后备急方》流传定型过程。

本书之校注，不仅仅限于文献考证，累积汇编资料，更重要的是将葛洪《肘后备急方》对我国传统医学做出的贡献进行评述，故附录有笔者不成熟的研究体会。就岭南而言，《肘后备急方》所述各科病证百余种，所用药物350余种，所记方剂1 000多首，岭南医学有文献可征者源于此。其学术特点可以概括为三个方面，首先是简便廉验的诊疗实用观，针对临床各科主证尤其是急症处方用药及艾灸针刺方法，无不体现于此。其次是对我国南方多发的传染性，流行性，感染性疾病如瘴疟发热、疫毒热痢、尸注结核、蛇咬毒伤等的诊治，提倡未病先防、已病防变、病愈防复的预防观。最后是尊圣而不泥古的创新观，体现了葛洪深入细致的临证观察，如虏疮（天花）、沙虱毒（恙虫病）、猘犬（狂犬）咬毒等诊治方法技能，都是世界医学史上首次记载。

《肘后备急方》是岭南医方学术流派创始著述，近代谢观《中国医学源流论》有“医方学”提法，谓“明清间人方书，不及前人之浩博”，意指明清以前医方学，针对病症理法方药俱全故曰浩博，亦即可视为临证医学之范畴，有别于明清以后嬗变为按照功效分类的专门方剂著述。故曰岭南医方学术流派源自于晋代葛洪《肘后备急方》，岭南医学有文献可征者自葛洪起，今日广东科技出版社在国家基金支持下刊印是书之辑校本不可不谓重要欤！

目录

CONTENTS

第一部分 《肘后备急方》正文校注 / 001

第一部分

《肘后备急方》正文校注

《葛仙翁肘后备急方》序

亦名《肘后卒救方》，隐居又名《百一方》

抱朴子[①]丹阳葛稚川曰：余既穷览坟索，以著述余暇，兼综术数，省仲景、元化、刘戴、秘要、金匮、绿秩、黄素方近将千卷，患其混杂烦重，有求难得，故周流华夏九州之中，收拾奇异，捃拾遗逸，选而集之，使种类殊分，缓急易简，凡为百卷，名曰《玉函》。然非有力不能尽写，又见周甘唐阮诸家各作备急，既不能穷诸病状，兼多珍贵之药，岂贫家野居所能立办？又使人用针，自非究习医方素识明堂流注者，则身中荣卫尚不知其所在，安能用针以治之哉？是使凫雁挚击，牛羊搏噬，无以异也。虽有其方，犹不免残害之疾。

余今采其要约，以为《肘后救卒》三卷。率多易得之药，其不获已、须买之者，亦皆贱价，草石所在皆有。兼之以灸，灸但言其分寸，不名孔穴，凡人览之，可了其所用，或不出乎垣篱之内，顾眄[②]可具。苟能信之，庶免横祸焉。世俗苦于贵远贱近，是古非今，恐见此方，无黄帝、仓公、和、鹊、踰跗之目不能采用，安可强乎？

① 抱朴子：葛洪之号。抱朴是道教术语，见素抱朴，现其本真，守其纯朴，谓不为外物所牵。

② 眄（miǎn，音免）：斜着眼看。

华阳隐居[1]《补阙肘后百一方》序

太岁庚辰[2]隐居曰：余宅身幽岭，迄将十载，虽每植德施功，多止一时之设。可以传方远裔者，莫过于撰述，见葛氏《肘后救卒》，殊足申一隅之思。夫生人所为大患，莫急于疾。疾而不治，犹救火而不以水也。今辇掖左右，药师易寻，郊郭之外，已似难值。况穷村迥野，遥山绝浦，其间枉夭，安可胜言？方术之书，卷轴徒烦，拯济殊寡，欲就披览，迷惑多端。抱朴此制，实为深益。然尚阙漏未尽，辄更采集补阙，凡一百一首，以朱书甄别，为《肘后百一方》，于杂病单治，略为周遍矣。昔应璩为百一诗，以箴规心行，今余撰此，盖欲卫辅我躬，且《佛经》云：人用四大成身，一大辄有一百一病。是故深宜自想，上自通人，下达众庶，莫不各加缮写，而究括之，余又别撰《效验方》五卷，具论诸病证候，因药变通，而并是大治，非穷居所资，若华轩鼎室，亦宜修省耳。

葛序云可以施于贫家野居，然亦不止如是，今缙绅君子，若常处闲佚，乃可披检方书，或从禄外邑，将命遐征，或宿直禁门，晨宵隔绝，或急速戎阵，城栅严阻，忽遇疾仓卒，唯拱手相看，曷若探之囊笥[3]，则可庸竖成医。故备论证候，使晓然不滞，一披条领，无使过差也。寻葛氏旧方，至今已两百许年，播于海内，因而济者其效实多。余今重以该要，庶亦传之千祀，岂止于空卫我躬乎？

---

① 华阳隐居：陶弘景在茅山建华阳馆之后始自号“华阳隐居”。

② 太岁庚辰：公元500年。

③ 笥（sì，音四）：盛饭或衣物的方形门竹器。

旧方都有八十六首，检其四蛇两犬，不假殊题；喉舌之间，亦非异处；入冢御气，不足专名；杂治一条，犹使诸病部类。强致殊分，复成失例，今乃配合为七十九首，于本文究具都无忖减，复添二十二首，或因葛一事，增构成篇，或补葛所遗，准文更撰，具如后录，详悉自究。先次比诸病，又不从类，遂具劳复在伤寒前，霍乱置耳目后。阴易之事，乃出杂治中，兼题与篇名不尽相符，卒急之时，难于寻检，今亦复其铨次，庶历然易晓。其解散脚弱、虚劳、渴痢、发背、呕血，多是贵胜之疾；其伤寒中风，诊候最难分别，皆应取之于脉，岂凡庸能究？今所载诸方，皆灼然可用，但依法施治，无使违逆。其痈疽金疮，形变甚众，自非具方，未易根尽。其妇女之病，小儿之病，并难治之，方法不少，亦载其纲要。云：凡此诸方，皆是撮其枢要，或名医垂记，或累世传良，或博闻有验，或自用得力，故复各题秘要之说，以避文繁。又用药有旧法，亦不复假事事诠诏，今通立定格，共为成准，凡服药不言先食者，皆在食前，应食后者，自各言之。

凡服汤云三服、再服者，要视病源准候，或疏或数，足令势力相及。毒利药，皆须空腹，补泻其间，自可进粥。凡散日三者，当取旦、中、暮进之。四五服，则一日之中，量时而分均也，凡下丸散，不云酒水饮者，本方如此，而别说用酒水饮，则是可通用三物服也。凡云分等，即皆是丸散，随病轻重所须，多少无定，铢两三种五种，皆分均之分两。凡云丸散之若干分两者，是品诸药，宜多宜少之分两，非必止于若干分两。假令日服三方寸匕，须差止，是三五两药耳。凡云末之，是捣筛如法。㕮咀者，皆细切之。凡云汤煮取三升，分三服，皆绞去滓，而后酌量也。字方中用鸟兽屎作“矢”字，尿作“溺”字，牡鼠亦作“雄”字，乾作“干”字。凡云钱匕者，以大钱上全抄之，若云半钱，则是以钱抄取一边耳，并用五铢钱也。方寸匕，即用方一寸抄之可也。刀圭[1]准如两大豆。炮、熬、炙、洗治诸要，凡用半夏，皆汤洗

① 圭：古代重量单位，十圭重一铢，二十四铢重一两，十六两重一斤。

五六度，去滑；附子、乌头炮去皮，有生用者，随方言之；矾石熬令汁尽，椒皆出汗，麦门冬皆去心，丸散用胶皆炙；巴豆皆去心皮熬有生用者，随而言之；杏仁去尖皮熬，生用者言之；葶苈皆熬，皂荚去皮子，藜芦、枳壳、甘草皆炙，大枣、栀子擘破，巴豆、桃杏仁之类，皆别研捣如膏，乃和之；诸角皆屑之，麻黄皆去节。凡汤中用芒硝、阿胶、饴糖，皆绞去滓，内汤中，更微煮令消；红雪、朴硝等皆状此而入药也。用麻黄即去节，先煮三五沸，掠去沫后，乃入余药。

凡如上诸法，皆已具载在余所撰《本草》上卷中。今之人有此《肘后百一》者，未必得见《本草》，是以复疏方中所用者载之，此事若非留心药术，不可尽知，则安得使之不僻缪也？案病虽千种，大略只有三条而已，一则脏腑经络因邪生疾，二则四肢九窍内外交媾，三则假为他物横来伤害。此三条者，今各以类而分别之，贵图仓卒之时，披寻简易故也。今以内疾为上卷，外发为中卷，他犯为下卷，具列之云：

上卷三十五首治内病。

中卷三十五首治外发病。

下卷三十一首治为物所苦病。

鹿鸣山续古序[①]

观夫古方药品分两，灸穴分寸不类者，盖古今人体大小或异，脏腑血脉亦有差焉。请以意酌量药品分两，古序已明，取所服多少配之，或一分为两，或二铢为两，以盏当升可也。如中卷末紫丸方，代赭、赤石脂各一两，巴豆四十，杏仁五十枚，小儿服一麻子，百日者一小豆且多矣。若两用二铢四絫[②]，巴豆四，杏仁五枚，可疗十数小儿，此其类也。灸之分寸，取其人左右中指中节可也。其使有毒狼虎性药，乃急救性命者也。或遇发毒，急掘地作小坑，以水令满，熟搅稍澄，饮水自解，名为地浆。

特如是说于品题之后尔。

① 底本无此序，据主校本补。

② 二铢四絫：表示一“两”的十分之一，始于唐代。絫（lèi，音类），从厽从糸。絫，十黍之重也。唐代计量，十黍为絫，而五权从此起。十絫为一铢，二十四铢为两，十六两为斤。

《附广肘后方》序①

昔伊尹著《汤液》之论，周公设医师之属，皆所以拯救民疾，俾得以全生而尽年也。然则古之贤臣爱其君以及其民者，盖非特生者遂之而已。人有疾病，坐视其危苦，而无以救疗之，亦其心有所不忍也。仰惟国家受天成命，统一四海，主上以仁覆天下，轻税损役，约法省刑，蠲积负，柔远服，专务以德养民，故人臣奉承于下，亦莫不以体国爱民为心，惟政府内外宗公，协同辅翼，以共固天，保无疆之业，其心则又甚焉于斯时也。盖民罹兵火，获见太平，边境宁而盗贼息矣，则人无死于锋镝之虑；刑罚清而狴犴②空矣，则人无死于桎梏之忧；年谷丰而蓄积富矣，则人无死于沟壑之患。其所可虞者，独民之有疾病夭伤而已。思亦有以救之，其不在于方书矣乎？然方之行于世者多矣，大编广集，奇药群品，自名医贵胄，或不能以兼通而卒具，况可以施于民庶哉？于是行省乃得乾统间所刊《肘后方》善本，即葛洪所谓皆单行径易约而已验，篱陌之间，顾眄皆药，家有此方，可不用医者也。

其书经陶隐居增修而益完矣。既又得唐慎微《证类本草》，其所附方，皆洽见精取，切于救治，而卷帙尤为繁重，且方随药着，检用卒难，乃复摘录其方，分以类例，而附于《肘后》随证之下，目之曰《附广肘后方》，下监俾更加雠③次，且为之序，而刊行之。方虽简要而该

① 底本无此序，据主校本补。

② 狴犴（bì' àn）：牢狱

③ 雠（chóu，音仇）：校对文字。

病则众，药多易求而论效则远，将使家自能医，人无夭横，以溥济斯民于仁寿之域。以上广国家博施爱物之德，其为利岂小补哉！

皇统四年[①]十月戊子儒林郎汴京国子监博士杨用道谨序

① 皇统四年：公元1144年。

《葛仙翁肘后备急方》序

医有方古也。古以来著方书者，无虑数十百家，其方殆未可以数计，篇帙浩瀚，苟无良医师，安适所从？况穷乡远地，有病无医，有方无药，其不罹夭折者几希。

丹阳葛稚川，夷考古今医家之说，验其方简要易得，针灸分寸易晓，必可以救人于死者，为《肘后备急方》，使有病者得之，虽无韩伯休，家自有药，虽无封君达，人可为医，其以备急固宜。华阳陶弘景曰：葛之此制，利世实多，但行之既久，不无谬误，乃著《百一方》，疏于《备急》之后，讹者正之，缺者补之，附以炮制、服食诸法，纤悉备具，仍区别内、外、他犯为三条，可不费讨寻，开卷见病，其以备急益宜。葛、陶二君，世共知为有道之士，于学无所不贯，于术无所不通，然犹积年仅成此编。盖一方一论，已试而后录之，非徒采其简易而已，人能家置一帙，遇病得方，方必已病，如历卞和之肆，举皆美玉，入伯乐之厩，无非骏足，可以易而忽之邪？葛自序云：人能起信，可免夭横，意可见矣。自天地大变，此方湮没几绝，闻一存者，必以自宝，是岂制方本意？

连帅乌侯，夙多疹疾，宦学之余，留心于医药。前按察河南北道，得此方于平乡郭氏，郭之妇翁得诸汴[1]之掖庭[2]，变乱之际，与身存亡，未尝轻以示人，迨今而出焉，天也。侯命工刻之，以趣其成，唯恐病

① 汴：为金代都城，元后为河南省州府。汴，古州名。五代梁建都于此，升为开封府。五代晋、汉、周以及北宋皆以之为都，常称汴梁，又称汴京。今为开封市的简称。

② 掖庭：亦作"掖廷"，指后宫妃殡居所。

者见方之晚也。虽然方之显晦，而人之生死休戚系焉，出自有时，而隐痛恻怛，如是其急者，不忍人之心也。有不忍人之心，斯有不忍人之政矣。则侯之仁斯民也，岂直一方书而已乎？方之出，乃吾仁心之发见者也。因以序见命，特书其始末，以告夫未知者。

至元丙子季秋稷亭段成已[1]题

---

① 段成已：底本、主校本及旁校本均作“段成已”，一说作“段成己”，近有学者考证“段氏之名为成己，非成巳，亦非成式”。

刻《葛仙翁肘后备急方》序

尝观范文正曰：不为良相，则愿为良医。而陆宣公之在忠州，亦惟手校方书。每叹其济人之心，先后一揆[①]古人之志，何如其深且远也。予少不习医，而济人一念，则耿耿于中，每见海内方书，则购而藏之，方之效者，则珍而录之，以为庶可济人之急。然以不及见古人奇方为恨，尤愧不能为良医，虽藏之多者，而无所抉择也。

今年之夏，偶以巡行至均，游武当，因阅《道藏》，得《肘后备急方》八卷，乃葛稚川所辑，而陶隐居增补之者，其方多今之所未见。观二君之所自为序，积以年岁仅成此编，一方一论，皆已试而后录之，尤简易可以应卒，其用心亦勤，其选之亦精矣。矧[②]二君皆有道之士，非世良医可比，得其方书而用之中病，固不必为医，可以知药，不必择方，可以知医，其曰：苟能起信，可免夭横。

信其不我欺也，因刻而布之，以快予济人之心云。

万历二年甲戌秋仲巡按湖广监察御史剑江李栻[③]书

---

① 揆（kuí，音葵）：揣测。

② 矧（shěn，音沈）：况且。

③ 李栻：字孟敬，号石龙，江西丰城人。明嘉靖四十四年乙丑科范应期榜进士，初任直隶大名府魏县知县，后任河南道监察御史。1573年任湖广巡按。

重刊《备急方》序[1]

医道难言久矣，古方譬则规矩也，其加减譬则巧也，规矩可传而巧不可传，故青囊木无虑数百，而和鹊俞跗亘千载罕继其轨也。然则方可废欤，曰非也。古人立一方则中一病，而方或繁杂且难致者则鲜效焉，乃葛陶二君所葺备急方药品则简要易得，针灸则分寸易晓，既径约便于用矣，且一方一论悉已试而后录之，用以应卒，如水救燎可计晷[2]而验。盖篇帙不踰，诸刻而论效实过之何者，人之身六贼魔于内，万缘化于外，病故多起自仓卒，甚或一发而旋仆者，未必皆病之不治，其故非有医而无方，则有方而无药耳，若兹编者诚保身者所不可一日废，岂直取其简易云尔哉！

余兄霁岩公督学荆楚，睹此书出于监察李工，既幸其护行于世，而恐遍之不速也，遂命伯子携归，重梓以广其传。庶家置而人习者，顾眄皆良饵探筒。有良医即遇急症而按治之术已有备焉。若匠家不皆巧而规矩诚用，亦可事于艺，异日远近人士鲜罹夭横者宜揆所赐矣！刻成，聊此叙余兄济人之意，至是，方之精于择而博于用也，前叙具述之余何赘。

万历三年仲夏吉旦崑山裕所陈嘉猷书于寿康堂

① 此序据六醴斋医书十种《肘后备急方》广州修敬堂本补。
② 晷：本意指影，比喻时光。此处形容《肘后备急方》方效如水救火，立竿见影。

钦定四库全书《肘后备急方》提要[1]

臣等谨案。《肘后备急方》八卷，晋葛洪原撰，初名《肘后救卒方》，梁陶弘景补其阙漏得一百一首为《肘后百一方》，金·杨用道又取唐慎微《证类本草》诸方附于《肘后》，随证之下为《附广肘后方》。洎[2]元世祖至元间有乌某得其本于平乡郭氏，始刻而传之，段成己为之序，称葛陶二君供成此编，而不及杨用道此本，为明嘉靖中襄阳知府吕颙[3]所刻，始并列为葛陶杨三序于卷首。书中凡杨氏所增皆别题“附方”二字列之于后，而葛陶二家之方则不加分析，无可辨别。案[4]：隋书经籍志葛洪《肘后方》六卷，梁二卷，陶弘景补阙《肘后百一方》九卷，亡，《宋史艺文志》止有葛书而无陶书，是陶书在隋已亡，不应元时复出，又陶书原目九卷而此本合杨用道所附只有八卷，篇帙多寡亦不相合，疑此书本无《百一方》在内，特后人取弘景原序冠之耳。书凡五十一类有方无论，不用难得之药，简要易明，虽颇经后来增损，而大旨精切犹未尽失稚川本意云。乾隆四十六年九月恭校上。

总纂官臣纪昀臣陆锡熊臣孙士毅 总校官臣陆费墀

① 此篇提要，在清光绪十一年乙酉（1885）单行本《肘后备急方》王文光斋刻本曾引用。该刻本首页题名：“钦定四库全书总目子部类肘后备急方八卷浙江范懋柱家天一阁藏本。”亦为后世学者所引述。今以2008年台湾商务印书馆有限公司景印文渊阁四库全书“钦定四库全书子部五肘后备急方医家类提要”为底本点校。不同之处在于王文光斋刻本“初名《肘后救卒方》”之前无“臣等谨案肘后备急方八卷晋葛洪原撰”，有“晋葛洪撰，洪字稚川，句容人，元帝为丞相时辟为掾，以平贼功赐爵关内侯迁散骑常侍，自乞出为句漏令，后终于罗浮山八十一，事迹具晋书本传，是书”这段文字。

② 洎：（jì，音济），到、及。

③ 吕颙，清光绪十一年乙酉（1885）《肘后备急方》王文光斋刻本作“吕容”，“容”字误延后世多年。

④ 案，又作按，考也。《史记·高帝纪》：“吏民皆案堵如故。”

葛仙翁肘后备急方卷之一

瘦樵程永培校

◎救卒中恶死方第一

救卒死[1]，或先病痛，或常居寝卧，奄忽[2]而绝，皆是中死。救之方：

一方，取葱黄心刺其鼻，男左女右，入七八寸。若使目中血出，佳。扁鹊法同，是后吹耳条中。葛尝言此云吹鼻，故别为一法。

又方，令二人以衣壅[3]口，吹其两耳，极则易。又可以筒吹之，并捧其肩上，侧身远之，莫临死人上。

又方，以葱叶刺耳。耳中、鼻中血出者莫怪，无血难治，有血是候。时当捧两手忽放之，须臾死人自当举手捞人，言痛乃止，男刺左鼻，女刺右鼻中，令入七八寸余，大效。亦治自缢死，与此扁鹊方同。

又方，以绵渍好酒中，须臾置死人鼻中，手按令汁入鼻中，并持其手足，莫令惊。

又方，视其上唇里弦弦者，有白[4]如黍米大，以针决去之。

又方，以小便灌其面，数回即能语。此扁鹊方法。

又方，取皂荚如大豆，吹其两鼻中，嚏则气通矣。

---

① 卒死：类似于今之昏迷、休克、厥脱、停止呼吸、心跳停搏、晕厥等意识障碍类疾病，常见于罹患各种基础疾病致突发意识丧失的危重阶段。

② 奄忽：忽然，突然。

③ 壅：底本及清光绪二十二年，上海图书集成印书局铅印本作“雍”。

④ 白：《外台秘要·第二十八卷·卒死方二十四首》作“青息肉”。

又方，灸其唇下宛宛中承浆穴，十壮，大效矣。

又方，割雄鸡颈取血，以涂其面，干复涂，并以灰营死人一周。

又方，以管吹下部，令数人互吹之，气通则活。

又方，破白犬以拓[1]心上。无白犬，白鸡亦佳。

又方，取雄鸭就死人口上，断其头，以热血沥口中，并以竹筒吹其下部，极则易人，气通下即活。

又方，取牛马粪尚湿者，绞取汁，灌其口中，令入喉，若口已噤者，以物强发之，若不可强者，乃叩齿下。若无新者，以人溺解干者绞取汁。此扁鹊云。

又方，以绳围其死人肘腕，男左女右，毕，伸绳从背上大槌度以下，又从此灸，横行各半绳，此法三灸各三，即起。

又方，令爪其病人人中取醒。不者，棬其手，灸下文头，随年。

又方，灸鼻人中，三壮也。

又方，灸两足大指爪甲聚毛中七壮。此华佗法。一云三七壮。

又方，灸脐中，百壮也。

扁鹊法又云：断豘[2]尾，取血饮之，并缚豘以枕之，死人须臾活。

又云：半夏末如大豆，吹鼻中。

又方，捣女青屑重一钱匕，开口内喉中，以水苦酒，立活。

按：此前救卒死四方并后尸厥事，并是魏大夫传中正一真人所说扁鹊受长桑公子法。寻此传出世，在葛后二十许年，无容知见，当是此法久已在世，故或言楚王，或言赵王，兼立语次第，亦参差故也。

又张仲景诸要方

捣薤汁，以灌鼻中。

又方，割丹雄鸡冠血，管吹内鼻中。

又方，以鸡冠及血涂面上，灰围四边，立起。

---

① 拓（tà，音踏）：原作“搨”，异体字，径改，下同。

② 豘（tún，音屯）：小猪。

又方，猪脂如鸡子大，苦酒一升，煮沸，以灌喉中。

又方，大豆二七枚，以鸡子白并酒和，尽以吞之。

救卒死而壮热者[①]：

矾石半斤，水一斗半，煮消以渍脚，令没踝。

救卒死而目闭者：

骑牛临面，捣薤汁，灌之耳中，吹皂荚鼻中，立效。

救卒死而张目及舌[②]者：

灸手足两爪后十四壮，了，饮以五毒诸膏散有巴豆者。

救卒死而四肢不收，矢便者[③]：

马矢一升，水三斗，煮取二斗以洗之。又取牛洞一升，温酒灌口中。洞者，稀粪也。灸心下一寸、脐上三寸、脐下四寸，各一百壮，差。

若救小儿卒死而吐利，不知是何病者：

马矢一丸，绞取汁以吞之。无湿者，水煮取汁。

又有备急三物丸散及裴公膏，并在后备急药条中，救卒死尤良，亦可临时合用之。凡卒死中恶及尸厥，皆天地及人身自然阴阳之气，忽有乖离否隔，上下不通，偏竭所致。故虽涉死境，犹可治而生，缘气未都竭也。当尔之时，兼有鬼神于其间，故亦可以符术而获济者。

又卒死而口噤不开者方[④]：

缚两手大拇指，灸两白肉中二十壮。

集验疗猝死无脉，无他形候，阴阳俱竭故也方[⑤]：

牵牛临鼻上二百息，又炙熨斗以熨两胁下，针两间使各百余息，灸人中。

---

① 救卒死而壮热者：类似于今之高热昏迷惊厥。

② 张目及舌：《外台秘要·第二十八卷·卒死方二十四首》作“张目反折”。

③ 救卒死而四肢不收，矢便者：类似于今之中风病中脏腑脱证。

④ 据《外台秘要·第二十八卷·卒死方二十四首》补。

⑤ 据《外台秘要·第二十八卷·卒死方二十四首》补。

又疗卒死而有脉形候，阴气先尽，阳气后竭故也方[1]：

嚼薤，哺灌之。

附方

扁鹊云：中恶与卒死鬼击亦相类，已死者为治，皆参用此方：捣菖蒲生根，绞汁灌之，立差。

尸厥之病，卒死脉犹动，听其耳中如微语声，股间暖是也，亦此方治之。

孙真人治卒死方：以皂角末吹鼻中。

◎救卒死尸厥方第二

尸厥[2]之病，卒死而脉犹动，听其耳中循循如啸声，而股间暖是也。耳中虽然[3]啸声而脉动者，故当以尸厥。救之方：

以管吹其左耳中极三度，复吹右耳三度，活。

又方，捣干菖蒲，以一枣核大，着其舌下。

又方，灸鼻人中，七壮，又灸阴囊下。去下部一寸，百壮。若妇人，灸两乳中间。又云：爪刺人中良久，又针人中至齿，立起。

此亦全是魏大夫传中扁鹊法，即赵太子之患。

又，张仲景云：尸一厥，脉动而无气，气闭不通，故静然而死也。以菖蒲屑内鼻两孔中吹之，令人以桂屑着舌下。又云扁鹊法，治楚王效。

又方，剔左角发方二寸，烧末，以酒灌，令入喉，立起也。

又方，以绳围其臂腕，男左女右，绳从大椎上度，下行脊上，灸绳头五十壮活。此是扁鹊秘法。见上。

又方，熨其两胁下，取灶中墨如弹丸，浆水和饮之。须臾三四，以管吹耳中，令三四人更互吹之。又，小管吹鼻孔，梁上尘如豆，着中吹

① 据《外台秘要·第二十八卷·卒死方二十四首》补。

② 尸厥：突然晕厥，有脉搏但呼吸停止的一类急症。

③ 虽然《四库全书》本作“然”。

之令入，差。

又方，白马尾二七茎，白马前脚目[①]二枚，合烧之，以苦酒丸如小豆。开口吞二丸，须臾服一丸。

又方，针百会，当鼻中入发际五寸，针入三分，补之。针足大指甲下肉侧去甲三分，又针足中指甲上各三分，大指之内去端韭叶。又针手少阴锐骨之端各一分。

又方，灸膻中穴，二十八壮。

又方，以小管吹鼻孔，梁上尘如豆大著中吹之，令入。[②]

◎救卒客忤死[③]方第三

客忤者，中恶之类也，多于道涂门外得之，令人心腹绞痛胀满，气冲心胸。不即治，亦杀人。救之方：

灸鼻人中三十壮，令切鼻柱下也。以水渍粳米，取汁一二升饮之。口已禁者，以物强发之。

又方，捣墨，水和，服一钱匕。

又方，以铜器若瓦器，贮热汤，器着腹上。转冷者，撤去衣，器亲肉；大冷者，易以热汤，取愈则止。

又方，以三重衣着腹上，铜器着衣上，稍稍，少许茅于器中烧之，茅尽益之，勿顿多也，取愈乃止。

又方，以绳横度其人口，以度其脐去四面各一处，灸各三壮，令四火俱起，差。

又方，横度口中折之，令上头着心下，灸下头五壮。

又方，真丹方寸匕，蜜三合，和服。口噤者，折齿下之。

扁鹊治忤，有救卒符，并服盐汤法，恐非庸世所能，故不载。而此

① 目：《外台秘要·第二十八卷·尸厥方一十二首》作“甲”。

② 据《外台秘要·第二十八卷·尸厥方一十二首》补。

③ 客忤死：突然感受外来邪气所致的心腹剧烈疼痛为主症伴或不伴有意识障碍的病症。

病即今人所谓中恶者，与卒死鬼击亦相类，为治皆参取而用之已死者：

捣生菖蒲根，绞取汁，含之立差。

卒忤停尸不能言者：

桔梗，烧二枚末之，服。

又方，末细辛、桂分等，内口中。

又方，鸡冠血和真珠，丸如小豆，内口中，与三四枚差。

若卒口噤不开者：

末生附子，置管中吹内舌下，即差矣。

又方，人血和真珠，如梧桐子大二丸，折齿纳喉中，令下。

华佗，卒中恶短气欲死：

灸足两拇指上甲后聚毛中，各十四壮，即愈。未差，又灸十四壮。前救卒死方，三七壮，已有其法。

又，张仲景诸要方：

麻黄四两，杏仁七十枚，甘草一两。以水八升，煮取三升，分令咽之，通治诸感忤。

又方，韭根一把，乌梅二十个，茱萸半斤。以水一斗煮之，以病人栉内中，三沸，栉浮者生，沉者死。煮得三升，与饮之。

又方，桂一两，生姜三两，栀子十四枚，豉五合。捣，以酒三升搅，微煮之，味出去滓，顿服取差。

飞尸走马汤：

巴豆二枚，杏仁二枚。合绵缠，椎令碎，着热汤二合中，指捻令汁出，便与饮之，炊间顿下饮，差。小量之，通治诸飞尸、鬼击。

又有诸丸散，并在备急药中。

客者客也，忤者犯也，谓客气犯人也。此盖恶气，治之多愈，虽是气来鬼魅毒厉之气，忽逢触之其衰竭，故不能如自然恶气治之。入身而侵克脏腑经络，差后犹宜更为治，以消其余势。不尔，亟终为患，令有时辄发。

又疗客忤，心腹绞痛胀满，气冲心胸，烦躁壮热，或气闷绞刺，鬼魅之气未散方：[①]

麝香（一钱）、茯神、人参、天门冬（去心）、鬼臼[②]、菖蒲（等分）。上六味，蜜丸如桐子，服十丸，日三。

附方

《外台秘要》治卒客忤停尸不能言：细辛、桂心等分，内口中。

又方，烧桔梗二两，末，米饮服，仍吞麝香如大豆许佳。

《广利方》治卒中客忤垂死：麝香一钱，重研，和醋二合，服之即差。

◎治卒得鬼击方第四

鬼击之病[③]，得之无渐，卒着如人刀刺状，胸胁腹内绞急切痛，不可抑按，或即吐血，或鼻中出血，或下血，一名鬼排。治之方：

灸鼻下人中一壮，立愈。不差，可加数壮。

又方，升麻、独活、牡桂分等，末，酒服方寸匕，立愈。

又方，灸脐下一寸，三壮。

又方，灸脐上一寸，七壮，及两踵白肉际，取差。

又方，熟艾如鸭子大三枚。水五升，煮取二升，顿服之。

又方，盐一升，水二升，和搅饮之，并以冷水噀[④]之，勿令即得吐，须臾吐，即差。

又方，以粉[⑤]一撮，着水中搅，饮之。

又方，以淳酒吹内两鼻中。

---

① 据《外台秘要·第二十八卷·客忤方一十三首》补。

② 鬼臼：别名独角莲，为小檗科植物八角莲的根茎。具有化痰散结，活血化瘀，解毒消肿之功。

③ 鬼击之病：各种不明原因以出血为主症的急症。

④ 噀（xùn，音迅）：含在口中而喷出。

⑤ 粉：即铅粉。

又方，断白犬一头，取热犬血一升饮之。

又方，割鸡冠血以沥口中，令一咽，仍破此鸡以拓[①]心下，冷乃弃之于道边。得乌鸡弥佳妙。

又方，牛子矢一升，酒三升，煮服之。大牛亦可用之。

又方，刀鞘三寸，烧末，水饮之。

又方，烧鼠矢，末，服如黍米。不能饮之，以少水和内口中。

又有诸丸散，并在备急药条中。今巫实见人忽有被鬼神所摆拂者，或犯其行伍，或遇相触突，或身神散弱，或愆负所贻，轻者因而获免，重者多见死亡，犹如燕简辈事，非为虚也。必应死，亦不可，要自不得不救尔。

备急疗鬼击方：[②]

升麻、独活、桂心各等分。

上三味为末，酒服方寸匕，立愈。

附方

《古今录验》疗妖魅猫鬼，病人不肯言鬼方：鹿角屑捣散，以水服方寸匕，即言实也。

◎治卒魇寐不寤方第五

卧忽不寤，勿以火照，火照之杀人，但痛啮其踵及足拇指甲际，而多唾其面即活。又治之方：

末皂角，管吹两鼻中即起，三四日犹可吹。又，以毛刺鼻孔中，男左女右，辗转进之。

又方，以芦管吹两耳，并取病人发二七茎，作绳纳鼻孔中。割雄鸡冠取血，以管吹入咽喉中，大效。

① 拓（tà，音踏）：原作“搨”，异体字，径改，下同。

② 据《外台秘要·第二十八卷·鬼击一十首》补。

又方，末灶下黄土，管吹入鼻中。末雄黄并桂，吹鼻中，并佳。

又方，取井底泥，涂目毕，令人垂头于井中，呼其姓名，即便起也。

又方，取韭捣，以汁吹鼻孔。冬月可掘取根，取汁灌于口中。

又方，以盐汤饮之，多少约在意。

又方，以其人置地，利刀画地，从肩起，男左女右，令周面，以刀锋刺病人鼻，令入一分，急持勿动，其人当鬼神语求哀。乃问阿谁，何故来，当自乞去，乃以指灭向所画地，当肩头数寸，令得去，不可不具诘问之也。

又方，以瓦甑[①]覆病人面上，使人疾打，破甑则寤。

又方，以牛蹄或马蹄，临魇人上。亦可治卒死。青牛尤佳。

又方，捣雄黄，细筛，管吹纳两鼻中。桂亦佳。

又方，菖蒲末，吹两鼻中，又末内舌下。

又方，以甑带左索缚其肘后，男左女右，用余稍急绞之，又以麻缚脚，乃诘问其故，约敕[②]解之。令一人坐头守，一人于户内呼病人姓名，坐人应曰诺在，便苏。

卒魇不觉：

灸足下大趾聚毛中，二十一壮。

人喜魇及噩梦者：

取火死灰，着履下合枕。

又方，带雄黄，男左女右。

又方，灸两足大趾上聚毛中，灸二十壮。

又方，用真麝香一字于头边。

又方，以虎头枕尤佳。

辟魇寐方：

---

① 甑（zèng，音赠）：中国古代蒸食物的工具。

② 敕（chì，音斥）：告诫。

取雄黄如枣核，系左腋下，令人终身不魇寐。

又方，真赤罽[①]，方一尺[②]，以枕之。

又方，作犀角枕佳，以青木香内枕中，并带。

又方，䰲治卒魇寐久，书此字于纸，烧令黑，以少水和之，内死人口中，悬鉴死者耳前打之，唤死者名，不过半日即活。

魇卧寐不寤者，皆魂魄外游，为邪所执录，欲还未得所，忌火照，火照遂不复入，而有灯光中魇者，是本由明出，但不反身中故耳。

附方

《千金方》治鬼魇不寤，皂荚末刀圭，起死人。

◎治卒中五尸方第六

五尸者飞尸、遁尸、风尸、沉尸、尸注也，今所载方兼治之，**其状腹痛胀急不得气息，上冲心胸，旁攻两胁，或磥块涌起，或挛引腰脊。兼治之方：**

灸乳后三寸，十四壮，男左女右，不止，更加壮数，差。

又方，灸心下三寸，六十壮。

又方，灸乳下一寸，随病左右，多其壮数，即差。

又方，以四指尖其痛处下，灸指下际数壮，令人痛，上[③]爪其鼻人中，又爪其心下一寸，多其壮，取差。

又方，破鸡子白，顿吞之。口闭者，内喉中，摇顿令下，立差。

又方，破鸡子白，顿吞七枚。不可，再服。

又方，理商陆根熬，以囊贮，更番熨之，冷复易。

虽有五尸之名，其例皆相似，而有小异者，飞尸者，游走皮肤，洞

① 罽（jì，音季）：用毛做成毡子一类的东西。

② 尺：原作“赤”，据文义改。

③ 上：原作“土”，据文义改为“上”。

穿脏腑，每发刺痛，变作无常也；遁尸者，附骨入肉，攻凿血脉，每发不可得近见尸丧，闻哀哭便作也；风尸者，淫跃四肢，不知痛之所在，每发昏恍，得风雪便作也；沉尸者，缠结脏腑，冲心胁，每发绞切，遇寒冷便作也；尸注者，举身沉重，精神错杂，常觉惛废，每节气改变，辄致大恶。此一条，别有治，后熨也。**凡五尸，即身中尸鬼接引也，共为病害，经术甚有消灭之方，而非世徒能用，今复撰其经要，以救其敝，方：**

雄黄一两，大蒜一两。令相和似弹丸许，内二合热酒中服之，须臾差，未差更作。已有疢[①]者，常蓄此药也。

又方，干姜、桂分等，末之，盐三指撮，熬令青，末，合水服之，即差。

又方，捣蒺藜子，蜜丸，服如胡豆二丸，日三。

又方，粳米二升，水六升，煮一沸，服之。

又方，猪肪八合，铜器煎小沸，投苦酒八合相和，顿服即差。

又方，掘地作小坎，水满中，熟搅，取汁服之。

又方，取屋上四角茅，内铜器中，以三尺[②]布覆腹，着器布上，烧茅令热，随痛追逐，蹠下痒即差。若瓦屋，削取四角柱烧之，亦得。极大神良者也。

又方，桂一尺[③]，姜一两，巴豆三枚。合捣末，苦酒和如泥，以敷尸处，燥即差。

又方，乌臼根，锉二升，煮令浓，去滓，煎汁凡五升，则入水一两，服五合至一升，良。

又方，忍冬茎叶，锉数斛，煮令浓，取汁煎之，服如鸡子一枚，日二三服，佳也。

---

① 疢（chèn，音趁）：通疢，热病也。
② 尺：原作“赤”，据文义改。
③ 尺：原作“赤”，据文义改。

又方，烧乱发、熬杏仁等分。捣膏和丸之，酒服桐子大三丸，日五六服。

又方，龙骨三分，藜芦二分，巴豆一分。捣，和井花水，服如麻子大，如法丸。

又方，漆叶[①]，曝干，捣末，酒服之。

又方，鼍[②]肝一具，熟煮切食之，令尽。亦用蒜齑。

又方，断鳖头，烧末，水服，可分为三度。当如肉者，不尽，后发更作。

又方，雄黄一分，栀子十五枚，芍药一两。水三升，煮取一升半，分再服。

又方，栀子二七枚，烧末服。

又方，干姜、附子各一两，桂二分，巴豆三十枚（去心，并生用）。捣筛，蜜和，捣万杵，服二丸，如小豆大。此药无所不治。

又，飞尸入腹刺痛死方：

凡犀角、射罔[③]、五注丸并是好药，别在大方中。

治卒有物在皮中如虾蟆，宿昔下入腹中，如杯不动摇，掣痛不可堪，过数日即煞人方：

巴豆十四枚，龙胆一两，半夏、土瓜子各一两，桂一斤半。合捣碎，以两布囊贮蒸热，更番以熨之，亦可煮饮少少服之。

此本在杂治中，病名曰阴尸，得者多死。

① 漆叶：为漆科植物漆树的叶。具有活血化瘀，解毒杀虫，止血之功。

② 鼍（tuó，音佗）：《说文解字》曰："水虫似蜥蜴。"

③ 射罔：有学者考证《肘后备急方》中附子、乌头、乌喙、射罔、天雄为同一物。

◎治尸注鬼注方第七

尸注、鬼注病[1]者，葛云即是五尸之中尸注，又挟诸鬼邪为害也。其病变动，乃有三十六种至九十九种，大约[2]使人寒热，淋沥，恍恍[3]默默，不的知其所苦，而无处不恶，累年积月，渐就顿滞，以至于死，死后复传之旁人，乃至灭门。觉知此候者，便宜急治之。方：

取桑树白皮曝干，烧为灰，得二斗许，着甑中蒸，令气浃便下，以釜中汤三四斗淋之又淋，凡三度，极浓止。澄清，取二斗，以渍赤小豆二斗一宿，曝干，干复渍灰，汁尽止。乃湿蒸令熟，以羊肉若鹿肉作羹，进此豆饭，初食一升至二升，取饱满，微者三四斗愈，极者七八斗。病去时，体中自觉痛[4]痒淫淫。或若根本不拔，重为之，神验也。

又方，桃仁五十枚，破研，以水煮取四升，一服尽当吐。吐，病不尽，三两日更作。若不吐，非注。

又方，杜衡一两，茎一两，人参半两许，瓠子二七枚，松萝六铢，赤小豆二七枚，捣末散，平旦温服方寸匕，晚当吐百种物。若不尽，后更服之也。

又方，獭肝一具，阴干捣末，水服方寸匕，日三。一具未差，更作。姚云神良。

又方，朱砂、雄黄各一两，鬼臼、罔草各半两，巴豆四十枚（去心皮），蜈蚣两枚。捣，蜜和丸，服如小豆，不得下，服二丸，亦长将行之。

姚氏烧发灰，熬杏仁紫色分等，捣如脂，猪脂和，酒服梧桐子大，日三服，差。

又有华佗狸骨散、龙牙散、羊脂丸诸大药等，并在大方中，及成帝

① 注病：《释名·释疾病》曰：“一人死，一人复得，气相灌注也。”主要指传染性疾病。

② 约：主校本作“略”。

③ 恍（huǎng，音恍）：古同“恍”。恍恍是指表情淡漠的状态。

④ 痛：主校本作“疼”。

所受淮南丸，并疗疰易灭门。

女子、小儿多注车，注船，心闷乱，头痛，吐，有此疹者，宜辟方：

车前子、车下李[1]根皮、石长生[2]、徐长卿各数两分等，粗捣，作方囊贮半合，系衣带及头；若注船，下暴惨，以和此共带之。又临入船，刻取此船，自烧作屑，以水服之。

附方

《子母秘录》治尸注：烧乱发，如鸡子大，为末，水服之，差。

《食医心镜》主传尸鬼气，咳嗽，痃[3]癖，注气，血气不通，日渐羸瘦方：桃仁一两，去皮尖杵碎，以水一升半煮汁，着米煮粥，空心食之。

◎治卒心痛方第八

治卒心痛：

桃白皮煮汁，宜空腹服之。

又方，桂末若干，姜末，二药并可单用，温酒服方寸匕，须臾六七服，差。

又方，驴矢，绞取汁五六合，及热顿服，立定。

又方，东引桃枝一把，切，以酒一升，煎取半升，顿服大效。

又方，生油半合，温服，差。

又方，黄连八两，以水七升，煮取一升五合，去滓，温服五合，每日三服。

又方，当户以坐，若男子病者，令妇人以一杯水以饮之；若妇人病

① 车下李：即郁李仁，能润燥滑肠，下气，利水。

② 石长生：即绵马贯众，别名鸡脚草、井边茜，为凤尾蕨科植物凤尾草的全草或根，能清热利湿，凉血止血，解毒消肿。

③ 痃：主校本作“痃”。

者，令男子以一杯水以饮之，得新汲水尤佳。又，以蜜一分，水二分，饮之益良也。

又方，败布裹盐如弹丸，烧令赤，末，以酒一盏服之。

又方，煮三沸汤一升，以盐一合搅饮之。若无火作汤，亦可用水。

又方，闭气忍之数十度，并以手大指按心下宛宛中，取愈。

又方，白艾成熟者三升，以水三升，煮取一升，去滓，顿服之。若为客气所中者，当吐之虫物。

又方，苦酒一杯，鸡子一枚，着中合搅，饮之。好酒亦可用。

又方，取灶下热灰，筛去炭分，以布囊贮，令灼灼尔。便更番以熨痛上，冷，更熬热。

又方，蒸大豆，若煮之，以囊贮。更番熨痛处，冷更[①]易之。

又方，切生姜若干姜半升，以水二升，煮取一升，去滓，顿服。

又方，灸手中央长指端，三壮。

又方，好桂削去皮，捣筛，温酒服三方寸匕。不差者，须臾可六七服。无桂者，末干姜佳。

又方，横度病人口，折之，以度心厌下，灸度头，三壮。

又方，画地作五行字，撮中央土，以水一升，搅饮之也。

又方，吴茱萸二升，生姜四两，豉一升。酒六升，煮三升半，分三服。

又方，人参、桂心、栀子（擘）、甘草（炙）、黄芩各一两。水六升，煮取二升，分三服，奇效。

又方，桃仁七枚，去皮尖，熟研，水合顿服，良。亦可治三十年患。

又方，附子二两（炮），干姜一两。捣，蜜丸，服四丸，如梧子大，日三服[②]。

① 更：主校本作“复”。

② 服：主校本缺。

又方，吴茱萸一两半，干姜[①]、准上桂心一两，白术二两，人参、橘皮、椒（去闭口及子，汗）、甘草（炙）、黄芩、当归、桔梗各一两，附子一两半（炮）。捣筛，蜜和为丸，如梧子大。日三，稍加至十丸十五丸，酒饮下，饭前食后任意，效验。

又方，桂心八两，水四升，煮取一升，分三服。

又方，苦参三两，苦酒半升，煮取八合，分再服，亦可用水。无煮者，生亦可用。

又方，龙胆四两，酒三升，煮取一升半，顿服。

又方，吴茱萸五合，桂一两。酒二升半，煎取一升，分二服，效。

又方，吴茱萸二升，生姜四两，豉一升。酒六升，煮取二升半，分为三服。

又方，白鸡一头，治之如食法，水三升，煮取二升，去鸡煎汁，取六合，内苦酒六合，入真珠[②]一钱，复煎取六合，内末麝香如大豆二枚，顿服之。

又方，桂心、当归各一两，栀子十四枚。捣为散，酒服方寸匕，日三五服。亦治久心病发作有时节者也。

又方，桂心二两[③]，乌头一两。捣筛，蜜和为丸，一服如梧子大三丸，渐加之。

暴得心腹痛如刺方：

苦参、龙胆各二两，升麻、栀子各三两。苦酒五升，煮取二升，分二服，常大吐，乃差。

治心疝[④]发作有时，激痛难忍方：

---

① 干姜：《外台秘要·第七卷·心痛方八首》用量为“一两半”。

② 真珠：即珍珠。

③ 桂心二两：《外台秘要·第七卷·卒心痛方一十四首》作“一两”。

④ 心疝：《诸病源候论》卷二十：“疝者痛也，由阴气积于内，寒气不散，上冲于心，故使心痛，谓之心疝也。其痛也，或如锥刀所刺，或阴阳而痛，或四肢逆冷，或唇口变青，皆其候也。”类似今之中医胸痹，现代医学心肌梗死之急症。

真射罔、吴茱萸分等。捣末，蜜和丸如麻子。服二丸，日三服，勿吃热食。

又方，灸心鸠尾下一寸，名巨阙，及左右一寸，并百壮。又与物度颈及度脊，如之令正相对也，凡灸六处。

治久患常痛不能饮食，头中疼重方：[①]

乌头六分，椒六分，干姜四分。捣末，蜜丸。酒饮服如大豆四丸，稍加之。[②]

又方，半夏五分，细辛五分，干姜二分，人参三分，附子一分。捣末，苦酒和丸，如梧子大。酒服五丸，日三服。

治心下牵急懊痛方：

桂三两，生姜三两，枳实五枚。水五升，煮取三升，分三服。亦可加术二两，胶饴半斤。

治心肺伤动冷痛方：

桂心二两，猪肾二枚。水八升，煮取二升，分三服。

又方，附子二两，干姜一两。蜜丸，服四丸，如梧子大，日三服。

治心痹心痛方：

蜀椒一两，熬令黄，末之，以狗心血丸之，如梧子。服五丸，日五服。

治心下坚痛，大如碗，边如旋柈，名为气分，饮水所结方：

枳实七枚（炙），术三两。水一斗，煮取三升，分为三服，当稍软也。

若心下有积结来去痛者方：

吴茱萸（末）一升，真射罔如弹丸一枚。合捣，以鸡子白和丸，丸如小豆大。服二丸，即差。

治心痛多唾似有虫方：

取六畜心，生切作十四脔，刀纵横各割之，以真丹一两，粉肉割

① 此后《外台秘要·第七卷·心痛不能饮食方二首》有“乌头丸方”四字。

② 此方在《外台秘要·第七卷·心痛不能饮食方二首》中有“桂心四分”。

中，旦悉吞之，入雄黄、麝香佳。

饥而心痛者，名曰饥痛[①]：

龙胆、附子、黄连分等。捣筛，服一钱匕，日三度服之。

附方

《药性论》主心痛，中恶，或连腰脐者：盐如鸡子大，青布裹，烧赤，内酒中顿服，当吐恶物。

《拾遗·序》延胡索止心痛，末之，酒服。

《圣惠方》治久心痛，时发不定，多吐清水，不下饮食：以雄黄二两，好醋二升，慢火煎成膏，用干蒸饼丸，如梧桐子大。每服七丸，姜汤下。

又方，治九种心痛妨闷：用桂心一分，为末，以酒一大盏，煎至半盏，去滓，稍热服，立效。

又方，治寒疝心痛，四肢逆冷，全不饮食：用桂心二两，为散。不计时候，热酒调下一钱匕。

《外台秘要》治卒心痛：干姜为末，水饮调下一钱。

又方，治心痛：当归为末，酒服方寸匕。

又，《必效》治蛔心痛：熊胆如大豆，和水服，大效。

又方，取鳗鲡鱼，淡炙令熟，与患人食一二枚，永差，饱食弥佳。

《经验方》治四十年心痛不差：黍米淘汁，温服，随多少。

《经验后方》治心痛：姜黄一两，桂穰三两。为末，醋汤下一钱匕。

《简要济众》治九种心痛及腹胁积聚滞气：筒子干漆二两，捣碎，炒烟出，细研，醋煮面糊和丸，如梧桐子大。每服五丸至七丸，热酒下，醋汤亦得，无时服。

---

① 饥痛：类似于慢性胃炎、胃肠溃疡等疾病所致的胃痛不适的一类病症。主校本作“饥疝”。

《姚和众》治卒心痛：郁李仁三七枚，烂嚼，以新汲水下之，饮温汤尤妙，须臾痛止，却煎薄盐汤热呷之。

《兵部手集》治心痛不可忍，十年五年者，随手效：以小蒜酽醋煮，顿服之，取饱，不用着盐。

◎治卒腹痛方第九

治卒腹痛方：

书舌上作风字。又画纸上作两蜈蚣相交，吞之。

又方，捣桂末，服三寸匕。苦酒、人参、上好干姜亦佳。

又方，粳米二升，以水六升，煮二七沸，饮之。

又方，食盐一大把，多饮水送之，忽当吐，即差。

又方，掘土作小坎，水满坎中，熟搅取汁，饮之。

又方，令人骑其腹，溺脐中。

又方，米粉一升，水二升，和饮。

又方，使病人伏卧，一人跨上，两手抄举其腹，令病人自纵重轻举抄之，令去床三尺许，便放之，如此二七度，止拈取其脊骨，皮深取痛引之，从龟尾至顶乃止，未愈更为之。

又方，令卧枕高一尺许，拄膝使腹皮蹴[①]，气入胸，令人抓其脐上三寸便愈。能干咽吞气数十遍者弥佳。此方亦治心痛，此即伏气。

治卒得诸疝，小腹及阴中相引，痛如绞，自出汗，欲死方：

捣沙参末，筛，服方寸匕，立差。

此本在杂治中谓之寒疝，亦名阴疝，此治不差可服诸利丸下之，作走马汤亦佳。

治寒疝腹痛，饮食下唯不觉其流行方：

椒二合，干姜四两。水四升，煮取二升，去滓，内饴一斤，又煎取半分，再服，数数服之。

---

① 蹴（cù，音促）：通“蹙”，皱。

又方，半夏一升，桂八两，生姜一升。水六升，煮取二升，分为三服。

治寒疝来去，每发绞痛方：

茱萸三两，生姜四两，豉二合。酒四升，煮取二升，分为二服。

又方，附子一枚，椒二百粒，干姜半两，半夏十枚①，大枣三十枚②，粳米二升③。水七升，煮米熟，去滓，一服一升，令尽。

又方，肉桂一斤，吴茱萸半升。水五升，煮取一升半，分再服。

又方，牡蛎、甘草、桂各二两。水五升，煮取一升半，再服。

又方，宿乌鸡一头，治如食法，生地黄七斤，合细锉之，着甑蔽中蒸，铜器承，须取汁，清旦服，至日晡令尽，其间当下诸寒癖讫，作白粥渐食之。久疝者，下三剂。

张文仲疗卒腹痛方……又方：④

灸两足指头各十四壮，使火俱下，良。

附方

《博济方》治冷热气不和，不思饮食，或腹痛㽲刺：山栀子、川乌头等分。生捣为末，以酒和⑤丸，如梧桐子大。每服十五丸，炒生姜汤下。如小肠气痛，炒茴香、葱、酒任下二十丸。

《经验方》治元脏气发久冷，腹痛虚泻：应急大效玉粉丹。生硫黄五两，青盐一两。以上衮细研，以饼为丸，如绿豆大。每服五丸，热酒空心服，以食压之。

《子母秘录》治小腹疼青黑，或亦不能喘：苦参一两，醋一升半，煎八合，分二服。

---

① 半夏十枚：《外台秘要·第七卷·寒疝心痛方三首》作“十二枚”。

② 大枣三十枚：《外台秘要·第七卷·寒疝心痛方三首》作“二十枚”。

③ 粳米二升：《外台秘要·第七卷·寒疝心痛方三首》作“半升”。

④ 据《外台秘要·第七卷·卒腹痛方七首》补。

⑤ 和：主校本作“糊”。

《圣惠方》治寒疝，小腹及阴中相引痛，自汗出：以丹参一两，杵为散。每服热酒调下二钱匕，佳。

◎治心腹俱痛方第十

治心腹俱胀痛，短气欲死，或已绝方：

取栀子十四枚，豉七合。以水二升，先煮豉，取一升二合，绞去滓，内栀子，更煎取八合，又绞去滓，服半升，不愈者，尽服之。

又方，浣小衣，饮其汁一二升，即愈。

又方，桂二两（切）。以水一升二合，煮取八合，去滓，顿服。无桂者，着干姜亦佳。

又方，乌梅二七枚，以水五升，煮一沸，内大钱二七枚，煮得二升半，强人可顿服，羸人可分为再服，当下便愈。

又方，茱萸一两，生姜四两，豉三合。酒四升，煮取二升，分为三服，即差。

又方，干姜一两，巴豆二两。捣，蜜丸。一服如小豆二丸，当吐下，差。

治心腹相连常胀痛方：

狼毒二两，附子半两。捣筛，蜜丸如梧子大。日一服一丸，二日二丸，三日后服三丸，再一丸，至六日服三丸，自一至三以常服即差。

又方，吴茱萸一合，干姜四分，附子、细辛、人参各二分。捣筛，蜜丸如梧子大。服五丸，日三服。

凡心腹痛，若非中恶、霍乱，则是皆宿结冷热所为，今此方可采以救急，差后，要作诸大治，以消其根源也。

附方

《梅师方》治心腹胀坚痛闷不安，虽未吐下欲死：以盐五合，水一升，煎令消，顿服，自吐下，食出即定，不吐更服。

《孙真人方》治心腹俱痛：以布裹椒，敷注上火熨，令椒汗出，良。

《十全方》心脾痛：以高良姜细剉，炒，杵末，米饮调下，一钱匕，立止。

◎治卒心腹烦满方第十一

治卒心腹烦满，又胸胁痛欲死方：

以热汤令[①]灼灼尔，渍手足，复易。秘方。

又方，青布方寸，鹿角三分，乱发灰二钱匕。以水三[②]升，煮令得一升五合，去滓，尽服之。

又方，剉薏苡根，浓煮取汁，服三升。

又方，取比轮钱二十枚，水五升，煮取三沸，日三服。

又方，捣香菜[③]汁，服一二升。水煮干姜亦佳。

又方，即用前心痛栀子豉汤法，差。

又方，黄芩一两，杏仁二十枚，牡蛎一两。水三升，煮取一升，顿服。

治厥逆烦满常欲呕方：

小草、桂、细辛、干姜、椒各二两，附子二两（炮）。捣，蜜和丸。服如桐子大四丸。

治卒吐逆方：

灸乳下一寸，七壮即愈。

又方，灸两手大拇指内边爪后第一纹头各一壮。

又，灸两手中央长指爪下，一壮愈。

此本杂治中，其病亦是痰壅[④]霍乱之例，兼宜依霍乱条法治之，人

① 令：原作“今”，据文义改为“令”。

② 三：主校本作“二”。

③ 香菜：《医心方》作“香菜”，有学者考证香菜、香菜均为香薷之别名。

④ 壅：《外台秘要·第七卷·卒心腹胀满方六首》作“饮”。

卒[①]在此上条有患者亦少，皆因他病兼之耳。或从伤寒未复，或从霍乱吐下后虚燥，或是劳损服诸补药痞满，或触寒热邪气，或饮食协毒，或服药失度，并宜各循其本源为治，不得专用此法也。

《备急》疗卒心腹胀满，又胸胁痛欲死方。又桂心散方[②]：

枳实（炙），桂心。上二味，等分，下筛。以米汁服一匕。忌生葱。

附方

《千金方》治心腹胀、短气：以草豆蔻一两（去皮），为末。以木瓜生姜汤下半钱。

《斗门方》治男子女人久患气胀心闷，饮食不得，因食不调，冷热相击，致令心腹胀满方：厚朴，火上炙令干，又蘸姜汁炙，直待焦黑为度，捣筛如面。以陈米饮调下二钱匕，日三服，良。亦治反胃、止泻甚妙。

《经验方》治食气遍身黄肿，气喘，食不得，心胸满闷：不蛀皂角（去皮子，涂好醋，炙令焦，为末）一钱匕，巴豆七枚（去油膜）。二件以淡醋及研好墨为丸，如麻子大。每服三丸，食后陈橘皮汤下，日三服，隔一日增一丸，以利为度。如常服，消酒食。

《梅师方》治腹满不能服药：煨生姜，绵裹，内下部中，冷即易之。

《圣惠方》治肺脏壅热烦闷：新百合四两，蜜半盏，和蒸令软。时时含一枣大，咽津。

---

① 人卒：《外台秘要·第七卷·卒心腹胀满方六首》作“人平居”。

② 据《外台秘要·第七卷·卒心腹胀满方六首》补。

葛仙翁肘后备急方卷之二

瘦樵程永培校

◎治卒霍乱诸急方第十二

凡所以得霍乱者，多起饮食，或饮食生冷杂物，以肥腻酒鲙而当风履湿，薄衣露坐，或夜卧失覆之所致：

初得之便务令暖，以炭火布其所卧下，大热减之。又，并蒸被絮若衣絮自苞，冷易热者。亦可烧地，令热水沃，敷薄布，席卧其上，厚覆之。亦可作灼灼尔热汤着瓮中，渍足令至膝，并铜器贮汤，以着腹上，衣藉之，冷复易。亦可以熨斗贮火着腹上。如此而不净者，便急灸之，但明案次第，莫为乱灸。须有其病，乃随病灸之。未有病，莫预灸。灸之虽未即愈，要万不复死矣，莫以灸不即愈而止。灸霍乱，艾丸苦不大，壮数亦不多，本方言七壮为可，四五十无不便，火下得活。服旧方，用理中丸及厚朴大豆豉通脉半夏汤。先辈所用药皆难得，今但疏良灸之法及单行数方，用之有效，不减于贵药，已死未久者，犹可灸。

余药乃可难备，而理中丸、四顺、厚朴诸汤，可不预合[①]，每向秋月，常买自随。

卒得霍乱先腹痛者：

灸脐上十四壮，名太仓，在心厌下四寸，更度之。

先洞下者：

① 预合：预先储备。

灸脐边一寸[1]，男左女右，十四壮，甚者至三十四十壮，名大肠募，洞者宜泻。

先吐者：

灸心下二寸，十四壮。又，并治下痢不止。上气，灸五十壮，名巨阙，正心厌尖头下一寸是也。

先手足逆冷者：

灸两足内踝上一尖骨是也，两足各七壮，不愈加数，名三阴交，在内踝尖上三寸是也。

转筋者：

灸蹶心当拇指大聚筋上，六七壮，名涌泉。又，灸足大趾下约中一壮，神验。

又方，灸大趾上爪甲际，七壮。

转筋入腹痛者：

令四人捉手足，灸脐左二寸，十四。灸股中大筋上去阴一寸。

若啘[2]者：

灸手腕第一约理中七壮，名心主，当中指。

下利不止者：

灸足大指本节内侧寸[3]白肉际，左右各七壮，名大都。

干呕者：

灸手腕后三寸两筋间是，左右各七壮，名间使。若正厥呕绝，灸之便通。

《小品方》起死。

吐且下利者：

灸两乳连黑外近腹[4]白肉际，各七壮，亦可至二七壮。

---

① 一寸：《外台秘要·第六卷·霍乱杂灸法二十六首》作“二寸”。

② 啘（yuē，音约）：同“哕”。干呕。

③ 寸：《外台秘要·第六卷·霍乱杂灸法二十六首》作“一寸”。

④ 腹：《外台秘要·第六卷·霍乱杂灸法二十六首》作“腋”。

若吐止而利不止者：

灸脐一夫纳中七壮。又云脐下一寸，二七壮。

若烦闷凑满者：

灸心厌下三寸，七壮，名胃管。

又方，以盐内脐中，上灸二七壮。

若绕脐痛急者：

灸脐下三寸，三七壮，名关元，良。

治霍乱神秘起死灸法：

以物横度病人人中，屈之从心鸠尾飞度以下灸，先灸中央毕，更横灸左右也。又灸脊上，以物围令正当心厌。又夹脊左右一寸，各七壮，是腹背各灸三处也。

华佗治霍乱已死，上屋唤魂，又以诸治皆至，而犹不差者：

捧病人腹卧之，伸臂对，以绳度两头肘尖头，依绳下夹背脊大骨穴中，去脊各一寸，灸之百壮。不治者，可灸肘椎。已试数百人，皆灸毕即起坐。佗以此术传子孙，代代皆秘之。

上此前并是灸法。

治霍乱心腹胀痛，烦满短气，未得吐下方：

盐二升，以水五升，煮取二升，顿服，得吐愈。

又方，生姜若干姜一二升，㕮咀，以水六升，煮三沸，顿服。若不即愈，更可作。无新药，煮滓亦得。

又方，饮好苦酒三升，小老羸者可饮一二升。

又方，温酒一二升，以蜡如弹丸一枚，置酒中，消乃饮。无蜡，以盐二方寸匕代，亦得。

又方，桂屑半升，以暖饮二升和之，尽服之。

又方，浓煮竹叶汤五六升，令灼已转筋处。

又方，取楠[1]若樟木大如掌者，削之，以水三升，煮三沸，去滓，令灼之也。

又方，服干姜屑三方寸匕。

又方，取蓼若叶，细切二升，水五升，煮三沸，顿服之。煮干苏若生苏汁，即亦佳。

又方，小蒜一升，㕮咀，以水三升，煮取一升，顿服之。

又方，以暖汤渍小蒜五升许，取汁服之，亦可。

又方，以人血合丹服，如梧子大，二丸。

又方，生姜一斤，切，以水七升，煮取二升，分为三服。

又方，取卖解家机上垢，如鸡子大，温酒服之，差。

又方，饮竹沥少许，亦差。

又方，干姜二两，甘草二两，附子一两。水[2]三升，煮取一升，内猪胆一合相和，分为三服。

又方，芦蓬茸一大把，浓煮，饮二升，差。

若转筋方：

烧铁令赤，以灼踵白肉际上近后，当纵铁，以随足为留停，令成疮，两足皆尔，须臾间，热入腹，不复转筋，便愈。可脱刀烧虾尾用之，即差。

又方，煮苦酒三沸以摩之，合少粉尤佳，以絮胎缚，从当膝下至足。

又方，烧栀子二七枚，研末服之。

又方，桂、半夏等分。末，方寸匕，水一升，和服之，差。

又方，生大豆屑，酒和服方寸匕。

又方，烧蜈蚣膏，敷之即差。

---

① 楠：为樟科植物楠木的木材及枝叶，具有和中降逆，止吐止泻，利水消肿之功。

② 水：底本作“方”，据主校本改为“水”。

若转筋入肠中，如欲转者：

取鸡矢白一方寸，水六合，煮三沸，顿服之，勿令病者知之。

又方，苦酒煮衣絮，絮中令温，从转筋处裹之。

又方，烧编荐索三撮，仍酒服之，即差。

又方，釜底黑末，酒服之，差。

若腹中已转筋者：

当倒担病人头在下，勿使及地，腹中平乃止。

若两臂脚及胸胁转筋：

取盐一升半，水一斗，煮令热灼灼尔渍手足；在胸胁者，汤洗之，转筋入腹中，倒担病人令头在下，腹中平乃止。若极者，手引阴，阴缩必死，犹在，倒担之可活耳。

若注痢不止，而转筋入腹欲死：

生姜一两①，累，擘破，以酒升半，煮合三四沸，顿服之，差。

治霍乱吐下后，心腹烦满方：

栀子十四枚，水三升，煮取二升，内豉七合，煮取一升，顿服之。呕者，加橘皮二两。若烦闷，加豉一升，甘草一两，蜜一升，增水二升，分为三服。

治霍乱烦躁，卧不安稳方：

葱白二十茎，大枣二十枚，水三升，煮取二升，顿服之。

治霍乱吐下后大渴，多饮则煞人。方：

以黄米②五升，水一斗，煮之令得三升，清澄，稍稍饮之，莫饮余物也。

崔氏云理中丸方：

甘草三两，干姜、人参、白术各一两。捣下筛，蜜丸如弹丸。觉不住，更服一枚，须臾，不差，仍温汤一斗，以麋肉中服之，频频三五

① 一两：《外台秘要·第六卷·霍乱转筋方一十四首》作“三两”。
② 黄米：《外台秘要·第六卷·霍乱烦渴方四首》作“黄粱米”。

度，令差。亦可用酒服。

四顺汤，治吐下腹干呕，手足冷不止：

干姜、甘草、人参、附子各二两。水六升，煮取三升半，分为三服。若下不止，加龙骨一两。腹痛甚，加当归二两。《胡洽》用附子一枚，桂一两。人霍乱亦不吐痢，但四肢脉沉，肉冷汗出渴者，即差。

厚朴汤，治烦呕腹胀：

厚朴四两（炙），桂二两，枳实五枚（炙），生姜三两。以水六升，煮取二升，分为三服。

凡此汤四种，是霍乱诸患皆治之，不可不合也。霍乱若心痛尤甚者，此为挟毒，兼用中恶方治之。

删繁疗霍乱洞泄不止，脐上筑筑，肾气虚，人参理中汤方：①

人参，干姜，甘草（炙）各三两，茯苓四两，橘皮四两，桂心三两，黄芪二两。上七味切，以水九升，煮取三升，去滓，分温三服。忌海藻、菘菜、生葱、醋物。

附方

孙真人治霍乱：以胡椒三四十粒，以饮吞之。

《斗门方》治霍乱：用黄杉木劈开作片一握，以水浓煎一盏服之。

《外台秘要》治霍乱烦躁：烧乱发如鸡子大，盐汤三升，和服之。不吐，再服。

又方，治霍乱腹痛吐痢：取桃叶三升，切，以水五升，煮取一升三合，分温二服。

《梅师方》治霍乱心痛利，无汗：取梨叶枝一大握，水二升，煎取一升服。

又方，治霍乱后烦躁，卧不安稳：葱白二十茎，大枣二十枚。以水三升，煎取二升，分服。

---

① 据《外台秘要·第六卷·霍乱不止及洞下泄痢方八首》补。

《兵部手集》救人霍乱，颇有神效：浆水稍酸味者，煎干姜屑，呷之。夏月腹肚不调，煎呷之，差。

孙用和治大泻霍乱不止：附子一枚，重七钱，炮，去皮脐，为末，每服四钱，水两盏，盐半钱，煎取一盏，温服立止。《集效方》治吐泻不止，或取转，多四肢发厥，虚风，不省人事，服此，四肢渐暖，神识便省。

回阳散：天南星，为末，每服三钱，入京枣三枚，水一盏半，同煎至八分，温服。未省再服。

《圣惠方》治霍乱转筋垂死：败蒲席一握，细切，浆水一盏，煮汁，温温顿服。

又方，治肝虚转筋：用赤蓼茎叶，切，三合，水一盏，酒三合，煎至四合，去滓，温分二服。

又方，治肝风虚转筋入腹：以盐半斤，水煮少时，热渍之佳。

孙尚药治脚转筋，疼痛挛急者：松节一两（细剉如米粒），乳香一钱。上件药，用银石器内[①]慢火炒令焦，只留三分性，出火毒，研细，每服一钱至二钱，热木瓜酒调下。应时筋病皆治之。

《古今录验》方治霍乱转筋：取蓼一手把，去两头，以水二升半，煮取一升半，顿服之。

◎治伤寒时气温病方第十三

治伤寒及时气温病及头痛，壮热脉大，始得一日方：

取旨兑根、叶合捣三升许，和之真丹一两，水一升，合煮，绞取汁，顿服之，得吐便差。若重，一升尽服，厚覆取汗，差。

又方，小蒜一升，捣取汁二合，顿服之，不过再作便差。

又方，乌梅二七枚，盐五合，以水三升，煮取一升，去滓，顿服之。

① 内：底本作“由”，据主校本改。

又方，取生杍木，削去黑皮，细切里白一升，以水二升五合煎，去滓，一服八合，三服差。

又方，取术丸子二七枚，以水五升，挼[①]之令熟，去滓，尽服汁，当吐下，愈。

又方，鸡子一枚，着冷水半升，搅与合，乃复煮三升水极令沸，以向所和水投汤中，急搅令相得，适寒温，顿服取汗。

又方，以真丹涂身令遍，面向火坐，令汗出，差。

又方，取生蘘荷根、叶，合捣绞取汁，服三四升。

又方，取干艾三斤，以水一斗，煮取一升，去滓，顿服取汗。

又方，盐一升食之，以汤送之，腹中当绞吐，便覆取汗，便差。

又方，取比轮钱一百五十七枚，以水一斗，煮取七升，服汁尽之，须臾，复以五升水，更煮令得一升，以水二升投中合，令得三升，出钱饮汁，当吐毒出也。

又方，取猪膏如弹丸者，温服之，日三服，三日九服。

又方，乌梅三十枚，去核，以豉一升，苦酒三升，煮取一升半，去滓，顿服。

又，伤寒有数种，人不能别，令一药尽治之者。若初觉头痛、肉热、脉洪，起一二日，便作葱豉汤：

用葱白一虎口，豉一升。以水三升，煮取一升，顿服取汗。不汗，复更作，加葛根二两[②]，升麻[③]三两，五升水，煎取二升，分再服，必得汗。若不汗，更加麻黄二两[④]。

又，用葱汤研米二合，水一升，煮之少时，下盐、豉，后内葱白四物，令火煎取三升，分服取汗也。

又方，豉一升，小男溺三升，煎取一升，分为再服，取汗。

① 挼（ruó）：揉搓。

② 二两：《外台秘要·第一卷·肘后方七首》作“三两”。

③ 升麻：此前《外台秘要·第一卷·肘后方七首》有“一方更加”四字。

④ 二两：《外台秘要·第一卷·肘后方七首》作“三两”。

又方，葛根四两，水一斗，煎取三升，乃内豉一升，复煎取升半，一服。捣生葛汁，服一二升，亦为佳也。

若汗出不歇，已三四日，胸中恶，欲令吐者：

豉三升[①]，水七升，煮取二升半，去滓，内蜜一两[②]，又煮三沸，顿服[③]，安卧，当得吐。不差，更服[④]取差。秘法，传于子孙也。

又方，生地黄三斤，细切，水一斗，煮取三升，分三服。亦可服藜芦吐散及苦参龙胆散。

又方，苦参三分，甘草（炙）一分，瓜蒂、赤小豆各二七枚。上四味，切，以水一升，煮取半升，一服之当吐，吐不止者，作葱豉粥解之必息。忌海藻、菘菜。[⑤]

又方，苦参、黄芩各二两，生地黄半斤。上三味，切，以水八升，煎取二升，服一升，或吐下毒物。忌芜荑。[⑥]

又疗伤寒温病等三日以上，胸中满，陶氏云：若伤寒温病已三四日，胸中恶欲令吐者服酒胆方：[⑦]

苦酒半升，猪胆一枚。上二味，和，尽服之，吐则愈，神验。支云：去毒气妙。

又疗伤寒近效方，凡胸中恶、痰饮、伤寒、热病、瘴疟，须吐者方：[⑧]

盐末一大匙。上一味，以生熟汤调下，须臾则吐，吐不快，明旦更服，甚良。

---

① 此后《外台秘要·第一卷·肘后方七首》有“盐一两”。
② 一两：《外台秘要·第一卷·肘后方七首》作“一升”。
③ 此后《外台秘要·第一卷·肘后方七首》有“一升”二字。
④ 此后《外台秘要·第一卷·肘后方七首》有“一升”二字。
⑤ 此条据《外台秘要·第一卷·肘后方七首》补。
⑥ 此条据《外台秘要·第一卷·肘后方七首》补。
⑦ 此条据《外台秘要·第一卷·张文仲方一十首》补。
⑧ 此条据《外台秘要·第一卷·张文仲方一十首》补。

又瓜蒂散，主伤寒胸中痞塞，宜吐之方：①

瓜蒂、小豆各一两。上二味，捣散，白汤服一钱匕，取得吐去病差止。（《备急》《经心录》、范汪同）

又疗伤寒已四五日，头痛体痛，肉热如火，病入肠胃，宜利泻之方：②

生麦门冬一升（去心），生地黄（切）一升，知母二两，生姜五两半，芒硝二两半。上五味，以水八升，煮取二升半，内芒硝，煎五沸，分五服，取利为度。忌芜荑。

若已五六日以上者：

可多作青竹沥，少煎令减，为数数饮之，厚覆取汗。

又方，大黄、黄连、黄柏、栀子各半两。水八升，煮六七沸，内豉一升，葱白气茎，煮取三升分服，宜老少。

又方，苦参二两，黄芩二两，生地黄半斤，水八升，煮取一升，分再服。或吐下毒，则愈。

若已六七日，热极，心下烦闷，狂言见鬼欲起走：

用干茱萸三升，水二升，煮取一升后，去滓，寒温服之，得汗便愈。此方恐不失，必可用也，秘之。

又方，大蚓一升，破去泥，以人溺煮，令热，去滓服之。生绞汁及水煎之并善。又，绞粪汁，饮数合至一二升，谓之黄龙汤，陈久者佳。

又方，取白犬，从背破取血，破之多多为佳，当及热，以敷胸上，冷乃去之，此治垂死者活。无白犬，诸纯色者亦可用之。

又方，取桐皮，削去上黑者，细擘之，长断令四寸一束，以酒五合以水一升，煮取一升，去滓，顿服之，当吐下青黄汁数升，即差。

又方，鸡子三枚，芒硝方寸匕。酒三合，合搅，散消尽，服之。

又方，黄连三两，黄柏、黄芩各二两，栀子十四枚。水六升，煎取

① 此条据《外台秘要·第一卷·张文仲方一十首》补。

② 此条据《外台秘要·第一卷·张文仲方一十首》补。

二升，分再服，治烦呕不得眠。

治时气行垂死[①]，破棺千金煮汤：

苦参一两，㕮咀，以酒二升半，旧方用苦参酒煮，令得一升半，去滓，适寒温，尽服之，当间苦寒吐毒如溶胶便愈。

又方，大钱百文，水一斗，煮去八升，内麝香当门子李子大，末，稍稍与饮至尽，或汗或吐之。

治温毒发斑，大疫难救，黑膏：

生地黄半斤，切碎，好豉一升，猪脂二斤，合煎五六沸，令至三分减一，绞去滓，末雄黄、麝香如大豆者，内中搅和，尽服之，毒从皮中出，即愈。

又方，用生虾蟆，正尔破腹去肠，乃捣吞食之。得五月五日干者，烧末，亦佳矣。

黑奴丸《胡洽》《小品》同，一名水解丸，又一方加小麦黑勃一两，名为麦奴[②]丸。支同此注：

麻黄二两，大黄二两，黄芩一两，芒硝一两，釜底墨一两，灶突墨二两，梁上尘二两。[③]捣，蜜丸如弹丸。新汲水五合，末一丸，顿服之。若渴，但与水，须臾寒，寒了汗出便解。日移五尺[④]不觉，更服一丸。此治五六日，胸中大热，口噤[⑤]，名为坏病[⑥]，不可医治，用此黑奴丸。

又方，大青四两，甘草、胶各二两，豉八合。以水一斗，煮二物，

---

① 时气行垂死：《外台秘要·第三卷·天行病发汗等方四十二首》作“天行热毒垂死”。

② 麦奴：别名小麦黑勃，为禾本科植物小麦感染了黑粉科真菌麦散黑粉所产生的菌瘿。具有清热解毒，除烦之功。

③ 此条《外台秘要·第一卷·古今录验方八首》作“麻黄（去节）、大黄、芒硝、灶突中墨、黄芩各二分，麦奴、梁上尘、釜底墨各一分”。

④ 尺：原作“赤”，据文义改。日移五尺是古代时间较短的概念。

⑤ 口噤：此后《外台秘要·第一卷·古今录验方八首》有“唯欲饮水”四字。

⑥ 坏病：《外台秘要·第一卷·古今录验方八首》作“败伤寒”。

取三升半去滓，内豉煮三沸，去滓，乃内胶，分作四服，尽，又合此。治得至七八日，发汗不解及吐下大热，甚佳。

又方，大黄三两，甘草二两，麻黄二两，杏仁三十枚，芒硝五合，黄芩一两，巴豆二十粒（熬）。捣蜜丸和如大豆，服三丸当利毒。利不止，米饮止之。家人视病者，亦可先服取利，则不相染易也。此丸，亦可预合置。

麻黄解肌，一二日便服之：

麻黄、甘草、升麻、芍药、石膏各一两，杏仁三十枚，贝齿三枚。末之，以水三升，煮取一升，顿服，覆取汗出即愈，便食豉粥补虚，即宜也。

又方，麻黄二两，芩、桂各一两，生姜三两。以水六升，煮取二升，分为四服。

亦可服葛根解肌汤：

葛根四两，芍药二两，麻黄、大青、甘草、黄芩、石膏、桂各一两，大枣四枚。以水五升，煮取二升半，去滓，分为三服，微取汗。

三日以上至七八日不解者，可服小柴胡汤：

柴胡八两，人参、甘草、黄芩各三两，生姜八两（无者，干姜三两），半夏五两（汤洗之），大枣十二枚。水九升，煮取二升半，分为三服，微覆取汗半日，须臾便差。若不好，更作一剂。

若有热实，得汗不解，腹满[①]痛，烦躁[②]，欲谬语者，可服大柴胡汤。方：

柴胡半斤，大黄二两，黄芩三两[③]，芍药二两，枳实十枚[④]，半夏

① 腹满：底本作“复满”，《外台秘要·第三卷·天行病发汗等方四十二首》作“腹胀”。

② 烦躁：此后《外台秘要·第三卷·天行病发汗等方四十二首》有“诳语者”三字。

③ 三两：《外台秘要·第三卷·天行病发汗等方四十二首》作“二两”。

④ 十枚：《外台秘要·第三卷·天行病发汗等方四十二首》作“四枚”。

五两（洗之），生姜五两，大枣十二枚。水一斗，煮取四升，当分为四服，当微利也。

此四方最第一急需者，若幸可得药，便可不营之，保无死忧。诸小治为防以穷极耳，若病失治，及治不差，十日以上，皆名坏病，唯应服大小鳖甲汤。此方药分两乃少，而种数多，非备急家所办，故不载。凡伤寒发汗，皆不可使流离过多，一服得微汗，汗洁便止。未止，粉之，勿当风。

初得伤寒，便身重腰背痛，烦闷不已，脉浮，面赤斑斑如锦纹，喉咽痛，或下痢，或狂言欲走，此名中阳毒，五日可治，过此死，宜用此方：

雄黄、甘草、升麻、当归、椒、桂各一分。水五升，煮取二升半，分三服，温覆取汗。服后不汗，更作一剂。

若身重背强蛰蛰如被打，腹中痛，心下强，短气呕逆，唇青面黑，四肢冷，脉沉细而紧数，[①]此名中阴毒，五日可治，过此死，用此方：

甘草、升麻各二分，当归[②]、椒各一分，鳖甲一两[③]。以水五升，煮取二升半，分三服，温覆取汗。汗不出，汤煮更作也。

阴毒伤，口鼻冷者：

干姜、桂各一分。末，温酒三合服之，当大热，差。凡阴阳二毒，不但初得便尔，或一二日变作者，皆以今药治之，得此病多死。

治热病不解，而下痢困笃欲死者服此，大青汤方：

大青四两，甘草三两[④]，胶二两，豉八合[⑤]，赤石脂三两[⑥]。以水一

---

① 此后《外台秘要·第一卷·古今录验方八首》有“仲景云：此阴毒之候，身如被打，五六日可疗至七日不可疗，宜服甘草汤方”。

② 当归：《外台秘要·第一卷·古今录验方八首》作“当归二分”。

③ 一两：《外台秘要·第一卷·古今录验方八首》作“大如手一片炙”

④ 三两：《外台秘要·第二卷·伤寒劳复食复方二十五首》作“二两”。

⑤ 八合：《外台秘要·第二卷·伤寒劳复食复方二十五首》作“二两”。

⑥ 赤石脂三两：《外台秘要·第二卷·伤寒劳复食复方二十五首》无“赤石脂三两”。

斗，煮取三升，分三服，尽更作，日夜两剂，愈。

又方但以水五升，豉一升，栀子十四枚，韭白一把。煮取三升半，分为三服。

又方，龙骨半斤，捣碎，以水一斗，煮取五升，使极冷，稍稍饮，其间或得汗，即愈矣。

又方，黄连、当归各二两，干姜一两，赤石脂二两。蜜丸如梧子，服二十丸，日三夜再。

又方，黄连二两熟艾如鸭卵大。以水二斗，煮取一升，顿服，立止。

天行诸痢[①]悉主之：

黄连三两，黄柏、当归、龙骨各二两。以水六升，煮取二升，去滓，入蜜七合，又火煎取一升半，分为三服，效。

天行毒病，挟热腹痛，下痢：

升麻、甘草、黄连、当归、芍药、桂心、黄柏各半。以水三升，煮取一升，服之当良。

天行四五日，大下热痢：

黄连、黄柏各三两，龙骨三两，艾如鸡子大。以水六升，煮取二升，分为二服。忌食猪肉、冷水。

若下脓血不止者：

赤石脂一斤，干姜一两，粳米一升。水七升，煮米熟，去滓，服七合，日三。

又方，赤石脂一斤[②]，干姜二两。水五升，煮取三升，分二服。若

① 天行诸痢："痢"的病名首见于《肘后备急方》，天行诸痢包含了现代医学所言的细菌性痢疾、急慢性阿米巴肠病。

② 一斤：《外台秘要·第二卷·伤寒下痢及脓血黄赤方一十六首》作"二两碎"。

绞脐痛，加当归一两，芍药二两，加水一升也。[①]

若大便坚闭，令利者：

大黄四两，厚朴二两，枳实四枚。以水四升，煮取一升二合，分再服，得通者，止之。

若十余日不大便者，服承气丸：

大黄、杏仁各二两，枳实一两，芒硝一合。捣，蜜和丸如弹丸，和汤六七合服之，未通更服。

若下痢不能食者[②]**：**

黄连一升[③]，乌梅二十枚（炙燥）。并得捣末，蜡如棋子大，蜜一升，合于微火上，令可丸，丸如梧子大，一服二丸，日三。

若小腹满，不得小便方：

细末雌黄[④]，蜜和丸，取如枣核大，内溺孔中令[⑤]半寸。亦以竹管注阴，令痛朔之，通。

又方，末滑石三两，葶苈子一合。水二升，煮取七合，服。

又方，捣生葱，敷小腹上，参易之。

治胸胁痞满，心塞气急，喘急方：

人参、术各一两，枳实二两，干姜一两。捣，蜜和丸，一服一枚。若嗽，加栝蒌二两。吐，加牡蛎二两。日夜服五六丸，不愈更服。

毒病攻喉咽肿痛方：

切商陆，炙令热，以布藉喉，以熨布上，冷复易。

又方，取真蔄茹爪甲大，内口中，以牙小嚼汁，以渍喉，当微觉异为佳也。

---

① 此条方：《外台秘要·第二卷·伤寒下痢及脓血黄赤方一十六首》有“附子一两，炮破”。

② 此后《外台秘要·第二卷·伤寒下痢及脓血黄赤方一十六首》有“兼疗天行，黄连丸方”。

③ 一升：《外台秘要·第二卷·伤寒下痢及脓血黄赤方一十六首》作“一两”。

④ 雌黄：《外台秘要·第二卷·伤寒小便不利方九首》作“雄黄”。

⑤ 令：此后《外台秘要·第二卷·伤寒小便不利方九首》有“入”字。

毒病后攻目方：

煮蜂窠以洗之，日六七度，佳。

又方，冷水渍青布以掩之。

若生翳者：

烧豉二七粒，末，内管鼻中以吹之。

治伤寒呕不止方：

甘草一两，升麻半两，生姜三两，橘皮二两。水三升，煮取二升，顿服之，愈。

又方，干姜六分，附子四分。末，以苦酒丸，如梧子大。一服三丸，日三服。

治伤寒啘不止方：

甘草三两，橘皮一升。水五升，煮取三升，分服，日三，取差。

又方，熟洗半夏，末服之，一钱一服。

又方，赤苏一把，水三升，煮取二升，稍稍饮。

又方，干姜六分，附子四分。末，苦酒丸，如梧子大。服三丸，日三服。

比岁有病时行，仍发疮，头面及身，须臾周匝，状如火疮，皆戴白浆，随决随生，不即治，剧者多死。治得差后，疮瘢紫黑，弥岁方灭。此恶毒之气。世人云：永徽四年，此疮从西东流，遍于海中，煮葵菜，以蒜齑啖之，即止。初患急食之，少饭下菜亦得。以建武中于南阳击虏所得，仍呼为虏疮，诸医参详作治，用之有效。方：

取好蜜通身上摩，亦可以蜜煎升麻，并数数食。

又方，以水浓煮升麻，绵沾洗之，苦酒渍弥好，但痛难忍。

其余治犹依伤寒法，但每多作毒意防之，用地黄黑膏亦好。

数食。

治时行兵发黄方：

茵陈六两，大黄二两，栀子十二枚。以水一斗，先煮茵陈，取五升，去滓，内二物，又煮取三升，分四服。亦可兼取黄疸中杂治法，差。

比岁又有虏黄病，初唯觉四体沉沉不快，须臾见眼中黄渐至面黄，及举身皆黄，急令溺白纸，纸即如檗染者，此热毒已入内，急治之。若初觉，便作瓜蒂赤豆散，吹鼻中，鼻中黄汁出数升者，多差。若已深，应看其舌下两边，有白脉弥弥处，芦刀割破之，紫血出数升，亦歇。然此须惯解割者，不解割忽伤乱舌下青脉，血出不止，便煞人。方可烧纺軨[①]铁，以灼此脉令焦，兼瓜蒂杂巴豆捣为丸服之，大小便亦去黄汁，破灼以后，禁诸杂食。又云，有依黄坐黄，复须分别之方，切竹煮饮之。

又方，捣生瓜根，绞取汁，饮一至二三升。

又方，醋酒浸鸡子一宿，吞其白数枚。

又方，竹叶（切）五升，小麦七升，石膏三两（末，绵裹之）。以水一斗五升，煮取七升，一服一升，尽吃即差也。

又方，生葛根汁二升，好豉一升，栀子三七枚，茵陈切一升。水五升，煮取三升，去滓，内葛汁，分为五服。

又方，金色脚鸡雌鸡血，在治如食法，熟食肉饮汁令尽，不过再作。亦可下少盐豉佳。

治毒攻手足肿，疼痛欲断方：

用虎杖根，剉，煮，适寒温，以渍足，令踝上有尺[②]许水，止之。

又方，以稻穰灰汁渍足。

又方，酒煮苦参以渍足，差。

又方，盐豉及羊尿[③]一升，捣令熟，以渍之。

又方，细剉黄柏五斤，以水三斗，煮，渍之。亦治攻阴肿痛。

---

① 軨（líng，音龄）：《说文》言“车轖间横木。”

② 尺：原作“赤”，据文义改。

③ 羊尿：《外台秘要·第三卷·天行热毒攻手足方五首》作“羊肉”。

又方，作坎令深三尺[1]，少[2]容两足，烧坎令热，以酒灌坎中，着屐踞坎中，壅勿令泄。

又方，煮羊桃[3]汁渍之，杂少盐豉尤好。

又方，煮马矢若羊矢汁，渍。

又方，煮猪膏和羊矢涂之，亦佳。

又方，以牛肉裹肿处，肿消痛止。

又方，捣常思草[4]，绞取汁，以渍足。

又方，猪蹄一具，合葱煮，去滓，内少盐，以渍之。

毒病下部生疮者：

烧盐以深导之，不过三。

又方，生漆涂之，绵导之。

又方，大丸艾灸下部，此谓穷无药。

又方，取蚓三升，以水五升，得二升半，尽服之。

又方，煮桃皮，煎如饴，以绵合导之。[5]

又方，水中荇菜，捣，绵裹导之，日五易，差。

又方，榉皮[6]、槲皮[7]合煮汁如粘糖以导之。又，浓煮桃皮饮之，最良。

又方，捣蛇莓汁，服三合，日三。水渍乌梅令浓，并内崖蜜，数数饮。

若病人齿无色，舌上白，或喜睡眠，愦愦不知痛痒处，或下痢，急

---

① 尺：原作“赤”，据文义改。

② 少：《外台秘要·第三卷·天行热毒攻手足方五首》作“大小”。

③ 羊桃：即阳桃。

④ 常思草：《外台秘要·第二卷·伤寒手足欲脱疼痛方七首》作“一名苍耳”。

⑤ 此后《外台秘要·第三卷·天行匿虫疮方八首》有“若口中生疮，含之”。

⑥ 榉皮：为榆科植物大叶榉树的树皮，具有清热辟疫，止痢，利水消肿，安胎之功。

⑦ 槲皮：别名赤龙皮，为壳斗科植物槲树的树皮，具有解毒消肿，涩肠，止血之功。

治下部。不晓此者，但攻其上，不以下为意，下部生虫，虫食其肛，肛烂见五脏便死。治之方：

取鸡子白，内漆合搅，还内壳中，仰头吞之，当吐虫，则愈。

又方，烧马蹄作灰，细末，猪脂和，涂绵以导下部，日数度，差。

又方①，桃仁十五枚，苦酒二升，盐一合，煮取六合，服之。

又方，烧艾于管中薰之，令烟入下部中，少雄黄杂妙。此方是溪温，故尔兼取彼治法。

又有病䘌下不止者：

乌头二两，女萎②、云实③各一两，桂二分。蜜丸如桐子。水服五丸，一日三服。

治下部卒痛如鸟啄之方：

赤小豆、大豆各一升。合捣，两囊贮，蒸之令熟，更少坐，即愈。

此本在杂治中，亦是伤寒毒气所攻故。凡治伤寒方甚多，其有诸麻黄、葛根、桂枝、柴胡、青龙、白虎、四顺、四逆二十余方，并是至要者，而药难尽备，且诊候须明悉，别所在撰大方中，今唯载前四方，尤是急须者耳。其黄膏、赤散，在辟病条中预合，初觉患便服之。伤寒、时行、瘟疫，三名同一种耳，而源本小异，其冬月伤于寒，或疾行力作汗出得风冷，至夏发，名为伤寒。其冬月不甚寒，多暖气及西风，使人骨节缓惰受病，至春发，名为时行。其年岁中有疠气兼挟鬼毒相注，名为温病。如此诊候并相似，又贵胜雅言总名伤寒，世俗因号为时行，道术符刻言五温亦复殊，大归终止，是共途也。然自有阳明、少阴、阴毒、阳毒为异耳。少阴病例不发热，而腹满下痢，最难治也。

又疗伤寒八九日不差，名为败伤寒，诸药不能消者方：④

鳖甲（炙）、蜀升麻、前胡、乌梅、枳实（炙）、犀角（屑）、

① 又方：《外台秘要·第二卷·伤寒匿虫疮方一十首》作“桃仁苦酒汤”。

② 女萎：为毛茛科植物女萎的茎。温中散寒，行气消食。

③ 云实：为豆科植物云实的种子。行气止痛，截疟，止消渴。

④ 据《外台秘要·第一卷·张文仲方一十首》补。

黄芩各二两，甘草一两（炙），生地黄（八合）。上九味，切，以水七升，煮取二升半，分五服，日三服夜二服。忌海藻、菘菜、苋菜、芜荑。

又疗晚发伤寒，三月至年末为晚发方：①

生地黄一斤（打碎），栀子二十枚（擘），升麻三两，柴胡、石膏各五两。上五味，切，以水八升，煮取三升，分五服，频频服，若不解更服。若头面赤，去石膏，用干葛四两。无地黄，用豉一升。煮取三升，分三服，忌芜荑。

张文仲疗伤寒兼䘌疮，王叔和云，其候口唇皆生疮，唾血，上唇内有疮如粟者，则心中懊憹痛，如此则此虫在上，乃食五脏，若下唇内生疮，其人喜眠者，此虫在下，食下部方：②

伤寒手足热疼欲脱方：③

取羊屎煮汁以淋之，差止，亦疗时疾阴囊及茎肿，亦可煮黄柏洗之。

又白通汤，疗伤寒泄痢不已，口渴不得下食，虚而烦方：④

大附子一枚（生削去黑皮破八片），干姜半两（炮），甘草半两（炙） 葱白十四茎。上四味切，以水三升，煮取一升二合，去滓，温分再服，渴微呕心下停水者，一方加犀角半两大良。忌海藻菘菜猪肉。

又疗伤寒热病十日以上，发汗不解及吐下后诸热不除及下利不止斑出方：⑤

大青四两，甘草（炙）二两，阿胶（炙珠）二两，豉一升（绵裹）。上四味切，以水八升，煮二味，取三升半，去滓，内豉煮三沸，去滓，乃内胶令溶，分温三服，欲尽更作，当使有余，渴者当饮，但除

---

① 据《外台秘要·第一卷·张文仲方一十首》补。
② 据《外台秘要·第二卷·伤寒匿虫疮方一十首》补。
③ 据《外台秘要·第二卷·伤寒手足欲脱疼痛方七首》补。
④ 据《外台秘要·第二卷·伤寒下痢及脓血黄赤方一十六首》补。
⑤ 据《外台秘要·第一卷·集验方五首》补。

热止吐下无毒。忌海藻菘菜。

又太阳病过经十余日，及二三下之后，四五日柴胡证仍在者，先与小柴胡汤，呕不止，心下急（一云呕止小安），郁郁微烦者，为未解也，可与大柴胡汤下之即愈方：①

柴胡半斤，黄芩、芍药各三两，半夏半斤（水洗），大枣十三枚（擘），生姜五两，枳实四枚（炙）。上七味切，以水一斗二升煮至六升，去滓，更煎，取三升温服一升，日三服，一方加大黄二两，今不加大黄恐不名为大柴胡汤也。忌羊肉饧兼主天行。

附方

《必效方》治天行一二日者：麻黄一大两，去节，以水四升，煮，去沫，取二升，去滓，着米一匙及豉，为稀粥，取强一升，先作熟汤，浴淋头百余碗②，然后服粥，厚覆取汗，于夜最佳。

《梅师方》治伤寒汗出不解，已三四日，胸中闷吐：豉一升，盐一合，水四升，煎取一升半，分服，当吐。

《圣惠方》治伤寒四日已呕吐，更宜吐：以苦参末，酒下二钱，得吐差。

又方，治时气热毒，心神烦躁：用蓝淀半大匙，以新汲水一盏服。

又方，治时气，头痛不止：用朴硝三两，捣罗为散，生油调涂顶上。

又方，治时气烦渴：用生藕汁一中盏，入生蜜一合，令匀，分二服。

《胜金方》治时疾热病，狂言心燥：苦参不限多少，炒黄色为末，每服二钱，水一盏，煎至八分，温服。连煎三服，有汗无汗皆差。

《博济方》治阴阳二毒伤寒，黑龙丹：舶上硫黄一两，以柳木槌研三两日，巴豆一两，和壳记个数，用二升铛子一口，先安硫黄铺铛底，

① 据《外台秘要·第一卷·伤寒日数病源并方二十一首》补。

② 碗：原作“椀”，异体字，径改，下同。

次安巴豆，又以硫黄盖之，酽醋半升已来浇之，盏子盖合，令紧密，更以湿纸周回固济缝，勿令透气，缝纸干，更以醋湿之，文武火熬，常着人守之，候里面巴豆作声数已半为度，急将铛子离火，便入臼中急捣令细，再以少米醋并蒸饼少许，再捣，令冷可丸，如鸡头大。若是阴毒，用椒四十九粒，葱白二茎，水一盏，煎至六分，服一丸，阳毒用豆豉四十九粒，葱白二茎，水一盏，同煎，吞一丸，不得嚼破。

《孙用和方》治阳毒入胃，下血频，疼痛不可忍：郁金五个大者，牛黄一皂荚子。别细研，二味同为散，每服用醋浆水一盏，同煎三沸，温服。

《孙兆口诀》治阴毒伤寒，手足逆冷，脉息沉细，头疼腰重，兼治阴毒，咳逆等疾方：川乌头、干姜等分。为粗散，炒令转色，放冷，再捣，为细散。每一钱，水一盏，盐一撮，煎取半盏，温服。

又方，治阴胜隔阳伤寒，其人必燥热而不欲饮水者是也，宜服霹雳散：附子一枚，烧为灰，存性为末，蜜水调下，为一服而愈。此逼散寒气，然后热气上行，而汗出乃愈。

《圣惠方》治阴毒伤寒，四肢逆冷，宜熨：以吴茱萸一升，酒和匀，湿绢袋二只贮，蒸令极热，熨脚心，候气通畅匀暖即停熨，累验。

唐崔元亮疗时疾发黄，心狂烦热，闷不认人者：取大栝蒌一枚黄者，以新汲水九合浸淘取汁，下蜜半大合，朴消八分，合搅令消尽，分再服，便差。

《外台秘要》治天行病四五日，结胸满痛，壮热，身体热：苦参一两，剉，以醋二升，煮取一升二合，尽饮之，当吐即愈。天行毒病，非苦参、醋药不解，及温覆取汗愈。

又方，救急治天行后呕逆不下食，食入即出：取羊肝如食法，作生淡食，不过三度即止。

又方，以鸡卵一枚，煮三五沸出，以水浸之，外熟内热，则吞之良。

《圣惠方》治时气呕逆不下食：用半夏半两（汤浸洗七遍，去滑），生姜一两。同剉碎，以水一大盏，煎至六分，去滓，分二服，不计时候温服。

《深师方》治伤寒病啘不止：半夏熟洗，干，末之，生姜汤服一钱匕。

《简要济众》治伤寒咳噫不止，及哕逆不定：香一两，干柿蒂一两（焙干）。捣末，人参煎汤下一钱，无时服丁香也。

《外台秘要》治天行毒病，衄鼻是热毒，血下数升者：好墨末之，鸡子白丸如梧子。用生地黄汁下一二十丸，如人行五里再服。

又，疗伤寒已八九日至十余日，大烦渴，热胜而三焦有疮䘌者，多下或张口吐舌呵吁，目烂，口鼻生疮，吟语不识人，除热毒止痢方：龙骨半斤，碎，以水一斗，煮取四升，沉之井底令冷，服五合，渐渐进之，恣意饮，尤宜老少。

《梅师方》治热病后下痢脓血不止，不能食：白龙骨，末，米饮调方寸匕服。

《食疗》治伤寒热毒下血：羚羊角末，服之即差。又疗疝气。

《圣惠方》治伤寒狐惑，毒蚀下部，肛外如䘌，痛痒不止：雄黄半两，先用瓶子一个，口大者，内入灰，上如装香大，将雄黄烧之，候烟出，当病处熏之。

又方，主伤寒下部生䘌疮：用乌梅肉三两，炒令燥，杵为末，炼蜜丸，如梧桐子大，以石榴根皮煎汤，食前下十丸。

《外台秘要方》崔氏疗伤寒手足疼欲脱：取羊屎煮汁以灌之，差止。亦疗时疾，阴囊及茎热肿，亦可煮黄柏等洗之。

《梅师方》治伤寒发豌豆疮，未成脓：研芒硝，用猪胆和涂上，效。

《经验后方》治时疾，发豌豆疮及赤疮子未透，心烦狂躁，气喘妄语，或见鬼神：龙脑一钱，细研，旋滴猪心血和丸，如鸡头肉大，每服一丸，紫草汤下，少时心神便定，得睡，疮复发透，依常将息取安。

《药性论》云：虎杖治大热烦躁，止渴利小便，压一切热毒。暑月和甘草煎，色如琥珀可爱堪着，尝之甘美，瓶置井中，令冷彻如水，白瓷器及银器中贮，似茶啜之，时人呼为冷饮子，又且尊于茗，能破女子经候不通，捣以酒浸，常服。有孕人勿服，破血。

◎治时气病起诸劳复方第十四

凡得毒病愈后，百日之内，禁食猪、犬、羊肉，并伤血，及肥鱼久腻、干鱼，则必大下，痢下则不可复救。又禁食面食、胡蒜、韭薤、生菜、虾鲍辈，食此多致复发，则难治，又令到他年数发也。

治笃病新起早劳及食饮多，致欲死方：

烧鳖甲，服方寸匕。

又方，以水服胡粉少许。

又方，粉三升，以暖水和服之，厚覆取汗。

又方，干苏一把，水五升，煮取二升，尽服之。无干者，生亦可用，加生姜四两，豉一升。

又方，鼠矢两头尖者二七枚，豉五合。以水三升，煎半，顿服之，可服温覆取汗，愈。有麻子仁内一升，加水一升，弥良。亦可内枳实、葱白一虎口也。

又方，取伏鸡子壳碎之，熬令黄黑，细末，热汤服一合，温覆取汗。

又方，大黄、麻黄各二两，栀子仁十四枚，豉一升。水五升，煮取三升，分再服，当小汗及下痢。

又方，浓煮甘皮服之，芦根亦佳。

食[1]多而发复方：

烧饭筛末，服方寸匕，良。

治交接劳复，阴卵肿，或缩入腹，腹中绞痛，或便绝方：

烧妇人月经衣，服方寸匕。

又方，取豘子一枚，擅之三十六，放于户中，逐使喘极，乃刺胁下取

---

① 食：主校本作“觉”。

血一升，酒一升，合和饮之。若卒无者，但服血，慎勿便冷。应用豭豘。

又方，取所交接妇人衣，覆男子上一食久，活之。

又方，取豭豘胫及血，和酒饮之，差。

又方，刮青竹茹二升，以水三升，煮令五六沸，然后绞去滓，以竹茹汤温服之。此方亦通治劳复。

又方，矾石一分，消三分。末，以大麦粥清，可方寸匕，三服，热毒随大小便出。

又方，取蓼子一大把，水挼取汁，饮一升。干者，浓取汁服之。葱头捣，以苦酒和服，亦佳。

又方，蚯蚓数升，绞取汁服之，良。

若病差后，男接女病，女接男病，名阴阳易，病复者亦必死[①]。

卒阴易病，男女温病差后，虽数十日，血脉未利，尚有热毒，与之交接者，即得病，曰阴易，杀人甚于时行，宜急治之。令人身体重，小腹急，热上肿胸，头重不能举，眼中生曮[②]，膝胫拘急欲死方：

取妇人裈亲阴上者，割取烧，末，服方寸匕，日三，小便即利，而阴微肿者，此当愈。得童女裈亦良。若女病，亦可用男裈。

又方，鼠矢两头尖者二七枚，蓝[③]一把。水五升，煮取二升，尽服之，温覆取汗。

又方，蚯蚓二十四枚，水一斗，煮取三升，一服，仍取汗并良。

又方，末干姜四两，汤和顿服，温覆取汗，得解止。

又方，男初觉，便灸阴三七壮，若未已甚，至百壮即愈[④]，眼无妨，阴道疮复常。

两男两女并不自相易，则易之为名，阴阳交换之谓也。

---

① 若病差后，男接女病，女接男病，名阴阳易，病复者亦必死：主校本作"若差后，病男接女，病女接男，安者阴易，病者发复，复者亦必死"。

② 曮：《释名·释疾病》曰："目皆伤赤曰曮，曮，末也，创在目两末也。"

③ 蓝：《外台秘要·第二卷·伤寒阴阳易方八首》作"薤"。

④ 若未已甚，至百壮即愈：主校本作"若已尽，甚至百壮即愈"。

凡欲病人不复：

取女人手足爪二十枚，又取女中下裳带一尺烧灰，以酒和米饮服之。

大病差后，小劳便鼻衄方：

左顾牡蛎十分，石膏五分。捣末，酒服方寸匕，日三四。亦可蜜丸服，如梧子大①。

大病差后，多虚汗，及眼中流汗方：

杜仲、牡蛎分等。暮卧水服，五匕则停，不止更作。

又方，甘草二两，石膏二两。捣末，以浆服方寸匕，日二服，差。

又方，龙骨、牡蛎、麻黄根。末，杂粉以粉身，良。

又，差复虚烦不得眠，眼中酸疼，懊恼：②

豉七合，乌梅十四枚。水四升，先煮梅，取二升半，内豉，取一升半，分再服。无乌梅，用栀子十四枚亦得。

又方，黄连四两，芍药二两，黄芩一两，胶三小挺。水六升，煮取三升，分三服。亦可内乳子黄二枚。

又方，千里流水一石，扬之万度，二斗半，半夏二两洗之，秫米一斗，茯苓四两，合煮得五升，分五服。

《古今录验》栀子汤，疗伤寒劳复方：③

栀子十四枚（擘），麻黄二两（去节），大黄二两，豉一升（绵裹）。上四味，切，以水七升，煮取二升，分为三服。（《深师》《肘后》同）

又疗交接劳复卵肿，腹中绞痛便绝死，竹皮汤方：④

---

① 此条：《普济方》作“牡蛎十方味咸平。微寒毒。贝母为之使。得甘草、牛膝、远志、蛇床、良姜麻黄、吴茱萸、辛夷为之助。用东流水煮过。火烧令通赤。同捣末。酒服方寸匕。日三四。亦可蜜丸。如梧桐大。服之。”

② 懊恼：此前《外台秘要·第二卷·伤寒不得眠方四首》有“腹中疼痛”四字。

③ 据《外台秘要·第二卷·伤寒劳复食复方二十五首》补。

④ 据《外台秘要·第二卷·伤寒阴阳易方八首》补。

刮青竹皮（一升）。上一味，以水三升，煮五六沸，绞去滓，顿服立愈。

附方

《梅师方》治伤寒差后，交接发动，困欲死，眼不开，不能语方：栀子三十枚，水三升，煎取一升服。

◎治瘴气疫疠温毒诸方第十五

辟瘟疫药干散：

大麻仁、柏子仁、干姜、细辛各一两①，附子半两②（炮）。捣筛，正旦以井华水举家各服方寸匕，疫极则三服，日一服。

老君神明白散：

白术一两，附子三两，乌头四两，桔梗二两半，细辛一两。捣筛，正旦服一钱匕，一家合药，则一里无病。此带行，所遇病气皆消。若他人有得病者，便温酒服之方寸匕，亦得。病已四五日，以水二升，煮散一升，覆取汗出也。

赤散方：

牡丹五分，皂荚五分（炙之），细辛、干姜、附子各三分，肉桂二分，真珠四分，踯躅③四分。捣筛为散，初觉头强邑邑④，便以少许内鼻中吸之，取吐，温酒服方寸匕，覆眠得汗，即差。晨夜行及视病，亦宜少许，以内鼻粉身佳。牛马疫，以一匕着舌下溺灌，日三四度，甚妙也。

度瘴散，辟山瘴恶气，若有黑雾郁勃及西南温风，皆为疫疠之候。方：

① 一两：《外台秘要·第四卷·辟温方二十首》作“一分”。
② 半两：《外台秘要·第四卷·辟温方二十首》作“一枚”。
③ 踯躅（zhízhú，音值竹）：杜鹃花。
④ 邑邑（yì，音易）：微弱貌。

麻黄、椒各五分，乌头三分，细辛、术、防风、桔梗、桂、干姜各一分。捣筛，平旦酒服一钱匕。辟毒诸恶气，冒雾行，尤宜服之。

太乙流金方：

雄黄三两，雌黄二两①，矾石、鬼箭②各一两半，羚羊角二两。捣为散，三角绛囊贮一两，带心前并门户上。月旦青布裹一刀圭，中庭烧。温病人亦烧熏之，即差。

辟天行疫疠：

雄黄、丹砂、巴豆、矾石、附子、干姜分等。捣，蜜丸，平旦向日吞之一丸，如胡麻大，九日止，令无病。

常用辟温病散方：

真珠、肉桂各一分，贝母三分（熬之），鸡子白（熬令黄黑）三分。捣筛，岁旦服方寸匕。若岁中多病，可月月朔望服之，有病即愈。病人服者，当可大效。

虎头杀鬼方：

虎头骨五两，朱砂、雄黄、雌黄各一两半，鬼臼、皂荚、芜荑各一两。捣筛，以蜡蜜和如弹丸，绛囊贮，系臂，男左女右。家中悬屋四角。月朔望夜半，中庭烧一丸。一方有菖蒲、藜芦，无虎头、鬼臼、皂荚，作散带之。

赵泉黄膏方：

大黄、附子、细辛、干姜、椒、桂各一两，巴豆八十枚（去心皮）。捣细，苦酒渍之宿，腊月猪膏二斤，煎三上三下。绞去滓，密器贮之，初觉勃色，便热如梧子大一丸，不差，又服。亦可火炙以摩身体数百遍，佳。并治贼风走游皮肤，并良。可预合之，便服即愈也。

单行方术：

西南社中柏东南枝，取暴干，末，服方寸匕，立差。

---

① 二两：《外台秘要·第四卷·辟温方二十首》作“六两”。

② 鬼箭：即鬼箭羽，能破血祛瘀，止痛。

又方，正月上寅日捣女青[1]屑，三角绛囊贮，系户上帐前，大吉。

又方，马蹄木，捣屑二两，绛囊带之，男左女右。

又方，正月朔旦及七月，吞麻子、小豆各二七枚。又，各二七枚投井中。又，以附子二枚，小豆七枚，令女子投井中。

又方，冬至日，取雄赤鸡作腊，至立春煮食尽，勿分他人。二月一日，取东行桑根，大如指，悬门户上，又人人带之。

又方，埋鹊于圊[2]前。

断温病令不相染：

着断发仍使长七寸，盗着病人卧席下。

又方，用绳度所住户中壁，屈绳结之。

又方，密以艾灸病人床四角，各一壮，不得令知之，佳也。

又方，取小豆，新布囊贮之，置井中三日出，举家男服十枚，女服二十枚。

又方，桃木中虫矢，末，服方寸匕。

又方，鲍鱼头，烧三指撮，小豆七枚，合末服之，女用豆二十七枚。

又方，熬豉杂土酒渍，常将服之。

又方，以鲫鱼密致卧下，勿令知之。

又方，柏子仁、细辛、穄米、干姜三分，附子一分。米酒服方寸匕，日服三，服十日。

又方，用麦蘖，服穄米、干姜，又云麻子仁，可作三种服之。

附方

《外台秘要》辟温方：取上等朱砂一两，细研，白蜜和丸，如麻子大。常以太岁日平旦，一家大小勿食诸物，面向东立，各吞三七丸，永

① 女青：为茜草科植物鸡藤的根及全草，能祛风利湿，消食化积，清热解毒，行气解郁，止咳，止痛。

② 圊（qīng，音清）：厕所，茅厕。

无疾疫。

又雄黄散辟温气方：[①]

雄黄五两、朱砂（一作赤木）、菖蒲、鬼臼各二两。上四味，捣筛末，以涂五心、额上、鼻人中及耳门。

又断瘟疫，转相染着至灭门，延及外人，无收视者方：[②]

赤小豆、鬼箭羽、鬼臼、雄黄各三两。上四味，捣末，以蜜和丸如小豆大。服一丸，可与病人同床。

又辟温粉：[③]

川芎、苍术、白芷、藁本、零陵香各等分。上五味，捣筛为散，和米粉粉身。若欲多时，加药增粉用之。

又治温病不相染方：[④]

正旦吞麻子、赤小豆各二七枚，又以二七枚投井中。

---

① 据《外台秘要·第四卷·辟温方二十首》补。
② 据《外台秘要·第四卷·辟温方二十首》补。
③ 据《外台秘要·第四卷·辟温方二十首》补。
④ 据《外台秘要·第四卷·辟温方二十首》补。

葛仙翁肘后备急方卷之三

瘦樵程永培校

◎治寒热诸疟方第十六

治疟病方：

鼠妇[①]、豆豉二七枚。合捣令相和，未发时服二丸，欲发时服一丸。

又方，青蒿一握，以水二升渍，绞取汁，尽服之。

又方，用独父蒜，于白炭上烧之，末，服方寸匕。

又方，五月五日蒜一片（去皮），中破之，刀割令容巴豆一枚（去心皮，内蒜中令合）。以竹挟以火炙之，取可热，捣为三丸。未发前服一丸，不止，复与一丸。

又方，取蜘蛛一枚，芦管中密塞管中，以绾颈，过发时，乃解去也。

又方，日始出时，东向日再拜，毕，正长跪，向日叉手，当闭气，以书墨注其管两耳中，各七注，又丹书舌上，言子日死，毕，复再拜，还去勿顾，安卧勿食，过发时断，即差。

又方，多煮豉汤，饮数升，令得大吐，便差。

又方，取蜘蛛一枚，着饭中，合丸吞之。

又方，临发时，捣大附子下筛，以苦酒和之，涂背上。

又方，鼠妇虫子四枚，各一以饴糖裹之，丸服便断，即差。

① 鼠妇：为鼠妇科昆虫平甲虫的全虫。具有破瘀消积、利水、清热解毒之功。

又方，常山（捣，下筛成末）三两，真丹一两。白蜜和，捣百杵，丸如梧子。先发服三丸，中服三丸，临卧服三丸，无不断者。常用效。

又方，大开口，度上下唇，以绳度心头，灸此度下头百壮，又灸脊中央五十壮，过发时，灸二十壮。

又方，破一大豆（去皮），书一片作“日”字，一片作“月”字，左手持“日”，右手持“月”，吞之立愈。向日服之，勿令人知也。

又方，皂荚三两（去皮，炙），巴豆二两（去心皮）。捣，丸如大豆大，一服一枚。

又方，巴豆一枚（去心，皮），射罔如巴豆大，枣一枚（去皮）。合捣成丸，先发各服一丸，如梧子大也。

又方，常山、知母、甘草、麻黄等分。捣，蜜和丸如大豆。服三丸，比发时令过毕。

又方，常山三两，甘草半两。水酒各半升，合煮取半升，先发时一服，比发令三服尽。

又方，常山三两（剉）。以酒三升，渍二三日，平旦作三合服，欲呕之，临发又服二合，便断。旧酒亦佳，急亦可煮。

又方，常山三两，秫米三百粒。以水六升，煮取三升，分之服，至发时令尽。

又方，若发作无常，心下烦热。①

取常山二两，甘草一两半，合以水六升，煮取二升，分再服，当快吐，乃断，勿饮食。

老疟久不断者：

常山三两，鳖甲一两（炙），升麻一两，附子一两，乌贼骨一两②。以酒六升渍之，小令近火，一宿成，服一合，比发可数作。

---

① 此后：《外台秘要·第五卷·发作无时疟方二首》作“常山汤方”四字。

② 升麻一两，附子一两，乌贼骨一两：《外台秘要·第五卷·山瘴疟方一十九首》作“升麻、附子、乌贼骨各二两”。

又方，藜芦、皂荚各一两（炙），巴豆二十五枚。并捣，熬令黄，依法捣，蜜丸如小豆。空心服一丸，未发时一丸，临发时又一丸，勿饮食。

又方，牛膝茎叶一把（切）。以酒三升服，令微有酒气。不即断，更作，不过三服而止。

又方，末龙骨方寸匕。先发一时，以酒一升半，煮三沸，及热尽服，温覆取汗，便即效。

又方，常山三两，甘草半两，知母一两。捣，蜜丸。至先发时，服如梧子大十丸，次服减七丸八丸，后五六丸，即差。

又方，先发二时，以炭火床下，令脊脚极暖，被覆，过时乃止。此治先寒后热者。

又方，先炙鳖甲[1]，捣末方寸匕，至时令三服尽，用火炙，无不断。

又方，常山三两，捣筛，鸡子白和之丸，空腹三十丸，去发食久三十丸，发时三十丸，或吐或否也，从服药至过发时勿饮食。

治温疟不下食：

知母、鳖甲（炙）、常山各二两，地骨皮三两（切），竹叶一升切，石膏四两。以水七升，煮二升五合，分温三服。忌蒜、热面、猪、鱼。

治瘴疟：

常山、黄连、豉（熬）各三两，附子二两（炮）。捣筛，蜜丸。空腹服四丸，欲发三丸，饮下之。服药后至过发时，勿吃食。

若兼诸痢者：

黄连、犀角各三两，牡蛎、香豉各二两（并熬），龙骨四两。捣筛，蜜丸。服四十丸，日再服，饮下。

无时节发者：

常山二两，甘草一两半，豉五合（绵裹）。以水六升，煮取三升，

① 鳖甲：《外台秘要·第五卷·疗疟方二十一首》作“三两炙”。

再服，快吐。

无问年月，可治三十年者：

常山、黄连各三两。酒一斗，宿渍之，晓以瓦釜煮取六升，一服八合，比发时令得三服，热当吐，冷当利，服之无不差者，半料合服得。

劳疟积久，众治不差者：

生长大牛膝一大虎口，以水六升，煮取二升，空腹一服，欲发一服。

禳一切疟：

是日抱雄鸡，一时令作大声，无不差。

又方，未发头向南卧，五心及额舌七处，闭气书“鬼”字。

咒法：

发日执一石于水滨，一气咒云：智智圆圆，行路非难，捉取疟鬼，送与河官，急急如律令。投于水，不得回顾。

治一切疟，乌梅丸方：

甘草二两，乌梅肉（熬）、人参、桂心、肉苁蓉、知母、牡丹各二两，常山、升麻、桃仁（去皮尖，熬）、乌豆皮（熬膜取皮）各三两。桃仁研，欲丸入之，捣筛，蜜丸，苏屠臼捣一万杵。发热[1]五更酒下三十丸，平旦四十丸，欲发四十丸，不发热[2]空腹四十丸，晚三十丸，无不差。徐服后十余日，吃肥肉发之也。

乞[3]见疟：

白驴蹄二分（熬），大黄四分，绿豆三分（末），砒霜二分，光明砂半分，雄黄一分。捣，蜜丸如梧子。发日平旦冷水服二丸，七日内忌油。

---

① 热：主校本作“日”。

② 热：主校本作“日”。

③ 乞（qǐ，音乞）：通乞。

附方

《外台秘要》治疟不痊：干姜、高良姜等分。为末，每服一钱，水一中盏，煎至七分服。

《圣惠方》治久患劳疟瘴等方：用鳖甲三两，涂酥，炙令黄，去裙为末，临发时温酒调下二钱匕。

治疟：用桃仁一百个，去皮尖，于乳钵中细研成膏，不得犯生水，候成膏，入黄丹三钱，丸如梧子大。每服三丸，当发日面北，用温酒吞下，如不饮酒，井花水亦得。五月五日午时合，忌鸡犬妇人见。

又方，用小蒜，不拘多少，研极烂，和黄丹少许，以聚为度，丸如鸡头大，候干。每服一丸，新汲水下，面东服，至妙。

◎治卒发癫狂病方第十七

治卒癫疾方：

灸阴茎上宛宛中三壮，得小便通则愈。

又方，灸阴茎上三壮，囊下缝二七壮。

又方，灸两乳头三壮，又灸足大趾本聚毛中七壮，灸足小趾本节七壮。

又方，取葶苈一升，捣三千杵，取白犬倒悬之，以杖犬，令血出，承取以和葶苈末，服如麻子大一丸，三服取差。

又方，莨菪子[①]三升[②]，酒五升渍之，出曝干，渍尽酒止，捣，服一钱匕，日三。勿多，益狂。

又《小品》癫狂莨菪散：

莨菪子三升，末之，酒一升，渍多日，出，捣之，以向汁和绞去滓，汤上煎，令可丸。服如小豆三丸，日三。口面当觉急，头中有虫行

① 莨菪子：《神农本草经辑注》载："莨菪子，一名横唐。味苦，寒，有毒。治齿痛，出虫，肉痹拘急。"

② 三升：《外台秘要·第十五卷·风狂方九首》作"二升"。

者，额及手足应有赤色处，如此必是差候。若未见，服取尽矣。

又方，末房葵[①]，温酒服一刀圭至二三，身润又小不仁为候。

又方，自缢死者绳，烧，三指撮，服之。

凡癫疾，发则仆地，吐涎沫，无知，强掠起如狂，反遗粪者难治：

治卒发狂方，烧虾蟆，捣末，服方寸匕，日三服之，酒服。

又方，卧其人着地，以冷水淋其面，为终日淋之。

治卒狂言鬼语方：

针其足大拇趾爪甲下入少许，即止。

又方，以甑带急合缚两手，火灸左右胁，握肘头纹俱起，七壮，须臾，鬼语自道姓名，乞去，徐徐诘问，乃解手耳。

凡狂发则欲走，或自高贵称神圣，皆应备诸火灸，乃得永差耳。

若或悲泣呻吟者，此为邪魅，非狂，自依邪方治之，《近效方》以生蚕纸作灰，酒水任下，差。疗风癫也。

附方

《斗门方》治癫痫：用艾于阴囊下谷道正门当中间，随年数灸之。

《千金方》治风癫百病：麻仁四升，水六升，猛火煮令牙生，去滓，煎取七合，旦空心服，或发或不发，或多言语，勿怪之，但人摩手足须定，凡进三剂愈。

又方，治狂邪发无时，披头大叫，欲杀人，不避水火：苦参，以蜜丸如梧子大。每服十丸，薄荷汤下。

《外台秘要》治风痫，引胁牵痛，发作则吐，耳如蝉鸣：天门冬，去心皮，曝干，捣筛，酒服方寸匕。若人久服，亦能长生。

《广利方》治心热风痫：烂龙角，浓研汁，食上服二合，日再服。

《经验后方》治大人小儿久患风痫，缠喉嗄[②]嗽，遍身风疹，急

① 葵：吴晋《本草经》载："房葵，一名房苑。辛寒无毒，治肿病。"
② 嗄（xiá，音遐）：吞咽。

中涎潮等方：盖此药不大吐逆，只出涎水，小儿服一字[①]。瓜蒂不限多少，细碾为末，壮年一字[②]，十五以下、老怯半字[③]，早晨井花水下，一食顷含砂糖一块，良久涎如水出，年深涎尽，有一块如涎布水上如鉴矣。涎尽食粥一两日，如吐多困甚，即咽麝香汤一盏，即止矣。麝细研，温水调下。昔天平尚书觉昏眩，即服之，取涎有效。

《明皇杂录》云：开元中有名医纪朋者，观人颜色谈笑，知病深浅，不待诊脉。帝闻之，召于掖庭中，看一宫人，每日昃[④]则笑歌啼号若狂疾，而足不能履地，朋视之曰：此必因食饱而大促力，顿仆于地而然。乃饮以云母汤，令熟寐，觉而失所苦，问之乃言：因太华公主载诞宫中，大陈歌吹，某乃主讴，惧其声不能清，且常吃豘蹄羹，饱而当筵歌大曲，曲罢觉胸中甚热，戏于砌台上，高而坠下，久而方醒，病狂足不能及地。

◎治卒得惊邪恍惚方第十八

治人心下虚悸方：

麻黄、半夏等分。捣，蜜丸。服如大豆三丸，日三，稍增之。半夏，汤洗去滑，干。

治惊忧怖迫逐，或惊恐失财，或激愤惆怅，致志气错越，心行违僻不得安定者：

龙骨、远志、茯神、防风、牡蛎各二两，甘草七两，大枣七枚。以水八升，煮取二升，分再服，日日作之，取差。

又方，茯苓、干地黄各四两，人参、桂各三两，甘草二两，麦门冬一升（去心），半夏六两（洗滑），生姜一斤。以水一斗，又杀乌鸡取血及肝心，煮三升，分四服，日三夜一。其间少食无爽，作三剂差。

---

① 字：《四库全书》作“匙”。
② 字：《四库全书》作“匙”。
③ 字：《四库全书》作“匙”。
④ 昃（zè，音仄）：太阳偏西。

又方，白雄鸡一头（治如食），真珠四两（切），薤白四两。以水三升，煮取二升，宿勿食豆①，旦②悉食鸡等及饮汁尽。

又有镇心定志诸丸，在大方中。

治卒中邪鬼，恍惚振噤方：

灸鼻下人中，及两手足大指爪甲本，令艾丸在穴上各七壮，不止，至十四壮，愈。此事本在杂治中。

治女人与邪物交通，独言独笑，悲思恍惚者：

末雄黄一两，以松脂二两溶和，虎爪搅，令如弹丸，夜内火笼中烧之，令女人侵坐其上，被急自蒙，唯出头耳，一尔未差，不过三剂，过自断也。

又方，雄黄一两，人参一两，防风一两，五味子一升。捣筛，清旦以井水服方寸匕，三服差。

师往以针五枚，内头髻中，狂病者则以器贮水，三尺③新布覆之，横大刀于上，悉乃矜庄④，呼见其人，其人必欲起走，慎勿听，因取一喷之，一呵视，三通乃热，拭去水，指弹额上近发际，问欲愈乎？其人必不肯答，如此二七弹乃答，欲因杖针刺鼻下人中近孔内侧空停针，两耳根前宛宛动中停针，又刺鼻直上入发际一寸，横针又刺鼻直上入，乃具诘问，怜怜醒悟，则乃止矣。

若男女喜梦与鬼通致恍惚者：

锯截鹿角屑，酒服三指撮，日三。

肘后麻子汤，疗风邪感结众殃，恍惚不安，气欲绝，水浆不入口方：⑤

麻子五合（熬），橘皮、芍药、生姜、桂心、甘草（炙）各三两，

---

① 豆：主校本无“豆”字。
② 旦：据主校本补。
③ 尺：原作“赤”，据文义改。
④ 矜庄：端庄稳重。
⑤ 据《外台秘要·第十五卷·风邪方八首》补。

半夏五两（洗），人参一两，当归二两。上九味，切，以水九升，煮取三升，分为三服。忌海藻、菘菜、羊肉、饧、生葱。

附方

张仲景主心下悸，半夏麻黄丸：二物等分，末，蜜丸如小豆。每服三丸，日三。

《简要济众方》每心脏不安，惊悸善忘，上膈风热化痰：白石英一两，朱砂一两。同研为散，每服五分，食后、夜卧金银汤调下。

心中客热，膀胱间连胁下气妨，常旦忧愁不乐，兼心忪者：取莎草[①]根二大斤，切，熬令香，以生绢袋贮之，于三大斗无灰清酒中浸之，春三月浸一日，即堪服，冬十月后即七日，近暖处乃佳。每空腹服一盏，日夜三四服之，常令酒气相续，以知为度。若不饮酒，即取莎草根十两，加桂心五两，芜荑三两，和捣为散，以蜜和为丸，捣一千杵，丸如梧子大。每空腹以酒及姜蜜汤饮汁等下二十丸，日再服，渐加至三十丸，以差为度。

◎治卒中风诸急方第十九

治卒中急风，闷乱欲死方：

灸两足大趾下横纹中，随年壮。又别有续命汤。

若毒急不得行者：

内筋急者，灸内踝；外筋急者，灸外踝上，二十壮。若有肿痹虚者，取白蔹二分，附子一分，捣，服半刀圭，每日可三服。

若眼上睛垂者：

灸目两眦后，三壮。

若不识人者：

灸季胁头，各七壮，此胁小肋屈头也。

① 莎草：为莎草科植物莎草的根茎。具有行气解郁，调经止痛之功。

不能语者：

灸第二椎或第五椎上，五十壮。又别有不得语方，在后篇中矣。

又方，豉、茱萸各一升，水五升，煮取二升，稍稍服。

若眼反口噤，腹中切痛者：

灸阴囊下第一横理，十四壮。又别有服膏之方。

若狂走欲斫刺人，或欲自杀，骂詈不息，称鬼语者：

灸两口吻头赤肉际，各一壮。又灸两肘屈中，五壮。又灸背胛中间，三壮。三日报灸三。仓公秘法，又应灸阴囊下缝三十壮。又别有狂邪方。

若发狂者：

取车毂[①]中脂如鸡子，热温淳苦酒，以投脂，甚搅令消，服之令尽。

若心烦恍惚，腹中痛满，或时绝而复苏者：

取釜下土五升，捣筛，以冷水八升和之，取汁，尽服之。口已噤者，强开，以竹筒灌之，使得下入便愈，甚妙。

若身体角弓反张，四肢不随，烦乱欲死者：

清酒五升，鸡白矢一升，捣筛合和，扬之千遍，乃饮之，大人服一升，日三，少五合，差。

若头身无不痛，颠倒烦满欲死者：

取头垢如大豆大，服之。并囊贮大豆，蒸熟，逐痛处熨之，作两囊更番为佳。若无豆，亦可蒸鼠壤土熨。

若但腹中切痛者：

取盐半斤，熬令尽，着口中，饮热汤二升，得便吐愈。

又方，附子六分，生姜三两（切）。以水二升，煮取一升，分为再服。

① 毂（gǔ，音古）：本意是指车轮中心的圆木，周围与车辐的一端相接，中有圆孔，可以插轴，借指车轮或车。

若手足不随，方：

取青布烧作烟，就小口器中熏痛处。

又方，豉三升，水九升，煮取三升，分三服。又，取豉一升（微熬），囊贮，渍三升酒中三宿，温服，微令醉为佳。

若身中有掣痛，不仁不随处者：

取干艾叶一纠[①]许，丸之，内瓦甑下，塞余孔，唯留一目，以痛处著甑目下，烧艾以熏之，一时间愈矣。

又方，取朽木削之，以水煮令浓，热灼灼尔。以渍痛处，效。

若口噤不开者：

取大豆五升，熬令黄黑，以酒五升渍取汁，以物强发口而灌之，毕，取汗。

又方，独活四两，桂二两。以酒水二升，煮取一升半，分为三服，开口与之，温卧，火灸令取汗。

若身直不得屈伸反覆者：

取槐皮（黄白者）切之，以酒共水六升，煮取二升，去滓，适寒温，稍稍服之。

又方，刮枳树皮，取一升，以酒一升，渍一宿，服五合至一升，酒尽更作，差。

若口㖞僻者：

衔奏灸口吻口横纹间，觉火热便去艾，即愈。勿尽艾，尽艾则太过。若口左僻灸右吻，右僻灸左吻。又灸手中指节上一丸，㖞右灸左也。又有灸口㖞法，在此后也。

又方，取空青末，着口中，入咽即愈。姚同。

又方，取蜘蛛子摩其偏急颊车上，候视正则止。亦可向火摩之。

又方，牡蛎、矾石、附子、灶中黄土分等。捣末，以三岁雄鸡冠血和敷急上，持水着边，视欲还正，便急洗去药，不着更涂上，便愈。

① 纠（tǒu）：这里指“斗”，即斗的粤语读音。

又方，鳖甲、乌头涂之，欲正，即揭去之。

若四肢逆冷，吐清汁，宛转啼呼者：

取桂一两，㕮咀，以水三升，煮取二升，去滓，适寒温，尽服。

若关节疼痛：

蒲黄八两，附子一两（炮）。合末之，服一钱匕，日三，稍增至方寸匕。

若骨节疼烦不得屈伸，近之则痛，短气得汗出，或欲肿者：

附子二两，桂四两，术三两，甘草二两。水六升，煮取三升，分三服，汗出愈也。

若中暴风，白汗出如水者：

石膏、甘草各等分。捣，酒服方寸匕，日移一丈，辄一服也。

若中缓风，四肢不收者：

豉三升。水九升，煮取三升，分为三服。日二作之。亦可酒渍煮饮之。

若卒中风瘫，身体不自收，不能语，迷昧不知人者：

陈元狸骨膏至要，在备急药方中。

范汪疗中风发热，大戟洗汤方：①

大戟，苦参。上二味，等分，捣筛药半升，用醋浆一斗，煮之三沸，适寒温洗之，从上至下，寒乃止。小儿三指撮之，醋浆四升，煮如上法。

《古今录验》西州续命汤，疗中风痱，身体不自收，口不能语，冒昧不识人，不知痛处，但拘急中外皆痛，不得转侧，悉主之方：②

麻黄六两（去节），石膏四两（碎绵裹），桂心、当归、甘草（炙）各二两，川芎，干姜，黄芩各一两，杏仁四十枚（去皮尖两仁）。上九味切，以水一斗九升，先煮麻黄再沸，吹去沫，后下诸药，

① 据《外台秘要·第十四卷·中风发热方三首》补。
② 据《外台秘要·第十四卷·风痱方三首》补。

煮取四升。初服一升，稍能自觉者，勿熟眠也。可卧厚覆，小小汗出已，渐渐减衣，勿复大覆。不可，复服差，前服不汗者，更服一升，汗出即愈。汗后稍稍五合一服，饮食如常。唯忌生葱、海藻、菘菜。

肘后疗中风，无问男子妇人，中风脊急，身痓如弓，紫汤方：①

鸡屎二升，大豆一升，防风三两（切）。上三味，以水三升，先煮防风取三合汁。豆、鸡屎二味铯中熬之令黄赤色，用酒二升淋之，去滓，然后用防风汁和。分为再服，相去如人行六七里。衣覆取汗。忌风。

《备急》陶隐居效验方，疗人卒中风，口不开，身不着席，大豆散方：②

大豆二升（熬令焦），干姜、椒（汗）各三两。上三味为散，酒服一钱匕，日一，汗出即差，大良。

附方头风头痛附

《经验方》治急中风，目瞑牙噤，无门下药者，用此末子，以中指点末，揩齿三二十，揩大牙左右，其口自开，始得下药，名开关散：天南星（捣为末）、白龙脑。二件各等分，研，自五月五日午时合，患者只一字至半钱。

《简要济众》治中风口噤不开，涎潮吐方：用皂角一挺，去皮，涂猪脂，炙令黄色，为末。每服一钱匕，非时温酒服。如气实脉大，调二钱匕。如牙关不开，用白梅揩齿，口开即灌药，以吐出风涎，差。

治中风不省人事，牙关紧急者：藜芦一两（去芦头，浓煎），防风（汤浴过，焙干，碎切，炒微褐色），捣为末。每服半钱，温水调下，以吐出风涎为效。如人行二里未吐，再服。

又，治胆风毒气，虚实不调，昏沉睡多：酸枣仁一两（生用），金

① 据《外台秘要·第十四卷·中风角弓反张方七首》补。

② 据《外台秘要·第十四卷·风口噤方一十首》补。

挺蜡茶二两（以生姜汁涂，炙，令微焦）。捣，罗为散，每服二钱，水七分，煎六分，无时温服。

《孙尚药》治卒中风，昏昏若醉，形体惛闷，四肢不收，或倒或不倒，或口角似斜，微有涎出，斯须不治，便为大病，故伤人也。此证风涎潮于上膈，痹气不通，宜用急救稀涎散：猪牙皂角四挺（须是肥实不蚛[1]，削去黑皮），晋矾一两（光明通莹者）。二味同捣，罗为细末，再研为散。如有患者，可服半钱，重者三字匕，温水调灌下，不大呕吐，只是微微涎稀令出，或一升二升，当时惺惺，次缓而调治，不可便大段治，恐过伤人命。累经效，不能尽述。

《梅师方》疗瘫缓风，手足亸[2]曳，口眼㖞斜，语言蹇涩，履步不正，神验乌龙丹：川乌头（去皮脐了）、五灵脂各五两。上为末，入龙脑、麝香，研令细匀，滴水丸如弹子大。每服一丸，先以生姜汁研化，次暖酒调服之，一日两服，空心晚食前服。治一人只三十丸，服得五七丸，便觉抬得手、移得步，十丸可以自梳头。

《圣惠方》治一切风疾，若能久服，轻身明目，黑髭驻颜：用南烛树，春夏取枝叶，秋冬取根皮，拣择细剉，五升，水五斗，慢火煎取二斗，去滓，别于净锅中慢火煎如稀饧，以瓷瓶贮，温酒下一匙，日三服。

又方，治风立有奇效。用木天蓼一斤，去皮，细剉，以生绢袋贮，好酒二斗浸之，春夏一七日，秋冬二七日后开，每空心日午初夜合温饮一盏，老幼临时加减，若长服，日只每朝一盏。

又方，治中风口㖞：巴豆七枚，去皮烂研，㖞左涂右手心，㖞右涂左手心，仍以暖水一盏，安向手心，须臾即便正，洗去药，并频抽掣中指。

又方，治风头旋：用蝉壳二两，微炒为末，非时温酒下一钱匕。

---

① 蚛（zhòng，音众）：虫咬。
② 亸（duǒ，音朵）：下垂。亸曳指瘫痪。

《千金方》治中风，面目相引偏僻，牙车急，舌不可转：桂心，以酒煮取汁，故布蘸拓病上，当[①]即正。左喎拓右，右喎拓左，常用大效。

又方，治三年中风不效者：松叶一斤，细切之，以酒一斗，煮取三升，顿服，取汗出，立差。

又方，主卒中风，头面肿：杵杏仁如膏，敷[②]之。

又方，治头面风，眼瞤鼻塞，眼暗冷泪：杏仁三升，为末，水煮四五沸，洗头冷汗尽，三度差。

《外台秘要》治卒中风中喎：皂角五两，去皮，为末，三年大醋和，右喎涂左，左喎涂右，干又[③]敷之，差。

又，治偏风及一切风：桑枝，剉一大升，用今年新嫩枝，以水一大斗，煎取二大升，夏用井中沉，恐酢坏，每日服一盏，空心服，尽又煎服，终身不患偏风。若预防风，能服一大升佳。

又，主风身体如虫行：盐一斗，水一石，煎减半，澄清，温洗三五度，治一切风。

葛氏方治中风寒瘟，直口噤不知人：鸡屎白一升，熬令黄，极热，以酒三升，和搅去滓服。

《千金翼方》治热风汗出心闷：水和云母服之，不过再服，立差。

《箧中方》治风头及脑掣痛不可禁者，摩膏主之：取牛蒡茎叶，捣取浓汁二升，合无灰酒一升，盐花一匙头，煻火煎令稠，成膏，以摩痛处，风毒散自止。亦主时行头痛。摩时须极力令作热，乃速效。冬月无叶，用根代之亦可。

《经验后方》治中风及壅滞：以旋覆花（洗尘令净）捣末，炼蜜丸，如梧子大。夜卧以茶汤下五丸至七丸十丸。

---

① 当：主校本作“正”。

② 敷：原作“傅”，据文义改。

③ 又：主校本作“及”。

又方，解风热，疏积热、风壅，消食，化气，导血，大解壅滞：大黄四两，牵牛子四两（半生半熟）。为末，炼蜜为丸，如梧子大。每服茶下一十丸，如要微动，吃十五丸。冬月宜服，并不搜搅人。

《集验方》治风热心躁，口干狂言，浑身壮热，及中诸毒，龙脑甘露丸：寒水石半斤（烧半日，净地坑内，盆合四面，湿土壅起，候经宿取出），入甘草（末）、天竺黄各二两，龙脑二分，糯米膏丸，弹子大，蜜水磨下。

《食医心镜》主中风心肺风热，手足不随，及风痹不任，筋脉五缓，恍惚烦躁：熊肉一斤，切，如常法调和作腌腊，空腹食之。

又，主风挛拘急偏枯，血气不通利：雁肪四两，炼，滤过，每日空心暖酒一杯，肪一匙头，饮之。

同经曰：治历节诸风，骨节疼痛，昼夜不可忍者：没药半两研，虎脑骨三两，涂酥，炙黄色，先捣罗为散，与没药同研令细，温酒调二钱，日三服，大佳。

《圣惠方》治历节风，百节疼痛不可忍：用虎头骨一具，涂酥炙黄，槌碎，绢袋贮，用清酒二斗，浸五宿，随性多少，暖饮之，妙。

《外台秘要》方疗历节诸风，百节酸痛不可忍：松脂三十斤（炼五十遍，不能五十遍亦可二十遍），用以炼酥三升，温和松脂三升，热搅令极稠，旦空腹以酒服方寸匕，日三，数食面粥为佳。慎血腥、生冷、酢物、果子一百日，差。

又方，松节酒，主历节风，四肢疼痛如解落：松节二十斤，酒五斗，渍二七日。服一合，日五六服。

《斗门方》治白虎风所患不已，积年久治无效，痛不可忍者：用脑、麝、枫柳皮，不限多少，细剉焙干，浸酒。常服，以醉为度，即差。今之寄生枫树上者，方堪用。其叶亦可制砒霜粉，尤妙矣。

《经验后方》治白虎风，走注疼痛，两膝热肿：虎胫骨（涂酥，炙）、黑附子（炮裂，去皮脐）各一两。为末，每服温酒调下二钱匕，日再服。

《外台秘要》治疬疡风及三年：酢磨乌贼鱼骨，先布磨，肉赤即敷之。

又，治疬疡风：酢磨硫黄敷之，止。

《圣惠方》治疬疡风：用羊蹄菜根，于生铁上以好醋磨，旋旋刮取，涂于患上。未差，更入硫黄少许，同磨涂之。

《集验方》治颈项及面上白驳浸淫渐长，有似癣，但无疮，可治：鳗鲡鱼脂敷之，先拭剥上刮，使燥痛，后以鱼脂敷之，一度便愈，甚者不过三度。

《圣惠方》治白驳：用蛇蜕，烧末醋调，敷上佳。

又方，治中风烦热，皮肤瘙痒：用醍醐[①]四两，每服酒调下半匙。

《集验方》治风气客于皮肤，瘙痒不已：蜂房（炙过）、蝉蜕等分。为末，酒调一钱匕，日三二服。

又方，蝉蜕、薄荷等分。为末，酒调一钱匕，日三服。

《北梦琐言》云：有一朝士见梁奉御，诊之曰：风疾已深，请速归去。朝士复见鄜州马医赵鄂者，复诊之，言疾危，与梁所说同矣。曰：只有一法，请官人试吃消梨，不限多少，咀龁不及，绞汁而饮。到家旬日，唯吃消梨，顿爽矣。

《千金方》治头风头痛：大豆三升，炒令无声，先以贮一斗二升，瓶一只，贮九升清酒，乘豆热即投于酒中，蜜泥封之七日，温服。

《孙真人方》治头风痛：以豉汤洗头，避风即差。

《千金翼》治头风：捣葶苈子，以汤淋取汁，洗头上。

又，主头风，沐头：吴茱萸二升，水五升，煮取三升，以绵染拭发根。

《圣惠方》治头风痛，每欲天阴雨风先发者：用桂心一两，为末，以酒调如膏，用敷顶上并额角。

① 醍醐：《说文解字》曰："酪之精者也。"

陈藏器《拾遗·序》云：头疼欲死，鼻内吹硝石末，愈。

《日华子》云治头痛：水调决明子，贴太阳穴。

又方，决明子作枕，胜黑豆，治头风，明目。

《外台秘要》治头疼欲裂：当归二两，酒一升，煮取六合，饮至再服。

《孙兆口诀》云治头痛：附子（炮）、石膏（煅）等分为末，入脑、麝少许，茶酒下半钱。

《斗门方》治卒头痛：白僵蚕，碾为末，去丝，以熟水下二钱匕，立差。

又方，治偏头痛：用京芎，细剉，酒浸服之，佳。

《博济方》治偏头疼，至灵散：雄黄、细辛等分。研令细，每用一字以下，左边疼吹入右鼻，右边疼吹入左鼻，立效。

《经验后方》治偏头疼，绝妙：荜拨，为末，令患者口中含温水，左边疼，令左鼻吸一字，右边疼，令右鼻吸一字，效。

《集验方》治偏正头疼：谷精草一两，为末，用白面调，摊纸花子上贴痛处，干又换。

偏头疼方：用生萝卜汁一蚬壳，仰卧注鼻，左痛注左，右痛注右，左右俱注亦得，神效。

《外台秘要》头风白屑如麸糠方：竖截楮木作枕，六十日一易，新者。

◎治卒风瘖[1]不得语方第二十

治卒不得语方：

以苦酒煮芥子，敷颈一周，以衣苞，一日一夕乃解，即差。

又方，煮大豆，煎其汁令如饴，含之。亦但浓煮饮之。

又方，煮豉汁，稍服之一日，可美酒半升中搅，分三服。

① 瘖：《释名·释疾病》："唵然而无声也。"

又方，用新好桂，削去皮，捣筛，三指撮，着舌下咽之。

又方，剉谷枝叶，酒煮热灰中，沫出，随多少饮之。

治卒失声，声噎不出方：

橘皮五两，水三升，煮取一升，去滓，顿服，倾合服之。

又方，浓煮苦竹叶，服之差。

又方，捣蘘荷根，酒和绞饮其汁。此本在杂治中。

又方，通草、干姜、附子、茯神各一两，防风、桂、石膏各二两，麻黄一两半，白术半两，杏仁三十枚。十物捣筛，为末，蜜丸，如大豆大。一服七丸，渐增加之。凡此皆中风。又有竹沥诸汤甚多，此用药虽少，而是将治所患，一剂不差，更应服之。

又方，针大槌[①]旁一寸五分，又刺其下停针之。

又方，矾石、桂、末，绵裹如枣，内舌下，有唾出之。

又方，烧马勒衔铁令赤，内一升苦酒中，破一鸡子，合和饮之。

若卒中冷，声嘶哑者：

甘草一两，桂二两，五味子二两，杏仁三十枚，生姜八两（切）。以水七升，煮取二升，为二服，服之。

《古今录验》疗卒不得语方：[②]

取人乳汁半合，以着美酒半升中合搅，分为再服。

附方

《经验后方》治中风不语：独活一两（剉），酒二升，煎一升，大豆五合，炒有声，将药酒热投，盖良久。温服三合，未差再服。

又方，治中风不语，喉中如拽锯声，口中涎沫：取藜芦一分，天南星一个（去浮皮，却脐子上陷一个坑子，内入陈醋一橡斗子，四面用火逼，令黄色）。同一处捣，再研极细，用生蜜为丸，如赤豆大。每服三

① 大槌：据文义疑为“大椎”。

② 据《外台秘要·第十四卷·风不得语方二首》补。

丸，温酒下。

《圣惠方》治中风，以大声咽喉不利：以蘘荷根二两，研，绞取汁，酒一大盏，相和令匀，不计时候，温服半盏。

◎治风毒脚弱痹满上气方第二十一

脚气[①]之病，先起岭南，稍来江东，得之无渐，或微觉疼痹，或两胫小满，或行起忽弱，或小腹不仁，或时冷时热，皆其候也。不即治，转上入腹，便发气，则杀人。治之多用汤、酒、摩膏，种数既多，不但一剂，今只取单效用，兼灸法：

取好豉一升，三蒸三曝干，以好酒三斗，渍之三宿可饮，随人多少。欲预防，不必待时，便与酒煮豉服之。脚弱其得小愈，及更营诸方服之，并及灸之。

次服独活酒方：

独活五两，附子五两（生用，切）。以酒一斗，渍经三宿，服从一合始，以微痹为度。

又方，白矾石二斤（亦可用钟乳，末），附子三两，豉三升。酒三斗，渍四五日，稍饮之。若此有气，加苏子二升也。

又方，好硫黄三两（末之），牛乳五升。先煮乳水五升，仍内硫黄，煎取三升，一服三合，亦可直以乳煎硫黄，不用水也。卒无牛乳，羊乳亦得。

又方法，先煎牛乳三升，令减半，以五合辄服硫黄末一两，服毕，厚盖取汗，勿令得风，中间更一服，暮又一服。若已得汗，不复更取，但好将息将护之。若未差愈，后数日中亦可更作。若长将，亦可煎为丸。北人服此治脚多效，但取极好硫黄耳，可预备之。

---

① 脚气：目前学者多认为其与现代医学维生素B_1缺乏导致的脚气症状相似，另有学者认为许多中枢性感染、脊神经疾病、神经肌肉疾病均可产生相似类症。

若胫已满，捏之没指者：

但勒饮乌犊牛溺二三升，使小便利，息渐渐消。当以铜器，尿取新者为佳。无乌牛，纯黄者亦可用之。

又方，取牵牛子，捣，蜜丸如小豆大 。五丸取令小便利。亦可正尔吞之。其子黑色，正似梂子核形，市人亦卖之。

又方，三白根，捣碎，酒饮之。

又方，酒若水煮大豆，饮其汁。又，食小豆亦佳。又，生研胡麻，酒和服之，差。

又方，大豆三升，水一斗，煮取九升，内清酒九升，又煎取九升，稍稍饮之。小便利，则肿歇也。

其有风引、白鸡、竹沥、独活诸汤，及八风、石斛 、狗脊诸散，并别在大方中。金牙酒最为治之要，今载其方：

蜀椒、茵芋[①]、金牙[②]、细辛、罔草、干地黄、防风、附子、地肤、蒴藋、升麻各四两，人参三两[③]，羌活[④]一斤，牛膝五两。十四物切，以酒四斗，渍七日，饮二三合，稍加之。亦治口不能言、脚屈，至良。[⑤]

又有侧子酒，亦效。

若田舍贫家，此药可酿，拔葜及松节、松叶皆善：

拔葜净洗，剉之一斛，以水三斛，煮取九斗，以渍曲，及煮去滓，取一斛，渍饭，酿之如酒法，熟即取饮，多少任意，可顿作三五斛。若用松节、叶，亦依准此法，其汁不厌浓也。患脚屈积年不能行，腰脊挛痹，及腹内紧结者，服之不过三五剂，皆平复如无。酿水边商陆亦佳。

---

① 茵芋：为芸香料植物茵芋的茎叶，有祛风降湿、强筋之效。

② 金牙：据《普济方》载，金牙入酒应碎如米粒，用小绢袋盛。

③ 三两：《外台秘要·第十九卷·脚气寒热汤酒方一十首》作“二两”。

④ 羌活：《外台秘要·第十九卷·脚气寒热汤酒方一十首》作“独活”。

⑤ 此方：《外台秘要·第十九卷·脚气寒热汤酒方一十首》有“石斛五两，干姜四两”。

其灸法孔穴亦甚多，恐人不能悉皆知处，今止疏要者，必先从上始，若直灸脚，气上不泄则危矣：

先灸大椎。在项上大节高起者，灸其上面一穴耳。若气，可先灸百会五十壮，穴在头顶凹中也。

肩井各一百壮。在两肩小近头凹处，指捏之，安令正得中穴耳。

次灸膻中五十壮。在胸前两边对乳胸厌骨解间，指按觉气翕翕尔是也。一云正胸中一穴也。

次灸巨阙。在心厌尖尖四下一寸，以尺[①]度之。凡灸以上部五穴，亦足治其气。若能灸百会、风府、胃管及五脏腧，则益佳，视病之宽急耳。诸穴出《灸经》，不可具载之。

次乃灸风市百壮。在两髀外，可平倚垂手直掩髀上，当中指头大筋上捻之，自觉好也。

次灸三里二百壮。以病人手横掩，下并四指，名曰一夫指，至膝头骨下指中节是其穴，附胫骨外边捻之，凹凹然也。

次灸上廉一百壮。又灸三里下一夫。

次灸下廉一百壮。又在上廉下一夫。

次灸绝骨二百壮。在外踝上三寸余，指端取踝骨上际，屈指头四寸便是，与下廉颇相对，分间二穴也，此下一十八穴，并是要穴，余伏兔、犊鼻穴，凡灸此壮数，不必顿毕，三日中报灸合尽。

又方，孔公孽[②]二斤，石斛五两，酒二斗，浸，服之。

附方

《斗门方》治卒风毒，肿气急痛：以柳白皮一斤，剉，以酒煮令热，帛裹熨肿上，冷再煮易之，甚妙也。

---

① 尺：原作“赤”，据文义改。

② 孔公孽：为碳酸盐类方解石族矿物方解石Stalactite的钟乳状集合体，即钟乳石。具有通阳散寒，化瘀散结，解毒之功效。常用于腰膝冷痛，症瘕结聚，饮食不化，恶疮，痔瘘，乳汁不通。

《圣惠方》治走注风毒疼痛：用小芥子，末，和鸡子白调敷之。

《经验后方》治风毒骨髓疼痛：芍药二分，虎骨一两（炙）。为末，夹绢袋贮，酒三升，渍五日。每服二合，日三服。

《食医心镜》除一切风湿痹，四肢拘挛：苍耳子三两，捣末，以水一升半，煎取七合，去滓，呷之。

又，治筋脉拘挛，久风湿痹，下气，除骨中邪气，利肠胃，消水肿，久服轻身益气力：薏苡仁一升，捣，为散。每服以水二升，煮两匙末，作粥，空腹食。

又，主补虚，去风湿痹：醍醐二大两，暖酒一杯，和醍醐一匙，饮之。

《经验方》治诸处皮里面痛：何首乌，末，姜汁调成膏，痛处以帛子裹之，用火炙鞋底熨之，妙。

孙真人方主脚气及上气：取鲫鱼一尺[①]长者，作脍，食一两顿差。

《千金翼》治脚气冲心：白矾二两，以水一斗五升，煎三五沸，浸洗脚，良。

《广利方》治脚气冲烦，闷乱不识人：大豆一升，水三升，浓煮取汁，顿服半升。如未定，可更服半升，即定。

苏恭云：凡患脚气，每旦任意饱食，午后少食，日晚不食，如饥可食豉粥。若瞑不消，欲致霍乱者：即以高良姜一两，打碎，以水三升，煮取一升，顿服尽，即消，待极饥乃食一碗薄粥，其药唯极饮之良。若卒无高良姜，母姜一两代之，以清酒一升，煮令极熟，和滓食之，虽不及高良姜，亦大效矣。

唐本注云：脚气，煮荭草[②]浓汁渍之，多差。

《简要济众》治脚气连腿肿满，久不差方：黑附子一两，去皮脐，生用，捣为散，生姜汁调如膏，涂敷肿上，药干再调涂之，肿消为度。

---

① 尺：原作“赤”，据文义改。

② 荭草：即红蓼。具有祛风除湿，清热解毒，活血，截疟。

◎治服散卒发动困笃方第二十二

凡服五石[①]、护命、更生及钟乳、寒食之散，失将和节度，皆致发动其病，无所不为。若发起仓卒，不以渐而至者，皆是散势也，宜及时救解之。

若四肢身外有诸一切痛违常者：

皆即冷水洗数百遍，热有所冲，水渍布巾，随以榆之。又水渍冷石以熨之，行饮暖酒，逍遥起行。

若心腹内有诸一切疾痛违常，烦闷惛恍者，急解之：

取温酒饮一二升，每间断渐渐稍进，觉小宽，更进冷食。其心痛者，最急，若肉冷，口已噤，但折齿下热酒差。

若腹内有结坚热癖[②]使众疾者，急下之：

栀子十四枚，豉五合。水二升，煮取一升，顿服之。热甚已发疮者，加黄芩二两。

癖食犹不消，恶食畏冷者，更下：

好大黄（末）半升，芒硝半升，甘草二两，半夏、黄芩、芫花各一分。捣为散，藏密器中。欲服，以水八升，煮大枣二十枚，使烂，取四升，去枣，乃内药五方寸匕搅和，着火上，三上三下，毕，分三服。旦一服便利者，亦可停。若不快，更一服。下后即作酒粥，食二升，次作水飧进之。不可不即食，胃中空虚，得热入，便煞人矣。

得下后应长将备急：

大黄、葶苈、豉各一合，杏仁、巴豆三十枚。捣，蜜丸如胡豆大。旦服二枚，利者减之，痞者加之。

解散汤方丸、散、酒甚多，大要在于将冷，及数自下，惟取通利，四体欲常劳动，又不可失食致饥，及馊饭臭鱼肉，兼不可热饮食、厚

① 五石：为阳起石、钟乳石、灵磁石、空青石及金刚石五种矿物。

② 热癖：古病名，见《诸病源候论·癖病诸候》。痞块生于两肋，时痛时止；亦有以痞块隐伏于两肋，平时寻摸不见，痛时才能触及为其特征。多由饮食不节，寒痰凝聚，气血瘀阻等所引起。

衣、向火、冒暑远行，亦不宜过风冷。大都每使于体粗堪任为好。若已病发，不得不强自浇耳，所将药，每以解毒而冷者为宜。服散觉病去，停住，后二十日三[①]十日便自服，常若留结不消，犹致烦热，皆是失度，则宜依法防治。此法乃多为贵乐人用，而贱苦者服之，更少发动，当以得寒劳故也，恐脱在危急，故略载此数条，以备忽卒。余具大方中。

附方

《圣惠方》治乳石发动，壅热，心闷，吐血：以生刺蓟捣取汁，每服三合，入蜜少许，搅匀服之。

《食疗》云：若丹石热发 。

菰根[②]和鲫鱼煮作羹，食之三两顿，即便差耳。

◎治卒上气咳嗽方第二十三

治卒上气鸣息便欲绝方：

捣韭绞汁，饮一升许，立愈。

又方，细切桑根白皮三升，生姜三两[③]，吴茱萸半升。水七升，酒五升，煮三沸，去滓，尽服之。一升入口，则气下。千金不传方。

又方，茱萸二升，生姜三两。以水七升，煮取二升，分为三服。

又方，麻黄四两，桂、甘草各二两，杏仁五十枚（熬之）。捣为散，温汤服方寸匕，日三。

又方，末人参，服方寸匕，日五六。

气嗽不问多少时者，服之便差方：

陈橘皮、桂心、杏仁（去尖皮，熬）。三物等分，捣，蜜丸。每服饭后须茶汤下二十丸，忌生葱。史侍郎传。

---

① 三：底本作“二”，据主校本改为“三”。

② 菰（gū，音姑）根：《本草经集注》载：“陶弘景：菰根亦如芦根，冷利复甚也。”

③ 三两：《外台秘要·第七卷·卒上气方六首》作“半升”。

治卒厥逆上气，又两心胁下痛，满，奄奄欲绝方：

温汤令灼灼尔，以渍两足及两手，数易之也。

此谓奔豚病，从卒惊怖忧追得之，气下纵纵[①]冲心胸，脐间筑筑[②]，发动有时，不治煞人。诸方用药皆多，又必须煞豚，唯有一汤，但可办耳：

甘草二两，人参二两，桂心二两，茱萸一升，生姜一斤，半夏一升。以水一斗，煮取三升，分三服。此药宜预蓄，得病便急合之。

又方，麻黄二两，杏仁一两（熬令黄）。捣散，酒散方寸匕，数服之，差。

治卒乏气，气不复，报肩息方：

干姜三两，㕮咀，以酒一升渍之，每服三合，日三服。

又方，度手拇指折度心下，灸三壮，差。

又方，麻黄三两[③]（先煎去沫），甘草二两。以水三升，煮取一升半，分三服。差后，欲令不发者，取此二物，并熬杏仁五十枚，蜜丸，服如桐子大四五丸，日三服，差。

又方，麻黄二两，桂、甘草各一两，杏仁四十。以水六升，煮取二升，分三服。此三方，并名小投杯汤，有气疹者，亦可以药捣作散，长将服之。多冷者，加干姜三两。多痰者，加半夏三两。

治大走马及奔趁[④]喘乏，便饮冷水，因得上气发热方：

用竹叶三斤，橘皮三两，以水一斗，煮取三升，去滓，分为三服，三日一剂，良。

治大热行极，及食热饼，竟饮冷水过多，冲咽不即消，仍以发气，呼吸喘息方：

大黄、干姜、巴豆等分。末，服半钱匕，若得吐下，即愈。

---

① 纵纵：急剧的样子。

② 筑筑：上下摆动，如筑杵捣物的样子。

③ 三两：《外台秘要·第七卷·卒上气方六首》作“二两”。

④ 趁（chèn，音趁）：古同“趁”，追赶。

若犹觉停滞在心胸膈中不利者：

菰蒂二分，杜衡三分，人参一分。捣筛，以汤服一钱匕，日二三服，效。

治肺痿咳嗽，吐涎沫，心中温温，烦[1]躁而不渴者：

生姜五两，人参二两，甘草二两，大枣十二枚。水三升，煮取一升半，分为再服。

又方，甘草二两，以水三升，煮取一升半，分再服。

又方，生天门冬（捣取汁）一斗，酒一斗，饴一升，紫菀四合。铜器于汤上煎可丸，服如杏子大一丸，日可三服。

又方，甘草二两，干姜三两，枣十二枚。水三升，煮取一升半，分为再服。

卒得寒冷上气方：

干苏叶三两，陈橘皮四两。酒四升，煮取一升半，分为再服。

治卒得咳嗽方：

用釜月下土一分，豉七分。捣，为丸，梧子大，服十四丸。

又方，乌鸡一头，治如食法，以好酒渍之半日，出鸡，服酒。一云苦酒一斗，煮白鸡，取三升，分三服，食鸡肉，莫与盐食，则良。

又方，从大椎下第五节下、六节上空间，灸一处，随年。并治上气。

又方，灸两乳下黑白肉际，各百壮，即愈。亦治上气。灸胸前对乳一处，须随年壮也。

又方，桃仁三升，去皮，捣，着器中，密封头，蒸之一炊，倾出曝干，绢袋贮，以内二斗酒中六七日，可饮四五合，稍增至一升，吃之。

又方，饴糖六两[2]，干姜六两[3]（末之），豉二两[4]。先以水一升，

① 烦：主校本作“烟”。现代刊行《肘后备急方》单行本多改作“咽”。

② 六两：《外台秘要·第九卷·卒咳嗽方八首》作“六分”。

③ 六两：《外台秘要·第九卷·卒咳嗽方八首》作“六分”。

④ 二两：《外台秘要·第九卷·卒咳嗽方八首》作“一两”。

煮豉三沸，去滓，内饴糖，消，内干姜，分为三服。

又方，以饴糖杂生姜屑，蒸三斗米下，食如弹子丸，日夜十度服。

又方，猪肾二枚（细切），干姜三两（末）。水七升，煮二升，稍稍服，覆取汗。

又方，炙乌心食之，佳。

又方，生姜汁、百部汁和同合煎，服二合。

又方，百部根四两，以酒一斗，渍再宿，火暖，服一升，日再服。

又方，椒二百粒（捣，末之），杏仁二百枚（熬之），枣百枚（去核）。合捣，令极熟，稍稍合如枣许大，则服之。

又方，生姜三两（捣取汁），干姜屑三两，杏仁一升（去皮，熬）。合捣为丸。服三丸，日五六服。

又方，芫花一升，水三升，煮取一升，去滓，以枣十四枚，煎令汁尽，一日一食之，三日讫。

又方，熬捣葶苈一两，干枣三枚。水三升，先煮枣，取一升，去枣，内葶苈，煎取五合，大人分三服，小儿则分为四服。

又，华佗五嗽丸：炙皂荚、干姜、桂等分。捣，蜜丸如桐子，服三丸，日三。

又方，错取松屑①一分，桂二分②，皂荚二两（炙，去皮子）。捣，蜜丸如桐子大。服十五丸，小儿五丸，日一二服。

又方，屋上白蚬壳③，捣末，酒服方寸匕。

又方，末浮散石服，亦蜜丸。

又方，猪胣一具，薄切，以苦酒煮，食令尽，不过二服。

又方，芫花二两，水二升，煮四沸，去滓，内白糖一斤，服如枣大，勿食咸酸。亦治久咳嗽者。

---

① 错取松屑：错，据文义疑为“剉”。松屑，《外台秘要·第十卷·卒咳嗽方八首》作“铅屑”。

② 二分：《外台秘要·第十卷·卒咳嗽方八首》作“二两”。

③ 白蚬壳：又名蜗牛壳，具有化痰消积，清热利湿，息风，解毒消肿之功。

治久咳嗽上气十年二十年，诸药治不差方：

猪胵三具，枣百枚。酒三升，渍数日，服三二合，加至四五合，服之不久，差。

又方，生龟一只，着坎[①]中就溺之，令没，龟死渍之三日出，烧末，以醇酒一升，和屑如干饭，顿服之，须臾大吐，嗽囊出则差。小儿可服半升。

又方，生龟三，治如食法，去肠，以水五升，煮取三升，以渍曲，酿秫米四升如常法，熟，饮二升，令尽，此则永断。

又方，蝙蝠除头，烧令焦，末，饮服之。

《千金方》疗积年上气不差，垂死者方：[②]

莨菪子（熬令色变），熟羊肺（薄切，曝干，为末）。上二味各别捣，等分，以七月七日神酢，拌令相着。夜不食，空肚服二方寸匕，须臾拾针两食间，以冷浆白粥二口止之，隔日一服，永差。三十日内得煮饭汁，作芜菁羹食之，以外一切禁断。

附方

《孙真人方》治咳嗽：皂荚，烧，研碎，二钱匕，豉汤下之。

《十全博救方》治咳嗽：天南星一个（大者，炮令裂），为末，每服一大钱，水一盏，生姜三片，煎至五分，温服，空心、日午、临卧时各一服。

《篋中方》治咳嗽，含膏丸。

曹州葶苈子一两（纸衬，熬令黑），知母、贝母各一两。三物同捣筛，以枣肉半两，别销砂糖一两半，同入药中，和为丸，大如弹丸。每服以新绵裹一丸，含之，徐徐咽津。甚者不过三丸。今医亦多用。

崔知悌疗久嗽熏法：每旦取款冬花如鸡子许，少蜜拌花使润，内

① 坎：《说文解字》曰："陷也"，即凹陷的土坑。

② 据《外台秘要·第十卷·久上气方四首》补。

一升铁铛中，又用一瓦碗钻一孔，孔内安一小竹筒，笔管亦得，其筒稍长，作碗铛相合，及撞筒处，皆面泥之，勿令漏气，铛下着炭，少时款冬烟自从筒出，则口含筒吸取烟咽之。如胸中少闷，须举头，即将指头捻筒头，勿使漏烟气。吸烟使尽，止。凡如是五日一为之，待至六日，则饱食羊肉馎饦①一顿，永差。

《胜金方》治久嗽、暴嗽、劳嗽，金粟丸：叶子雌黄一两，研细，用纸筋泥固济小合子一个，令干，勿令泥厚，将药入合子内，水调赤石脂封合子口，更以泥封之，候干，坐合子于地上，上面以末，入窨瓦坯子弹子大，拥合子令作一尖子，上用炭十斤簇定，顶上着火，一熨斗笼起，令火从上渐炽，候火消三分去一，看瓦坯通赤，则去火，候冷，开合子取药，当如镜面光明红色。入乳钵内细研，汤浸蒸饼心为丸，如粟米大。每服三丸五丸，甘草水服。服后睡良久，妙。

崔元亮《海上方》疗嗽单验方：取好梨去核，捣取汁一茶碗，着椒四十粒，煎一沸，去滓，即内黑饧一大两，消讫，细细含咽，立定。

孟诜云：卒咳嗽。以梨一颗，刺作五十孔，每孔内以椒一粒，以面裹，于热火灰中煨令熟，出，停冷，去椒食之。

又方，梨一颗，去核，内酥、蜜，面裹烧令熟，食之。

又方，取梨肉，内酥中煎，停冷食之。

又方，捣梨汁一升，酥一两，蜜一两，地黄汁一升，缓火煎，细细含咽。凡治嗽皆须待冷，喘息定后方食，热食之反伤矣。冷嗽更极，不可救，如此者，可作羊肉汤饼饱食之，便卧少时。

《千金方》治小儿大人咳逆上气：杏仁三升，去皮尖，炒令黄，杵如膏，蜜一升，分为三分，内杏仁，杵令得所，更内一分，杵如膏，又内一分，杵熟止。先食含之，咽汁。

杨氏《产乳》疗上气急满，坐卧不得方：鳖甲一大两（炙令黄，细捣为散），取灯心一握，水二升，煎取五合，食前服一钱匕，食后蜜水

---

① 馎（bó，音搏）饦（tuō，音托）：是汤饼的别名。

服一钱匕。

刘禹锡《传信方》，李亚治一切嗽及上气者：用干姜（须是台州至好者），皂荚（炮，去皮、子，取肥大无孔者），桂心（紫色辛辣者，削去皮）。三物并别捣，下筛了，各称等分，多少任意，和合后更捣筛一遍，炼白蜜和搜，又捣一二十杵。每饮服三丸，丸稍加大，如梧子，不限食之先后，嗽发即服，日三五服 。禁食葱、油、咸、腥、热面，其效如神。刘在淮南与李同幕府，李每与人药而不出方，或讥其吝，李乃情话曰：凡人患嗽，多进冷药，若见此方用药热燥，即不肯服，故但出药，多效。试之，信之。

《简要济众》治肺气喘嗽：马兜铃二两（只用里面子，去却壳，酥半两，入碗内，拌和匀，慢火炒干），甘草一两（炙）。二味为末，每服一钱，水一盏，煎六分，温呷。或以药末含咽津，亦得。

治痰嗽喘急不定：桔梗一两半，捣罗为散，用童子小便半升，煎取四合，去滓，温服。

杨文蔚治痰嗽，利胸膈方：栝蒌肥实大者（割开，子净洗，槌破刮皮，细切，焙干），半夏四十九个（汤洗十遍，槌破，焙）。捣罗为末，用洗栝蒌熟水并瓤，同熬成膏，研细为丸，如梧子大。生姜汤下二十丸。

《深师方》疗久咳逆上气，体肿短气胀满，昼夜倚壁不得卧，常作水鸡声者，白前汤主之：白前二两，紫菀、半夏（洗）各三两，大戟七合（切）。四物以水一斗，渍一宿，明日煮取三升，分三服。禁食羊肉、饧，大佳。

《梅师方》治久患暇呷咳嗽，喉中作声不得眠：取白前捣为末，温酒调二钱匕服。

又方，治上气咳嗽，呷呀息气，喉中作声，唾黏：以蓝实叶水浸良久，捣绞取汁一升，空腹顿服，须臾，以杏仁研取汁，煮粥食之，一两日将息，依前法更服，吐痰尽方差。

《兵部手集》治小儿大人咳逆短气，胸中吸吸，咳出涕唾，嗽出臭脓涕粘：淡竹沥一合，日三五服，大人一升。

《圣惠方》治伤中，筋脉急，上气咳嗽：用枣二十枚，去核，以酥四两，微火煎，入枣肉中滴尽酥，常含一枚，微微咽之。

《经验后方》定喘化涎：猪蹄甲四十九个，净洗控干，每个指甲内半夏、白矾各一字，入罐子内，封闭勿令烟出，火煅通赤，去火，细研，入麝香一钱匕，人有上喘咳，用糯米饮下，小儿半钱，至妙。

《灵苑方》治咳嗽上气，喘急，嗽血，吐血：人参好者，捣为末，每服三钱匕，鸡子清调之，五更初服便睡，去枕仰卧，只一服愈。年深者，再服。忌腥、咸、酢、酱、面等，并勿过醉饱，将息佳。

席延赏治虚中有热，咳嗽脓血，口舌咽干，又不可服凉药：好黄芪四两，甘草一两。为末，每服三钱，如茶点羹粥中亦可服。

《杜壬方》治上焦有热，口舌咽中生疮，嗽有脓血：桔梗一两，甘草二两。上为末，每服二钱，水一盏，煎六分，去滓，温服，食后细呷之。亦治肺壅。

《经验方》治咳嗽甚者，或有吐血新鲜：桑根白皮一斤，米泔浸三宿，净刮上黄皮，剉细，入糯米四两，焙干，一处捣为末，每服米饮调下一两钱。

《斗门方》治肺破出血，忽嗽血不止者：用海犀膏一大片，于火上炙令焦黄色，后以酥涂之，又炙再涂，令通透。可碾为末用，汤化三大钱匕，放冷服之，即血止。水胶是也，大验。

《食医心镜》主上气咳嗽，胸膈痞满气喘：桃仁三两，去皮尖，以水一升，研取汁，和粳米二合，煮粥食之。

又，治一切肺病，咳嗽脓血不止：好酥五斤，熔三遍，停取凝，当出醍醐，服一合差。

又，主积年上气咳嗽，多痰喘促，唾脓血：以萝卜子一合，研，煎汤，食上服之。

◎治卒身面肿满方第二十四

治卒肿满，身面皆洪大方：

大鲤一头，醇酒三升，煮之令酒干尽，乃食之，勿用醋及盐豉他物杂也，不过三两服，差。

又方，灸足内踝下白肉，三壮，差。

又方，大豆一斗，熟煮，漉，饮汁及食豆，不过数度，必愈。小豆尤佳。

又方，取鸡子黄白相和，涂肿处，干复涂之。

又方，杏叶剉，煮令浓，及热渍之。亦可服之。

又方，车下李核中仁十枚（研令熟），粳米三合（研）。以水四升，煮作粥，令得二升，服之，三作，加核也。

又方，大豆一升，以水五升，煮二升，去豆，内酒八升，更煮九升，分三四服。肿差后，渴，慎不可多饮。

又方，黄牛溺，顿服三升，即觉减，未消更服之。

又方，章陆根一斤，刮去皮，薄切之，煮令烂，去滓，内羊肉一斤，下葱、豉、盐，如食法，随意食之。肿差后，亦宜作。此亦可常捣章陆，与米中半蒸作饼子食之。

又方，猪肾一枚，分为七脔，甘遂一分，以粉之，火炙令熟，一日一食，至四五，当觉腹胁鸣，小便利，不尔更进。尽熟剥去皮食之，须尽为佳，不尔再之，勿食盐。

又方，切章陆一升，以酒三升，渍三宿，服五合至一升，日三服之。凡此满，或是虚气，或是风冷气，或是水饮气，此方皆治之。

又方，香薷剉，煮令浓，及热以渍，亦可服之。[1]

治肿入腹，苦满急，害饮食方：

① 据《外台秘要·第二十卷·卒肿满方六首》补。

大戟、乌翅[①]（末）各二两。捣筛，蜜和丸，丸如桐子大。旦服二丸，当下渐退，更取令消，乃止之。

又方，葶苈子七两，椒目三两，茯苓三两，吴茱萸二两。捣，蜜和丸如桐子大。服十丸，日三服。

又方，鲤鱼一头重五斤者，以水二斗，煮取斗半，去鱼，泽漆五两，茯苓三两，桑根白皮（切）三升，泽泻五两，又煮取四升，分四服。服之小便当利，渐消也。

又方，皂荚剥炙令黄，剉三升，酒一斗渍，石器煮令沸，服一升，日三服，尽更作。

若肿偏有所起处者：

以水和灰以涂之，燥复更涂。

又方，赤豆、麻子合捣，以敷肿上。

又方，水煮巴豆，以布沾以拭之。姚云：巴豆三十枚，合皮㕮咀，水五升，煮取三升，日五拭肿上，随手即减，勿近目及阴，疗身体暴肿如吹者。

若但是肿者：

剉葱，煮令烂以渍之，日三四度。

又方，菟丝子一升，酒五升，渍二三宿，服一升，日三服，差。

若肿从脚起，稍上进者，入腹则煞人，治之方：

小豆一斛，煮令极烂，得四五斗汁，温以渍膝以下，日二为之，数日消尽。若已入腹者，不复渍，但煮小豆食之，莫杂吃饭及鱼、盐，又专饮小豆汁。无小豆，大豆亦可用。如此之病，十死一生，急救之。

又方，削楠[②]或桐木，煮取汁以渍之，并饮少许。加小豆妙。

又方，生猪肝一具，细切，顿食之，勿与盐乃可，用苦酒妙。

又方，煮豉汁饮，以滓敷脚。

---

① 此后《外台秘要·第二十卷·肿入腹苦满方三首》有“白术”。

② 楠：《外台秘要·第二十卷·水肿从脚起方四首》作“柟”。

《千金翼》鲤鱼炙，主肿满方：[①]

鲤鱼长一尺五寸，以尿渍令没一宿，平旦以水从口中灌至尾，微火炙令微熟，去皮，宿勿食盐，顿服之，不能者再服令尽，神方。

附方

《备急方》疗身体暴肿满：榆皮捣屑，随多少，杂米作粥食，小便利。

杨氏《产乳》疗通体遍身肿小便不利：猪苓五两，捣筛，煎水三合，调服方寸匕，加至二匕。

《食医心镜》主气喘促浮肿，小便涩：杏仁一两，去尖、皮，熬，研，和米煮粥极熟，空心吃二合。

① 据《外台秘要·第二十卷·水病杂疗方一十二首》补。

葛仙翁肘后备急方卷之四

瘦樵程永培校

◎治卒大腹水病方第二十五

水病之初，先目上肿起，如老蚕色，侠头脉动，股里冷，胫中满，按之没指，腹内转侧有节声，此其候也。不即治，须臾身体稍肿，肚尽胀。按之随手起，则病已成，犹可为治，此皆从虚损大病，或下痢后，妇人产后，饮水不即消，三焦受病，小便不利，乃相结渐渐生聚，遂流诸经络故也。治之方：

葶苈一升，熬，捣之于臼上，割生雄鹍鸡，合血共头，共捣万杵，服如梧子五丸，稍加至十丸。勿食盐，常食小豆饭，饮小豆汁，鳢鱼佳也。

又方，防己、甘草、葶苈各二两。捣，苦酒和丸，如梧子大。三丸，日三服，常服之，取消平乃止。

又方，雄黄六分[1]，麝香三分，甘遂、芫花、人参各二分。捣，蜜和丸。服如豆大二丸，加至四丸，即差。

又方，但以春酒五升，渍葶苈子二升，隔宿，稍服一合，小便当利。

又方，葶苈一两，杏仁二十枚，并熬黄色，捣，分十服，小便去，立差。

又方，《胡洽》水银丸，大治水肿，利小便。姚同。

① 雄黄六分：《外台秘要·第二十卷·水肿方一十三首》无。

葶苈、椒目各一升，芒硝六两，水银十两。水煮水银三日三夜，乃以合捣六万杵，自相和丸。服如大豆丸，日三服，日增一丸，至十丸，更从一起。差后，食牛羊肉自补，稍稍饮之。

又方，多取柯枝皮，剉，浓煮，煎令可丸，服如梧子大三丸，须臾，又一服，当下水，后将服三丸，日一服。此树一名木奴[1]，南人用作船。

又方，真苏合香、水银、白粉等分。蜜丸，服如大豆二丸，日三，当下水，节饮好自养。无苏合，可阙之也。

又方，取草麻绳熟者三十枚，去皮研之，水解得三合，日一服，至日中许，当吐下诸水汁结裹。若不尽，三日后更服二十枚。犹未尽，更复作。差后，节饮及咸物等。

又方，小豆一升，白鸡一头，治如食法，以水三斗，煮熟，食滓饮汁，稍稍令尽。

又方，取青雄鸭，以水五升，煮取饮汁一升，稍稍饮令尽，厚覆之取汗，佳。

又方，取胡燕卵中黄，顿吞十枚。

又方，取蛤蝼炙令熟，日食十个。

又方，若唯腹大动摇水声，皮肤黑，名曰水蛊。巴豆九十枚（去皮心），杏仁六十枚（去皮尖）。并熬令黄，捣，和之，服如小豆大一枚，以水下为度，勿饮酒，佳。

又方，鬼扇，细捣绞汁，服如鸡子，即下水，更复取水蛊。若汤研麻子汁饮之。

又方，慈弥草三十斤，水三石，煮取一石，去滓，更汤上煎令可丸，服如皂荚子，三丸至五六丸，水随小便去，节饮糜粥养之。

又方，白茅根一大把，小豆三升。水三升，煮取干，去茅根，食豆，水随小便下。

---

① 木奴：亦名柯枝、柯树皮，为壳斗科植物柯树的韧皮。利水消肿。

又方，鼠尾草、马鞭草各十斤。水一石，煮取五斗，去滓更煎，以粉和为丸。服如大豆大二丸，加至四五丸。禁肥肉、生冷勿食。

又方，牵牛子三分（熬），厚朴一分（炙）。上二味，捣筛，强人服三棱角壳，弱人二壳，酒饮随意，枢筋。有水气病，水肿诸药不能瘳者。此方效验。①

肿满者：

白椹树白皮一握，水二升，煮取五合，白槟榔大者二枚，末之，内更煎三五沸，汤成，下少许红雪，服之。

又，将服牛溺、章陆、羊肉臛，及香柔②煎等，在肿满条中。其十水丸诸大方，在别卷。若只皮肤水，腹内未有者，服诸发汗药，得汗便差，然慎护风寒为急。若唯腹大，下之不去，便针脐下二寸入数分，令水出，孔合须腹减乃止。

附方

李绛《兵部手集方》疗水病，无问年月深浅，虽复脉恶，亦主之：大戟、当归、橘皮各一大两。切，以水一大升，煮取七合，顿服，利水二三斗，勿恠③。至重不过再服便差。禁毒食一年，下水后更服，永不作。此方出张尚客。

《外台秘要》治水气：章陆根白者，去皮，切如小豆许一大盏，以水三升，煮取一升以上，烂，即取粟米一大盏，煮成粥，仍空心服。若一日两度服，即恐利多，每日服一顿即微利。不得杂食。

又，疗水病肿：鲤鱼一头极大者，去头尾及骨，唯取肉，以水二斗，赤小豆一大升，和鱼肉煮，可取二升一上汁，生布绞去滓，顿服尽，如不能尽，分为二服，服后温令暖。服讫当下利，利尽即差。

① 据《外台秘要·第二十卷·大腹水肿方五首》补。

② 香柔：《外台秘要·第二十卷·大腹水肿方五首》作“香薷”。

③ 恠（guài，音怪）：同“怪”。

又方，卒患肿满，曾有人忽脚胅[①]肿，渐上至膝，足不可践地，至大水，头面遍身大肿胀满：苦瓠白瓤实，捻如大豆粒，以面裹煮一沸，空心服七枚，至午当出水一斗，三日水自出不止，大瘦乃差，三年内慎口味也。苦瓠须好者，无黡翳，细理妍净者，不尔有毒不用。

《圣惠方》治十种水不差垂死：用猯[②]肉半斤（切），粳米三合，水三升，葱、椒、姜、豉作粥食之。

又方，治十种水病，肿满喘促不得卧：以蝼蛄五枚，干为末，食前汤调半钱匕至一钱，小便通，效。

《食医心镜》治十种水病不差垂死：青头鸭一只，治如食法，细切，和米并五味，煮令极熟，作粥，空腹食之。

又方，主水气胀满，浮肿，小便涩少：白鸭一只，去毛、肠，洗，馈饭半斤，以饭、姜、椒酿鸭腹中，缝定，如法蒸，候熟食之。

杨氏《产乳》疗身体肿满，水气急，卧不得：郁李仁一大合，捣为末，和麦面搜作饼子与吃，入口即大便通利，气便差。

《梅师方》治水肿，坐卧不得，头面身体悉肿：取东引花桑枝，烧灰淋汁，煮赤小豆，空心食令饱，饥即食尽，不得吃饭。

又方，治水肿，小便涩：黄牛尿，饮一升，日至夜小便利，差。勿食盐。

又方，治心下有水：白术三两，泽泻五两。剉，以水三升，煎取一升半，分服。

《千金翼》治小便不利，膀胱水气流滞：以浮萍日干，末，服方寸匕，日一二服，良。

《经验方》河东裴氏传经效治水肿及暴肿：葶苈三两，杵六千下，令如泥，即下汉防已末四两，取绿头鸭就药臼中截头，沥血于臼中，血尽，和鸭头更捣五千下，丸如梧桐子。患甚者，空腹白汤下十丸，稍可

① 胅（dié，音迭）：凸出。

② 猯（tuān，音湍）：古同“貒”，猪獾。

者五丸，频服，五日止。此药利小便，有效如神。

韦宙《独行方》疗水肿从脚起，入腹则杀人：用赤小豆一斗，煮令极烂，取汁四五升，温渍膝以下。若以入腹，但服小豆，勿杂食，亦愈。李绛《兵部手集方》亦著此法，云曾得效。

◎治卒心腹癥坚方第二十六

治卒暴癥，腹中有物如石，痛如刺，昼夜啼呼，不治之，百日死。方：

牛膝二斤，以酒一斗渍，以密[①]封于热灰火中，温令味出，服五合至一升，量力服之。又方，用蒴藋根，亦如此，尤良。

姚云：牛膝酒神验。

又方，多取商陆根，捣，蒸之，以新布藉腹上，药披着布上，勿腹上，冷复之，昼夜勿息。

又方，五月五日葫十斤（去皮），桂一尺二寸，灶中黄土如鸭子一枚。合捣，以苦酒和涂，以布拓病，不过三，差。

又方，取橉木烧为灰，淋取汁八升，以酿一斛米，酒成服之，从半合始，不知，稍稍增至一二升，不尽一剂皆愈。此灰入染绛，用叶中酿酒也。橉，直忍切。

凡癥坚之起，多以渐生，如有卒觉，便牢大，自难治也。腹中癥有结积，便害饮食，转羸瘦，治之多用陷冰、玉壶、八毒诸大药，今止[②]小易得者。

取虎杖根，勿令影临水上者，可得石余，杵熟，煮汁可丸，以秫米五六升炊饭内，日中涂药后可饭，取差。

又方，亦可取根一升，捣千杵，酒渍之，从少起，日三服。此酒治癥，乃胜诸大药。

---

① 密：主校本作“蜜”。

② 止：此后主校本有“取”字。

又方，蚕矢一石，桑柴烧灰，以水淋之五度，取生鳖长一尺者，内中煮之烂熟，去骨细擘，剉，更煎令可丸，丸如梧子大，一服七丸，日三。

又方，射罔二两，椒三百粒。捣末，鸡子白和为丸，如大麻子。服一丸，渐至如大豆大，一丸至三丸为度。

又方，大猪心一枚（破头去血，捣末），雄黄、麝香当门子五枚，巴豆百枚（去心、皮，生用）。心入[①]，以好酒于小铜器中煎之，若酒煎欲干[②]，随益尽三升，当糜烂煎令可丸，如麻子服三丸，日三服。酒尽不糜者，出捣蜜丸之，良。

又，大黄（末）半斤，朴硝三两，蜜一斤，合于汤上，煎可丸，如梧子。服十丸，日三服之。

治鳖癥伏在心下，手揣见头足，时时转者：

白雌鸡一双，绝食一宿，明旦膏煎饭饲之，取其矢，无问多少，于铜器中以溺和之，火上熬，可捣末，服方寸匕，日四五服，须消尽乃止。常饲鸡取矢，差毕，煞鸡单食之。姚同。

治心下有物大如杯，不得食者：

葶苈二两（熬之），大黄二两，泽漆四两。捣筛，蜜丸，和捣千杵。服如梧子大二丸，日三服，稍加。

其有陷冰、赭鬼诸丸方，别在大方中。

治两胁下有气结者：

狼毒二两，旋覆花一两，附子二两（炮之）。捣筛，蜜和丸。服如梧子大二丸，稍加至三丸，服之。

熨癥法：

铜器受二升许，贮鱼膏令深二三寸，作大火炷六七枚，燃之令膏暖，重纸覆癥上，以器熨之，昼夜勿息，膏尽更益也。

---

① 入：主校本作“缝”。

② 若酒煎欲干：主校本作“令心没，欲歇”。

又方，茱萸三升，碎之，以酒和煮，令熟布帛物裹以熨癥上，冷更均番用之，癥当移去，复逐熨，须臾消止。亦可用好□□[①]茱萸末，以鸡子白和射罔服之。

又方，灶中黄土一升，生葫一升[②]，先捣葫熟，内上复捣，以苦酒浇令浥浥，先以涂布一面，仍拓病上，以涂布上，干复易之，取令消止，差。

治妇人脐下结物大如杯升，月经不通，发作往来，下痢羸瘦，此为气瘕，按之若牢强肉癥者，不可治，未者可治。

末干漆一斤，生地黄三十斤。捣，绞取汁，火煎干漆令可丸。食后服，如梧子大三丸，日三服，即差。

《千金翼》疗卒暴癥方：[③]

蒜十片（去皮，五月五日户上者），伏龙肝一枚（鸭卵大），桂心一尺二寸。上三味，合捣，以淳苦酒和之如泥，涂着布上，掩病处，三日消。

附方

《外台秘要》疗心腹宿癥，卒得癥：取朱砂细研，搜饭令朱多，以雄鸡一只，先饿二日，后以朱饭饲之，着鸡于板上，收取粪，曝燥为末，温清酒服方寸匕至五钱，日三服。若病困者，昼夜可六服。一鸡少，更饲一鸡，取足服之，俟愈即止。

又，疗食鱼肉等成癥结在腹，并诸毒气方：狗粪五升，烧，末之，绵裹，酒五升，渍再宿，取清，分十服，日再，以后日三服使尽，随所食癥结即便出矣。

《千金方》治食鱼鲙及用生肉住胸膈不化，必成癥瘕：捣马鞭草

---

① 此处空白，《外台秘要·第十二卷·疗癥方三首》有：射罔五两。

② 生葫一升：据文义及《外台秘要·第十二卷·心下大如杯结癥方二首》补。

③ 据《外台秘要·第十二卷·暴癥方六首》补。

汁，饮之一升。生姜水亦得，即消。

又方，治肉癥，思肉不已，食讫复思：白马尿三升，空心饮，当吐肉，肉不出即死。

《药性论》云：治癥癖病，鳖甲、诃梨勒皮、干姜末，等分，为丸，空心下三十丸，再服。

宋明帝宫人患腰痛牵心，发则气绝，徐文伯视之曰：发瘕。以油灌之，吐物如发，引之长三尺，头已成蛇，能动摇，悬之滴尽，惟一发。

《胜金方》治膜外气块方：延胡索不限多少，为末，猪胰一具，切作块子，炙熟，蘸药末食之。

◎治心腹寒冷饮食积聚结癖方第二十七

治腹中冷癖，水谷癃结，心下停痰，两胁痞满，按之鸣转，逆害饮食：

取大蟾蜍一枚（去皮及腹中物，肢解之），芒硝大人一升，中人七合，瘦弱人五合。以水六升，煮取四升，一服一升，一服后未得下，更一升，得下，则九日十日一作。

又方，茱萸八两，硝石一升，生姜一斤。以酒五升，合煮取四升，先服一服一升，不痛者止，勿再服之，下病后，好将养之。

又方，大黄八两，葶苈四两，并熬，芒硝四两，熬令汁尽，尽[①]捣，蜜和丸，丸如梧子大，食后服三丸，稍增五丸。

又方，狼毒三两，附子一两，旋覆花三两（捣），蜜丸，服如梧子大，食前三丸，日三服。

又方，巴豆三十枚（去心），杏仁二十枚，并熬，桔梗六分，藜芦四分，皂荚三分，并炙之。捣，蜜和丸，如胡豆大。未食服一丸，日二饮下[②]病者，服二丸，长将息，百日都好，差。

① 尽：主校本作“熟”。

② 日二饮下：主校本作“日二欲下”。

又方，贝母二两，桔梗二两，矾石一两，巴豆一两（去心皮，生用），捣千杵，蜜和丸如梧子，一服二丸，病后少少减服。

又方，茯苓一两，茱萸三两，捣蜜丸如梧子大，服五丸，日三服。

又治暴宿食留饮不除，腹中为患方：

大黄、茯苓、芒硝各三两，巴豆一分，捣蜜丸如梧子大，一服二丸，不痛止。

又方，椒目二两，巴豆一两（去皮心），熬，捣以枣膏丸如麻子，服二丸，下，痛止。

又方巴豆一枚（去心皮）熬之，椒目十四枚，豉十六粒，合捣为丸，服二丸当吐利，吐利不尽，更服二丸。

服四神丸下之亦佳。

中候黑丸治诸癖结痰癊第一良：

桔梗四分，桂四分，巴豆八分（去心、皮），杏仁五分（去皮），芫花十二分，并熬令紫色，先捣三味药成末，又捣巴豆、杏仁如膏，合和，又捣二千杵，丸如胡豆大，服一丸取利至二三丸，儿生十日欲痫，皆与一二丸粟粒大，诸腹内不便，体中觉患便服，得一两行利，则好也。

硫黄丸，至热，治人之大冷，夏月温饮食，不解衣者：

硫黄、矾石、干姜、茱萸、桂、乌头、附子、椒、人参、细辛、皂荚、当归十二种分等，随人多少，捣，蜜丸，如梧子大，一服十丸至二十丸，日三服，若冷痢者，加赤石脂、龙骨，即便愈也。

露宿丸，治大寒冷积聚方：

矾石、干姜、桂、桔梗、附子（炮）、皂荚各三两。捣筛，蜜丸，如梧子大。酒下十丸，加至一十五丸。

肘后疗腹中冷癖，水谷阴结，心下停痰，两胁痞满，按之鸣转逆害饮食方：①

① 据《外台秘要·第十二卷·寒癖方五首》补。

大黄三两，甘草二两（炙），蜜一升二合，枣二十七枚。上四味切，以水四升，先煮三物，取二升一合，去滓，纳蜜，再上火煎令烊，分再服。忌海藻、菘菜。

附方

《外台秘要》疗癖方：大黄十两，杵，筛，醋三升，和匀，白蜜两匙，煎堪丸，如梧桐子大。一服三十丸，生姜汤吞下，以利为度，小者减之。

《圣惠方》治伏梁气在心下结聚不散：用桃奴二两，为末，空心温酒调二钱匕。

《简要济众》治久积冷不下食，呕吐不止，冷在胃中：半夏五两（洗过），为末。每服二钱，白面一两，以水和搜，切作棋子，水煮面熟为度，用生姜、醋调和服之。

◎治胸膈上痰癊诸方第二十八

治卒头痛如破，非中冷，又非中风方：

釜月下墨四分，附子三分，桂一分。捣筛，以冷水服方寸匕，当吐。一方无桂。

又方，苦参、桂、半夏等分，捣下筛，苦酒和，以涂痛，则差。

又方，乌梅三十枚，盐三指撮，酒三升，煮取一升，去滓，顿服，当吐，愈。

此本在杂治中，其病是胸中膈上痰厥气上冲所致，名为厥头痛，吐之即差。

但单煮米作浓饮二三升许，适冷暖，饮尽二三升，须臾适吐，适吐毕又饮，如此数过，剧者须臾吐胆乃止，不损人而即差。

治胸中多痰，头痛不欲食及饮酒，则瘀阻痰方：

常山二两[①]，甘草一两，松萝一两，瓜蒂三七[②]枚。酒水各一升半，煮取升半，初服七合，取吐。吐不尽，余更分二服，后可服半夏汤。

《胡洽》名粉隔汤：

矾石一两。水二升，煮取一升，内蜜半合，顿服，须臾未吐，饮少热汤。

又方，杜衡三两，松萝三两，瓜蒂三十[③]枚。酒一升二合，渍再宿，去滓，温服五合。一服不吐，晚更一服。

又方，瓜蒂一两，赤小豆四两。捣末，温汤三合，和服便安卧，欲擿[④]之不吐，更服之。

又方，先作一升汤，投水一升，名为生熟汤，及食三合盐，以此汤送之，须臾欲吐，便擿出，未尽，更服二合，饮汤二升后，亦可更服，汤不复也。

又方，常山四两，甘草半两。水七升，煮取三升，内半升蜜，服一升，不吐更服，无蜜亦可。

方中能月服一种，则无痰水之患。又有旋覆五饮，在诸大方中。

若胸中痞寒短气愊[⑤]者愊，敷逼切：

甘草二两，茯苓三两，杏仁五十枚。碎之，水一斗三升，煮取六升，分为五服。

又方，桂四两，术、甘草二两，附子（炮）。水六升，煮取三升，分为三服。

膈中有结积觉骇骇[⑥]不去者：

藜芦一两（炙，末之），巴豆半两（去皮、心，熬之）。先捣巴豆

---

① 二两：《外台秘要·第八卷·痰厥头痛方八首》作“三两”。
② 三七：《外台秘要·第八卷·痰厥头痛方八首》作“二七”。
③ 三十枚：《外台秘要·第八卷·胸中痰澼方三首》作“二七”枚。
④ 擿（tí，音梯）：探。
⑤ 愊（bì，音闭）：烦闷。
⑥ 骇骇：象声词，鼓声。

如泥，入藜芦末，又捣万杵，蜜丸如麻子大，服一丸至二三丸。

膈中之病，名曰膏肓，汤丸径过，针灸不及，所以作丸含之，令气势得相熏染，有五膈丸方：

麦门冬十分（去心），甘草十分（炙），椒、远志、附子（炮）、干姜、人参、桂、细辛各六分。捣筛，以上好蜜丸如弹丸。以一丸含稍稍咽其汁，日三丸服之。主短气，心胸满，心下坚，冷气也。

此疾有十许方，率皆相类。此丸最胜，用药虽多，不合五膈之名，谓忧膈、气膈、恚膈、寒膈，其病各有诊别，在大方中又有七气方，大约与此大同小别耳。

备急葛氏主卒头痛如破，非中冷又非中风，是胸膈中痰厥气上冲所致，名厥头痛，吐即差疗方：①

常山四分，甘草半两。上二味切，以水七升，煮取三升，服一升不吐，更服亦可，纳蜜半升。忌生葱、生菜、海藻、菘菜。

张文仲五膈丸方：②

吴茱萸，曲，杏仁（去皮尖），干姜，蜀椒（汗），好豉（熬）。上六味等分捣筛，蜜和丸如梧子。饮服七丸，日三。忌生冷。

茗叶方（出《肘后方》）治猝头痛如破。非中冷。非中风。其病是胸膈有痰，厥气上冲所致，名为厥头痛。吐之即差。③

上用煮茗作饮二三升，适冷暖，饮一二升，须臾吐，吐毕又饮。能如此数过。剧者须吐量汁乃止。不损人。待渴即差。

附方

《圣惠方》治痰厥头痛：以乌梅十个（取肉），盐二钱。酒一中盏，合煎至七分，去滓，非时温服，吐即佳。

---

① 据《外台秘要·第八卷·痰厥头痛方八首》补。

② 据《外台秘要·第八卷·五膈方八首》补。

③ 据《普济方·卷四十四·头门》补。

又方，治冷痰饮恶心：用荜拨一两，捣为末，于食前用清粥饮调半钱服。

又方，治痰壅呕逆，心胸满闷不下食：用厚朴一两，涂生姜汁，炙令黄，为末，非时粥饮调下二钱匕。

《千金翼》论曰：治痰饮吐水，无时节者，其源以冷饮过度，遂令脾胃气羸，不能消于饮食，饮食入胃，则皆变成冷水，反吐不停者，赤石脂散主之：赤石脂一斤，捣筛，服方寸匕，酒饮自任，稍稍加至三匕，服尽一斤，则终身不吐淡水，又不下痢，补五脏，令人肥健。有人痰饮，服诸药不效，用此方遂愈。

《御药院方》真宗赐高祖相国，去痰清目，进饮食，生犀丸：川芎十两（紧小者，粟米泔浸，三日换，切片子，日干）为末，作两料，每料入麝、脑各一分，生犀半两，重汤煮，蜜杵为丸，小弹子大，茶酒嚼下一丸，痰，加朱砂半两，膈壅加牛黄一分，水飞铁粉一分；头目昏眩，加细辛一分；口眼㖞斜，炮天南星一分。

又方，治膈壅风痰：半夏，不计多少，酸浆浸一宿，温汤洗五七遍，去恶气，日中晒干，捣为末，浆水搜饼子，日中干之，再为末，每五两，入生脑子一钱，研匀，以浆水浓脚，丸鸡头大，纱袋贮，通风处阴干。每一丸好茶或薄荷汤下。

王氏《博济》治三焦气不顺，胸膈壅塞，头昏目眩，涕唾痰涎，精神不爽，利膈丸：牵牛子四两（半生半熟不蛀），皂荚（酥炙）二两。为末，生姜自然汁煮糊丸，如桐子大。每服二十丸，荆芥汤下。

《经验后方》治头风化痰：川芎，不计分两，用净水洗浸，薄切片子，日干或焙，杵为末，炼蜜为丸，如小弹子大。不拘时，茶酒嚼下。

又方，治风痰：郁金一分，藜芦十分。各为末，和令匀。每服一字，用温浆水一盏，先以少浆水调下，余者水漱口，都服便以食压之。

《外台秘要》治一切风痰，风霍乱，食不消，大便涩：诃梨勒三枚，捣取末，和酒顿服三五度，良。

《胜金方》治风痰：白僵蚕七个（直者），细研，以姜汁一茶脚，温水调灌之。

又方，治风痰：以萝卜子为末，温水调一匙头，良久吐出涎沫。如是瘫缓风，以此吐后，用紧疏药服，疏后服和气散，差。

《斗门方》治胸膈壅滞，去痰开胃：用半夏，净洗，焙干，捣罗为末，以生姜自然汁和为饼子，用湿纸裹，于慢火中煨令香，熟水两盏，用饼子一块如弹丸大，入盐半钱，煎取一盏，温服。能去胸膈壅逆，大压痰毒及治酒食所伤，其功极验。

◎治卒患胸痹痛方第二十九

胸痹之病，令人心中坚痞忽痛，肌中苦痹，绞急如刺，不得俛仰，其胸前皮皆痛，不得手犯，胸满短气，咳嗽引痛，烦闷自汗出，或彻引背膂[1]。不即治之，数日害人。治之方：

用雄黄、巴豆。先捣雄黄，细筛，内巴豆，务熟捣相入，丸如小豆大。服一丸，不效，稍益之。

又方，取枳实，捣，宜服方寸匕，日三夜一服。

又方，捣栝蒌实大者一枚，切薤白半升。以白酒七升，煮取二升，分再服。亦可加半夏四两，汤洗去滑，则用之。

又方，橘皮半斤，枳实四枚，生姜半斤。水四升，煮取二升，分再服。

又方，枳实、桂等分。捣末，橘皮汤下方寸匕，日三服。

仲景方，神效。

又方，桂、乌喙、干姜各一分，人参、细辛、茱萸各二分，贝母二分。合捣，蜜和丸，如小豆大。一服三丸，日三服之。

若已差复发者：

下韭根五斤，捣绞取汁，饮之愈。

① 背膂：上背部脊柱骨与肩胛骨之间的软组织。

附方

杜壬治胸膈痛彻背心，腹痞满气不得通及治痰嗽：大栝蒌，去穰，取子熟炒，别研，和子皮，面糊为丸，如梧桐子大，米饮下十五丸。

◎治卒胃反呕啘方第三十

葛氏治卒干呕不息方：

破鸡子去白，吞中黄数枚，即愈也。

又方，捣葛根，绞取汁，服一升许。

又方，一云蔗汁，温令热服一升，日三。一方，生姜汁服一升。

又方，灸两腕后两筋中一穴，名间使，各七壮。灸心主尺泽亦佳。

又方，甘草、人参各二两，生姜四两。水六升，煮取二升，分为三服。

治卒呕啘又厥逆方：

用生姜半斤（去皮，切之），橘皮四两（擘之）。以水七升，煮三升，去滓，适寒温，服一升，日三服。

又方，蘡薁[①]藤，断之当汁出，器承取，饮一升。生葛藤尤佳。

治卒啘不止方：

饮新汲井水数升，甚良。

又方，痛爪眉中夹间气也。[②]

又方，以物刺鼻中各一分来许，皂荚内鼻中令嚏，差。

又方，但闭气仰引之。

又方，好豉二升，煮取汁服之也。

又方，香苏浓煮汁，顿服一二升，良。

又方，粢米三升，为粉，井花水服之，良。

---

① 蘡（yīng，音英）薁（yù，音玉）：可能指野葡萄，《肘后方》首次记载了其可以治疗"呕啘又厥逆"。

② 痛爪眉中夹间气也：《外台秘要·第六卷·哕方七首》作"痛爪眉中央，闭气也"。

又方，用枇杷叶一斤（拭去毛，炙），水一斗，煮取三升。服芦根亦佳。

治食后喜呕吐者：

烧鹿角灰二两，人参一两。捣末，方寸匕，日三服。姚同。

治人忽恶心不已方：

薤白半斤，茱萸一两，豉半升，米一合，枣四枚，枳实二枚，盐如弹丸。水三升，煮取一升半，分为三服。

又方，但多嚼豆蔻子及咬槟榔，亦佳。

治人胃反不受食，食毕辄吐出方：

大黄四两，甘草二两。水二升，煮取一升半，分为再服之。

治人食毕噫醋[①]，及醋心方：

人参一两[②]，茱萸半斤[③]，生姜六两[④]，大枣十二枚。水六升，煮取二升，分为再服也。

哕不止：

半夏（洗，干），末之，服一匕，则立止。

又方，干姜六分，附子四分（炮）。捣，苦酒丸如梧子。服三丸，日三效。

治翻胃吐逆。内阴下常湿且臭，或作疮：[⑤]

用韶粉一分。渗即差止。常用大验。

治酸心。每醋气上攻如酽醋：[⑥]

用取茱萸三合。水三盏。煎七分。顿服。涎浓亦须强服。近有人心如蜇破。服此方后。二十年不发。

---

① 噫醋：是指胃中酸水随胃气上逆而上的病证。

② 一两：《外台秘要·第七卷·噫醋方七首》作“二两”。

③ 半斤：《外台秘要·第七卷·噫醋方七首》作“五合”。

④ 六两：《外台秘要》《普济方》均作“三两”。

⑤ 据《普济方·卷三十五·胃腑门》补。

⑥ 据《普济方·卷三十五·胃腑门》补。

附方

张仲景方，治反胃呕吐，大半夏汤：半夏三升[①]，人参三两[②]，白蜜一升。以水一斗二升，煎扬之一百二十遍，煮下三升半，温服一升，日再。亦治膈间痰饮。

又方，主呕哕谷不得下，眩悸，半夏加茯苓汤：半夏一升，生姜半斤，茯苓三两（切）。以水七升，煎取一升半，分温服之。

《千金方》治反胃，食即吐：捣粟米作粉，和水丸如梧子大七枚，烂煮，内醋中细吞之，得下便已。面亦得用之。

又方，治干哕，若手足厥冷，宜食生姜，此是呕家圣药。

治心下痞坚不能食，胸中呕哕：生姜八两，细切，以水三升，煮取一升，半夏五合，洗去滑，以水五升，煮取一升，二味合煮，取一升半，稍稍服之。

又方，主干呕：取羊乳一杯，空心饮之。

《斗门方》治翻胃：用附子一个，最大者，坐于砖上，四面着火，渐逼碎，入生姜自然汁中，又依前火逼干，复淬之，约生姜汁尽，尽半碗许，捣罗为末，用粟米饮下一钱，不过三服，差。

《经验方》治呕逆反胃散：大附子一个，生姜一斤。细剉，煮，研如面糊，米饮下之。

又方，治丈夫妇人吐逆连日不止，粥食汤药不能下者，可以应用此候效摩丸：五灵脂，不夹土石，拣精好者，不计多少，捣罗为末，研，狗胆汁和为丸，如鸡头大。每服一丸，煎热生姜酒，摩令极细，更以少生姜酒化以汤，汤药令极热，须是先做下粥，温热得所，左手与患人药吃，不得漱口，右手急将粥与患人吃，不令太多。

又方，碧霞丹，治吐逆立效：北来黄丹四两，筛过，用好米醋半升，同药入铫内，煎令干，却用炭火三秤，就铫内煅透红，冷，取研细

---

① 三升：《普济方·卷三十五·胃腑门》作“二升”。

② 人参三两：《普济方·卷三十五·胃腑门》无“人参三两”。

为末，用粟米饭丸，如桐子大。煎酵汤下七丸，不嚼，只一服。

《孙真人食忌》治呕吐：以白槟榔一颗（煨），橘皮一分（炙），为末，水一盏，煎半盏服。

《广济方》治呕逆不能食：诃梨勒皮二两，去核，熬，为末，蜜和丸，如梧桐子大，空心服二十丸，日二服。

《食医心镜》主脾胃气弱，食不消化，呕逆反胃，汤饮不下：粟米半升，杵细，水和丸如梧子大，煮令熟，点少盐，空心和汁吞下。

《金匮玉函方》治五噎心膈气滞，烦闷吐逆不下食：芦根五两，剉，以水三大盏，煮取二盏，去滓，不计时温服。

《外台秘要》治反胃：昔幼年经患此疾，每服食饼及羹粥等，须臾吐出。贞观许奉御兄弟及柴、蒋等家，时称名医，奉敕令治，罄竭各人所长，竟不能疗，渐羸惫，候绝朝夕，忽有一卫士云，服驴小便极验，旦服二合后食，唯吐一半，晡时又服二合，人定时食粥，吐即便定，迄至今日午时奏之，大内中五六人患反胃同服，一时俱差。此药稍有毒，服时不可过多，承取尿，及热服二合，病深七日以来，服之良。后来疗人并差。

又方，治呕：麻仁三两，杵，熬，以水研取汁，着少盐吃，立效。李谏议用，极妙。

又方，治久患咳噫，连咳四五十声者：取生姜汁半合，蜜一匙头，煎令熟，温服，如此三服，立效。

又方，治咳噫：生姜四两，烂捣，入兰香叶二两，椒末一钱匕，盐和面四两，裹作烧饼熟煨，空心吃，不过三两度，效。

《孙尚药方》治诸吃噫：橘皮二两，汤浸去瓤，剉，以水一升，煎之五合，通热顿服。更加枳壳一两，去瓤炒，同煎之服，效。

《梅师方》主胃反，朝食暮吐，旋旋吐者：以甘蔗汁七升，生姜汁一升。二味相和，分为三服。

又方，治醋心：槟榔四两，橘皮二两。细捣为散，空心生蜜汤下方寸匕。

《兵部手集》治醋心，每醋气上攻如醶醋：吴茱萸一合，水三盏，煎七分，顿服，纵浓亦须强服。近有人心如蜇破，服此方后，二十年不发。

◎治卒发黄疸诸黄病方第三十一

治黄疸方：

芜菁子五升，捣筛，服方寸匕，日三，先后十日，愈之。

又方，烧乱发，服一钱匕，日三服。秘方，此治黄疸。

又方，捣生麦苗，水和绞取汁，服三升。以小麦胜大麦，一服六七合，日三四。此酒疸也。

又方，取藜芦着灰中炮之，令小变色，捣，下筛末，服半钱匕，当小吐，不过数服。此秘方也。

又方，取小豆、秫米、鸡矢白各二分，捣筛，为末，分为三服，黄汁当出。此通治面目黄，即差。

疸病有五种，谓黄疸、谷疸、酒疸、女疸、劳疸也。黄汗者，身体四肢微肿，胸满不得汗，汗出如黄柏，汗由大汗出卒入水所致，方：

猪脂一斤，温令热，尽服之，日三，当下，下则稍愈。

又方，栀子十五枚，栝蒌子三枚，苦参三分。捣末，以苦酒渍鸡子二枚，令软，合黄白以和药，捣丸，如梧子大。每服十丸，日五六。除热，不吐，即下，自消也。

又方，黄雌鸡一只，治之，剉生地黄三斤，内腹中，急缚仰置铜器中，蒸令极熟，绞取汁，再服之。

又方，生茅根一把，细切，以猪肉一斤，合作羹，尽啜食之。

又方，柞树皮，烧末，服方寸匕，日三服。

又方，甘草一尺，栀子十五枚，黄柏十五分。水四升，煮取一升半，分为再服。此药亦治温病发黄。

又方，茵陈六两，水一斗二升，煮取六升，去滓，内大黄二两，栀子十四枚，煮取三升，分为三服。

又方，麻黄一把，酒五升，煮取二升半，可尽服，汗出，差。

若变成疸者多死，急治之方：

土瓜根，捣取汁，顿服一升，至三服，须发[①]汗或[②]小便去，不尔，更服之。

谷疸者，食毕头旋，心怫郁不安而发黄，由失饥大食，胃气冲熏所致。治之方：

茵陈四两，水一斗，煮取六升，去滓，内大黄二两，栀子七枚，煮取二升，分三服，溺去黄汁，差。

又方，苦参三两，龙胆一合。末，牛胆丸如梧子。以生麦汁服五丸，日三服。

酒疸者，心懊痛，足胫满，小便黄，饮酒发赤斑黄黑，由大醉当风入水所致。治之方：

黄芪二两，水兰[③]一两。末之，酒服方寸匕，日三服。

又方，大黄一两，枳实五枚，栀子七枚，豉六合[④]。水六升，煮取二升，分为三服。

又方，芫花、椒目等分。烧，末，服半钱，日一两遍。

女劳疸者，身目皆黄，发热恶寒，小腹满急，小便难，由大劳大热交接，交接后入水所致。治之方：

硝石、矾石等分。末，以大麦粥饮服方寸匕，日三，令小汗出，小便当去黄汁也。

又方，乱发如鸡子大，猪膏半斤，煎令消尽，分二服。

---

① 发：主校本作“病”。

② 或：主校本作“当”。

③ 水兰：《外台秘要·第四卷·酒疸方七首》作“木兰皮”。

④ 六合：《外台秘要·第四卷·酒疸方七首》作“一升”。

附方

《外台秘要》治黄疸：柳枝，以水一斗，煮取浓汁半升，服令尽。

又方，治阴黄，汗染衣，涕唾黄：取蔓菁子，捣末，平旦以井花水服一匙，日再，加至两匙，以知为度。每夜小便，重浸少许帛子，各书记曰，色渐退，白则差，不过服五升。

《图经》曰：黄疸病及狐惑病，并猪苓散主之：猪苓、茯苓、术等分。杵末，每服方寸匕，水调下。

《食疗》云：主心急黄。

以百合蒸过，蜜和食之，作粉尤佳。红花者名山丹，不堪食。

治黄疸：用秦艽一大两，细剉，作两帖子，以上好酒一升，每贴半升酒，绞取汁，去滓，空腹分两服，或利便止就中，好酒人易治。凡黄有数种，伤酒曰酒黄，夜食、误食鼠粪亦作黄，因劳发黄，多痰涕，目有赤脉，日益憔悴，或面赤恶心者是。崔元亮用之，及治人皆得方极效。秦艽须用新好罗文者。

《伤寒类要》疗男子妇人黄疸病，医不愈，耳目悉黄，食饮不消，胃中胀热，生黄衣，在胃中有干屎，使病尔：用煎猪脂一小升，温热顿服之，日三，燥屎[①]下去乃愈。

又方，治黄百药不差：煮驴头熟，以姜齑啖之，并随多少饮汁。

又方，治黄疸，身眼皆如金色：不可使妇人鸡犬见，取东引桃根，切细如筯[②]，若钗股以下者一握，以水一大升，煎取一小升，适温，空腹顿服。后三五日，其黄离离如薄云散，唯眼最后差，百日方平复。身黄散后，可时时饮一盏清酒，则眼中易散，不饮则散迟。忌食热面、猪、鱼等肉。此是徐之才家秘方。

《正元广利方》疗黄，心烦热口干，皮肉皆黄：以秦艽十二分，牛乳一大升，同煮，取七合，去滓，分温再服，差。此方出于许人则。

① 屎：原作“尿”，结合文义及上下文内容改为“屎”。
② 筯（zhù，音助）：同“箸”，筷子。

◎治卒患腰胁痛诸方第三十二

葛氏治卒腰痛诸方，不得俛仰方：

正立倚小竹，度其人足下至脐，断竹，及以度后当脊中，灸竹上头处，随年壮。毕，藏竹勿令人得矣。

又方，鹿角长六寸，烧，捣末，酒服之。鹿茸尤佳。

又方，取鳖甲一枚，炙，捣筛，服方寸匕，食后，日三服。

又方，桂八分，牡丹四分，附子二分。捣末，酒服一刀圭，日再服。

治肾气虚衰，腰脊疼痛，或当风卧湿，为冷所中，不速治，流入腿膝，为偏枯冷痹缓弱，宜速治之方：

独活四分，附子一枚（大者，炮），杜仲、茯苓、桂心各八分，牛膝、秦艽、防风、芎䓖、芍药六分，细辛五分，干地黄十分。切，水九升，煮取三升，空腹，分三服，如行八九里，进一服，忌如前，顿服三剂。

治诸腰痛，或肾虚冷，腰疼痛，阴萎方：

干漆（熬烟绝）、巴戟天（去心）、杜仲、牛膝各十二分，桂心、狗脊、独活各八分，五加皮、山茱萸、干薯蓣各十分，防风六分，附子四分。炼蜜丸如梧子大。空腹酒下二十丸，日再，加减以知为度也，大效。

胁痛如打方：

大豆半升，熬令焦，好酒一升，煮之令沸，热[1]饮取醉。

又方，芫花、菊花等分，踯躅花半斤。布囊贮，蒸令热，以熨痛处，冷易之。

又方，去穷骨上一寸，灸七壮，其左右一寸，又灸七壮。

又，积年久痛，有时发动方：干地黄十方，甘草五分，干漆五分，白术五分，桂一尺，捣筛，酒服一匕，日三服。

① 热：原作“熟”，据《四库全书》本结合文义改为“热”。

又方，六七月取地肤子，阴干，末，服方寸匕，日五六服。

治反腰有血痛方：

捣杜仲三升许，以苦酒和，涂痛上。干复涂。并灸足踵白肉际，三壮。

治肾腰痛：

生葛根，嚼之咽其汁，多多益佳。

又方，生地黄，捣绞取汁三升，煎取二升，内蜜一升，和一升，日三服。不差，则更服之。

又方，灸腰眼中，七壮。

肾腰者，犹如反腰忽转而惋之。

治腰中常冷如带钱方：

甘草、干姜各二两，茯苓、术各四两。水五升，煮取三升，分为三服。《小品》云温。

治胁卒痛如打方：

以绳横度两乳中间，屈绳从乳横度，以趍[①]痛胁下，灸绳下屈处，三十壮，便愈。此本在杂治中。

《隐居效方》腰背痛方：

杜仲一斤，切，酒二斗，渍十日，服三合。

附方

《千金方》治腰脚疼痛：胡麻一升，新者，熬令香，杵筛，日服一小升，计服一斗，即永差。酒饮、蜜汤、羹汁皆可服之，佳。

《续千金方》治腰膝疼痛伤败：鹿茸不限多少，涂酥，炙紫色，为末，温酒调下一钱匕。

《经验后方》治腰脚痛：威灵仙一斤，洗，干，好酒浸七日，为末，面糊丸，桐子大。以浸药酒下二十丸。

---

① 趍：古同“趋”。

《经验后方》治腰疼神妙：用破故纸，为末，温酒下三钱匕。

又方，治肾虚腰脚无力：生栗袋贮，悬干，每日平明吃十余颗，次吃猪肾粥。

又方，治丈夫腰膝积冷痛，或顽麻无力：菟丝子（洗，秤）一两，牛膝一两。同浸于银器内，用酒过一寸，五日，曝干，为末，将元浸酒入少醇酒作糊，搜和丸，如梧桐子大。空心酒下二十丸。

《外台秘要》疗腰痛：取黄狗皮，炙，裹腰痛处，取暖彻为度，频即差也。徐伯玉方同。

《斗门方》治腰痛：用大黄半两，更入生姜半两，同切如小豆大，于铛内炒令黄色，投水两碗，至五更初顿服，天明取下腰间恶血物，用盆器贮，如鸡肝样，即痛止。

又方，治腰重痛：用槟榔，为末，酒下一钱。

《梅师方》治卒腰痛，暂转不得：鹿角一枚，长五寸，酒二升，烧鹿角令赤，内酒中浸一宿，饮之。

崔元亮《海上方》治腰脚冷风气：以大黄二大两，切如碁[①]子，和少酥炒，令酥尽入药中，切不得令黄焦，则无力。捣筛，为末。每日空腹以水大三合，入生姜两片如钱，煎十余沸，去姜，取大黄末两钱，别置碗子中，以姜汤调之，空腹顿服。如有余姜汤，徐徐呷之令尽，当下冷脓多恶物等，病即差，止。古人用毒药攻病，必随人之虚实而处置，非一切而用也。姚僧垣初仕，梁武帝因发热，欲服大黄，僧垣曰：大黄乃是快药，至尊年高，不可轻用。帝弗从，几至委顿。元帝常有心腹疾，诸医咸谓宜用平药，可渐宣通，僧垣曰：脉洪而实，此有宿食，非用大黄无差理。帝从而遂愈。以此言之，今医用一毒药而攻众病，其偶中病，便谓此方之神奇，其差误乃不言。用药之失，如此者众矣，可不戒哉！

《修真方》神仙方：菟丝子一斗，酒一斗，浸良久，漉出曝干，又

① 碁（qí，音旗）：《说文解字》曰：“棋的异体字”。

浸，以酒尽为度。每服二钱，温酒下，日二服，后吃三五匙水饭压之，至三七日，加至三钱匕。服之令人光泽，三年老变为少，此药治腰膝，去风，久服延年。

◎治虚损羸瘦不堪劳动方第三十三

治人素有劳根，苦作便发，则身百节皮肤无处不疼痛，或热筋急方

取白柘[①]东南行根一尺，刮去上皮，取中间皮以烧屑，亦可细切捣之，以酒服三方寸匕，厚覆取汗，日三服。无酒，以浆服之。白柘，是柘之无刺者也。

治卒连时不得眠方：

暮以新布火炙以熨目，并蒸大豆，更番囊贮枕，枕冷复更易热，终夜常枕热豆，即立愈也。

此二条本在杂治中，并皆虚劳，患此疾，虽非乃急飚[②]，不即治，亦渐瘵人。后方劳救，为力数倍，今故略载诸法。

凡男女因积劳虚损，或大病后不复常，若四体沉滞，骨肉疼酸，吸吸少气，行动喘惙，或小腹拘急，腰背强痛，心中虚悸，咽干唇燥，面体少色，或饮食无味，阴阳废弱，悲忧惨戚，多卧少起，久者积年，轻者才百日，渐至瘦削，五脏气竭，则难可复振。治之汤方：

甘草二两，桂三两，芍药四两，生姜五两（无者亦可用干姜），大枣二七枚。以水九升，煮取三升，去滓，内饴八两，分三服，间日复作一剂。后可将诸丸散耳，黄芪加二两，人参二两，为佳。若患痰满及溏泄，可除饴耳。姚同。

又方，乌雌鸡一头，治如食法，以生地黄一斤（切），饴糖二升，内腹内，急缚，铜器贮，甑中蒸五升米久，须臾取出。食肉、饮汁，勿

① 柘（zhè，音浙）：《说文解字》曰："桑也"。白柘，即穿破石，亦名柞树、柘木，为桑科植物柘树的木材和根或皮。具有化瘀止血、清肝明目、截疟之功。

② 急飙：主校本作"飙急"。

啖盐，三月三度作之。姚云神良，并止盗汗。

又方，甘草一两，白术四两，麦门冬四两，牡蛎二两，大枣二十枚，胶三两。水八升，煮取二升，再服。

又方，黄芪、枸杞根白皮、生姜三两[①]，甘草、麦门冬、桂各二两，生米三合。水九升，煮取三升，分四服。

又方，羊肾一枚（切），术一升。以水一斗，煮取九升，服一升，日二三服，一日尽。冬月分二日服，日可再服。

又有建中肾沥汤法诸丸方。

干地黄四两，茯苓、薯蓣、桂、牡丹、山茱萸各二两，附子、泽泻一两。捣，蜜丸如梧子。服七丸，日三，加至十丸。此是张仲景八味肾气丸方，疗虚劳不足，大伤饮水，腰痛，小腹急，小便不利。又云长服，即去附子，加五味子，治大风冷。

又方，苦参、黄连、菖蒲、车前子、忍冬、枸杞子各一升。捣，蜜丸如梧子大。服十丸，日三服。

有肾气大丸法诸散方。

术一斤，桂半斤，干地黄、泽泻、茯苓各四两。捣筛，饮服方寸匕，日三两服，佳。

又方，生地黄二斤，面一斤。捣，炒干，筛，酒服方寸匕，日三服。

附方

枸杞子酒，主补虚，长肌肉，益颜色，肥健人，能去劳热：用生枸杞子五升，好酒二斗，研，搦匀碎，浸七日，漉去滓，饮之，初以三合为始，后即任意饮之。《外台秘要》同。

《食疗》补虚劳，治肺劳，止渴，去热风：用天门冬，去皮心，入蜜煮之，食后服之。若曝干，入蜜丸，尤佳。亦用洗面，甚佳。

又方，雀卵白，和天雄末、菟丝子末为丸，空心酒下五丸。主男子

① 三两：据文义疑为“各三两”。

阴萎不起，女子带下，便溺不利，除疝瘕，决痈肿，续五脏气。

《经验方》暖精气，益元阳：白龙骨、远志等分。为末，炼蜜丸，如梧桐子大。空心卧时冷水下三十丸。

又方，除盗汗及阴汗：牡蛎，为末，有汗处粉之。

《经验后方》治五劳七伤，阳气衰弱，腰脚无力，羊肾苁蓉羹法：羊肾一对（去脂膜，细切），肉苁蓉一两（酒浸一宿，刮去皴皮，细切）。相和作羹，葱白盐五味等如常法事治，空腹食之。

又方，治男子女人五劳七伤，下元久冷，乌髭鬓，一切风病，四肢疼痛，驻颜壮气：补骨脂一斤，酒浸一宿，放干，却用乌油麻一升和炒，令麻子声绝，即播去，只取补骨脂为末，醋煮面糊丸，如梧桐子大，早晨温酒盐汤下二十丸。

又方，固阳丹：菟丝子二两酒浸十日，水淘，焙干为末，更入杜仲一两蜜炙，捣，用薯蓣末酒煮为糊，丸如梧桐子大，空心用酒下五十丸。

《食医心镜》益丈夫，兴阳，理腿膝冷：淫羊藿一斤，酒一斗浸，经三日，饮之，佳。

《御药院》治脚膝风湿，虚汗少力，多疼痛，及阴汗：烧矾作灰，细研末，一匙头，沸汤投之，淋洗痛处。

《外台秘要》补虚劳，益髓长肌，悦颜色，令人肥健：鹿角胶，炙，捣为末，以酒服方寸匕，日三服。

又，治骨蒸：桃仁一百二十枚，去皮，双人①留尖，杵和为丸，平旦井花水顿服令尽，服讫，量性饮酒令醉，仍须吃水，能多最精，隔日又服一剂，百日不得食肉。

又，骨蒸亦曰内蒸，所以言内者，必外寒内热附骨也，其根在五脏六腑之中，或皮燥而无光，蒸作之时，四肢渐细，足趺肿者：石膏十分，研如乳法，和水服方寸匕，日再，以体凉为度。

---

① 双人：据文义疑为“双仁”。

崔元亮《海上方》疗骨蒸鬼气：取童子小便五大斗（澄过），青蒿五斗（八月九月采，带子者最好，细剉）。二物相和，内好大釜中，以猛火煎取三大斗，去滓，净洗釜令干，再泻汁安釜中，以微火煎可二大斗，即取猪胆十枚相和，煎一大斗半，除火待冷，以新瓷器贮，每欲服时，取甘草二三两，熟炙，捣末，以煎和，捣一千杵，为丸。空腹粥饮下二十丸，渐增至三十丸，止。

◎治脾胃虚弱不能饮食第三十四

治卒得食病似伤寒，其人但欲卧，七八日不治煞人，方：

按其脊两边有陷处，正灸陷处两头，各七壮，即愈。

治食鱼鲙及生肉，住胸膈中不消化，吐之又不出，不可留，多使成癥方：

朴硝如半鸡子一枚，大黄一两[①]。凡二物㕮咀，以酒二升，煮取一升，去滓，尽服之，立消。若无朴硝者，芒硝代之，皆可用。

治食生冷杂物，或寒时衣薄当风，或夜食便卧不即消，心腹烦痛胀急，或连日不化方：

烧地令极热，即敷薄荐莞席，向卧覆取汗，即立愈也。

治食过饱烦闷，但欲卧而腹胀方：

熬面令微香，捣，服方寸匕。得大麦生面益佳。无面，以糜亦得。

此四条本在杂治中，皆食饮脾胃家事，令胃气充实，则永无食患。食宜先治其本，故后疏诸法。

腹中虚冷，不能饮食，食辄不消，羸瘦，致之四肢尪弱，百疾因此互生：

生地黄十斤，捣绞取汁，和好面三斤，以日曝干，更和，汁尽止。未食后，服半合，日三，稍增至三合。

① 一两：《外台秘要·第三十一卷·解饮食相害成病百件》作“二两”。

又方，面半斤，麦蘖[①]五升，豉五合[②]，杏仁二升。皆熬令黄香，捣筛，丸如弹。服一枚，后稍增之。

又方，大黄、芍药各半斤[③]（捣，末之），芒硝半斤。以蜜三斤，于铜器中，汤上煎，可丸，如梧子大，服七丸至十丸。

又方，曲一斤，干姜十两，茱萸一升，盐一弹。合捣，蜜和如弹丸，日三服。

又方，术二斤，曲一斤。熬令黄，捣，蜜丸，如梧子大。服三十丸，日三。若大冷，可加干姜三两。若患腹痛，加当归三两。羸弱，加甘草二两，并长将息，徐以曲术法。疗产后心下停水，仍须利之。

又方，薤白一斤，枳实三两（炙），大枣十二枚（擘），粳米二合，豉七合。上五味，以水七升煮薤，余五升，内诸药，煮取一升半，分三服，差止。[④]

又方，豉心一升（熬末），麦蘖、曲各一两（熬），蜀椒一升（汗），干姜一升（末）。上五味捣筛，以蜜拌，食后酒服之方寸匕。[⑤]

治脾胃气弱，水谷不得下，遂成不复受食方：

大麻子三升，大豆炒黄香，合捣筛，食前一二方寸匕，日四五服，佳矣。

治饱食便卧，得谷劳病，令人四肢烦重，嘿嘿欲卧，食毕辄甚方：

大麦蘖一升，椒一两（并熬）[⑥]，干姜三两[⑦]。捣末，服方寸匕，日三四服。

---

① 麦蘖：即麦芽，消食调中，回乳。

② 豉五合：《外台秘要·第三十一卷·解饮食相害成病百件》无“豉五合”三个字。

③ 半斤：《外台秘要·第三十一卷·解饮食相害成病百件》作“一斤”。

④ 据《外台秘要·第三十一卷·解饮食相害成病百件》补。

⑤ 据《外台秘要·第三十一卷·解饮食相害成病百件》补。

⑥ 椒一两：《外台秘要·第三十一卷·解饮食相害成病百件》无。

⑦ 三两：《外台秘要·第三十一卷·解饮食相害成病百件》作“二两”。

附方

《食医心镜》治脾胃气冷，不能下食，虚弱无力，鹘突羹：鲫鱼半斤，细切，起作鲙，沸豉汁热投之，着胡椒、干姜、莳萝、橘皮等末，空腹食之。

《近世方》主脾胃虚冷不下食，积久羸弱成瘵者：温州白干姜，一物浆水煮，令透心润湿，取出焙干。捣筛，陈廪米煮粥饮丸，如桐子。一服三五十丸，汤使任用，其效如神。

《食疗》治胃气虚，风热不能食：生姜汁半鸡子壳，生地黄汁少许，蜜一匙头，和水三合，顿服，立差。

《经验方》治脾元气发歇，痛不可忍者：吴茱萸一两，桃仁一两。和炒，令茱萸焦黑，后去茱萸，取桃仁，去皮、尖，研细，葱白三茎，煨热，以酒浸，温分二服。

《经验后方》治脾胃进食：茴香二两，生姜四两。同捣令匀，净器内湿纸盖一宿，次以银石器中，文武火炒令黄焦，为末，酒丸如梧子大。每服十丸至十五丸，茶酒下。

《外台秘要》治久患气胀：乌牛尿，空心温服一升，日一服，气散即止。

◎治卒绝粮失食饥惫欲死方第三十五

粒食者，生人之所资，数日乏绝，便能致命。《本草》有不饥之文，而医方莫言斯术者，当以其涉在仙奇之境，非庸俗所能遵故也，遂使荒馑之岁，饿尸横路，良可哀乎。今略载其易为者云，若脱值奔窜在无人之乡，及堕坠溪谷、空井、深冢之中，四顾迥绝，无可藉口者，便须饮水服气，其服法如下：

闭口以舌料上下齿，取津液而咽之，一日得三百六十咽便佳，渐习乃可至千[①]，自然不饥。三五日小疲极，过此便渐轻强。复有食十二

① 千：原作“于”，据主校本改为“千”。

时，六戊者诸法，恐危逼之地，不能晓方面及时之早晚，故不论此。若有水者，卒无器，便与左手贮，祝曰：丞掾吏之赐，真乏粮，正赤黄行无过，城下诸医以自防。毕，三叩齿，右手指三叩左手，如此三遍，便饮之。后复有杯器贮水尤佳，亦左手执，右手以物扣之如法，日服三升，便不复饥，即差。

若可得游涉之地，周行山泽间者：

但取松、柏叶，细切，水服二合，日中二三升，便佳。又，掘取白茅根，洗净，切，服之。此三物得行曝燥，石上捣碎服，服者食方寸，辟一日。又，有大豆者，取含光明帀①热，以水服，尽此则解十日。赤小豆亦佳，得熬二豆黄，末，服一二升，辟十日。草中有术，天门冬、麦门冬、黄精、葳蕤、贝母，或生或热，皆可单食，树木上自耳，及檀、榆白皮，并可辟饥也。

若遇荒年谷贵，无以充粮，应须药济命者

取稻米一斗，淘汰之，百蒸百曝，捣。日一飡，以水得三十日都止，则可终身不食，日行三百里。

又方，粳米一斗，酒三升，渍之，出曝之，又渍，酒尽止出，稍食之，渴饮之，辟三十日。足一斛二升，辟周年。

有守中丸药法：

其疏诸米豆者，是人间易得易作，且不乖谷气，使质力无减耳。恐肉秽之身，忽然专御药物，或非所堪，若可得频营，则自更按余所撰谷方中求也。

附方

《圣惠方》绝谷升仙不食法：取松实捣为膏，酒调下三钱，日三，则不饥渴。饮水，勿食他物，百日身轻，日行五百里。

《野人闲话》云伏虎尊师炼松脂法：十斤松脂，五度以水煮过，令

① 帀（zā，音匝）：同“匝”。

苦味尽，取得后，每一斤炼了松脂，入四两茯苓末，每晨水下一刀圭，即终年不食，而复延龄，身轻清爽。

《抱朴子》云：汉成帝时，猎者于终南山见一人，无衣服，身皆生黑毛，跳坑越涧如飞。乃密伺其所在合闱[①]取得，乃是一妇人，问之，言：我是秦之宫人，关东贼至，秦王出降，惊走入山，饥无所食，洎欲饿死。有一老公教我吃松、柏叶实，初时苦涩，后稍便吃，遂不复饥，冬不寒，夏不热。此女是秦人，至成帝时，三百余载也。

① 闱（wéi，音围）：《说文解字》曰：“守也”。

葛仙翁肘后备急方卷之五

瘦樵程永培校

◎治痈疽妬[①]乳诸毒肿方第三十六

《隐居效方》治羊疽疮有虫痒：

附子八分，藜芦二分。末，敷之，虫自然出。

葛氏疗奶发，诸痈疽发背及乳方：

比[②]灸其上百壮。

又方，熬粢[③]粉令黑，鸡子白和之，涂练上以贴痈，小穿练上作小口泄毒气，燥易之，神秘。

又方，釜底煤捣以鸡子中黄和涂之，加少豉，弥良。

又方，捣黄柏末，筛，鸡子白和，厚涂之，干复易，差。

又方，烧鹿角，捣末，以苦酒和，涂之，佳。

又方，于石上水磨鹿角，取浊汁，涂痈上，干复易，随手消。

又方，末半夏，鸡子白和，涂之，水磨敷并良。

又方，神效水磨，出《小品》。

又方，醋和茱萸，若捣姜或小蒜敷之，并良。

一切恶毒肿：

蔓菁根一大握（无，以龙葵根代之），乳头香一两（光明者），

---

① 妬（dù，音度）：《释名：释疾病》："乳痈曰妬。妬，褚也。气积褚不通至肿溃也。"

② 比：《外台秘要·第二十四卷·痈疽发背杂疗方二十六首》作"皆"。

③ 粢（zī，音资）：谷子。

黄连一两（宣州者），杏仁四十九枚（去尖用），柳木取三四钱（白色者）。各细剉，捣三二百杵，团作饼子，厚三四分，可肿处大小贴之，干复易，立散，别贴膏药治疮处，佳。

葛氏疗痈发数十处方：

取牛矢烧，捣末，以鸡子白和涂之，干复易，神效。

又方，用鹿角、桂、鸡屎，别捣，烧，合和，鸡子白和涂，干复上。

又，痈已有脓，当使坏方：

取白鸡两翅、羽肢各一枚，烧服之，即穿。姚同。

又方，吞薏苡一枚，勿多。

又方，以苦酒和雀矢，涂痈头上，如小豆。

葛氏，若已结痈，使聚不更长方：

小豆，末涂，若鸡子白和尤佳，即差。

又方，芫花，末，胶汁和，贴上，燥复易，化为水。

若溃后，脓血不止，急痛：

取生白楸叶，十重贴上，布帛宽缚之。

乳肿：

桂心、甘草各二分，乌头一分（炮）。捣，为末，和苦酒涂，纸覆之，脓化为水，则神效。

葛氏，妇女乳痈妬肿：

削柳根皮，熟捣，火温，帛囊贮熨之，冷更易，大良。

又方，取研米槌煮令沸，絮中覆乳以熨上，当用二枚，互熨之，数十回止。姚云神效。

乳痈方：

大黄、罔草、伏龙肝（灶以下黄土也）、生姜各二分。先以三物捣筛，又合生姜捣，以醋和涂，乳痈则止，极验。刘涓子不用生姜，用生姜四分，分等。余比见用鲫鱼立验，此方《小品》，佳。

姚氏，乳痈：

大黄、鼠粪（湿者）、黄连各一分。二物为末，鼠矢更捣，以黍米粥清和，敷乳四边，痛即止，愈。无黍米，用粳米并得。

又方，牛马矢敷，并佳，此并消去。

《小品》妬方：

黄芩、白蔹、芍药分等。末，筛，浆服一钱匕，日五服。若右乳结者，将左乳汁服，左乳结者，将右乳汁服，散消根。姚同，此方必愈。

姚方，捣生地黄敷之，热则易。小豆亦佳。

又云：二三百众疗不差，但坚紫色者。

用前柳根皮法云，熬令温，熨肿，一宿愈。

凡乳汁不得泄内结，名妬乳，乃急于痈。

徐王疗乳中瘰疬起痛方：

大黄、黄连各三两。水五升，煮取一升二合，分三服，得下即愈。

葛氏卒毒肿起急痛方：

芜菁根大者，削去上皮，熟捣，苦酒和如泥，煮三沸，急搅之出，敷肿，帛裹上，日再三易。用子亦良。

又方，烧牛矢，末，苦酒和，敷上，干复易。

又方，水和石灰封上。又，苦酒磨升麻，若青木香，或紫檀，以磨敷上，良。

又方，取水中萍子草，熟捣，以敷上。

又，已入腹者：

麝香、薰陆香、青木香、鸡舌香[①]各一两。以水四升，煮取二升，分为再服。

若恶核肿[②]结不肯散者：

吴茱萸、小蒜分等，合捣敷之。丹蒜亦得。

---

① 鸡舌香：为桃金娘科植物丁香的果实，具有温中降逆、补肾助阳之功。

② 恶核肿：类似于现代医学淋巴结炎、淋巴结核、皮下囊肿与小的肿瘤。

又方，捣鲫鱼以敷之。

若风肿多痒，按之随手起，或隐疹方：

但令痛以手摩捋抑按，日数度，自消。

又方，以苦酒磨桂若独活，数敷之，良。

身体头面忽有暴肿处如吹方：

巴豆三十枚，连皮碎，水五升，煮取三升，去滓，绵沾以拭肿上，趁手消，勿近口。

皮肉卒肿起，狭长赤痛名膈：

鹿角五两，白蔹一两，牡蛎四两，附子一两。捣筛，和苦酒，涂帛上，燥复易。

《小品》痈结肿坚如石，或如大核，色不变，或作石痈不消：

鹿角八两（烧作灰），白蔹二两，粗理黄色磨石一斤（烧令赤）。三物捣作末，以苦酒和泥，厚涂痈上，燥更涂，取消止。内服连翘汤下之。姚方云：烧石令极赤，内五升苦酒中，复烧，又内苦酒中，令减半止，捣石和药，先用所余，苦酒不足，添上用。

姚方，若发肿至坚而有根者，名曰石痈：

当上灸百壮，石子当碎出。不出者，可益壮。痈疽、瘤、石痈、结筋、瘰疬，皆不可就针角。针角者，少有不及祸者也。

又，痈未溃方：

罔草，末，和鸡子白，涂纸令厚，贴上，燥复易，得痈自差。

痈肿振焮不可忍[①]方：

大黄，捣筛，以苦酒和，贴肿上，燥易，不过三，即差减，不复作脓，自消除，甚神验也 。

痈肿未成脓：

取牛耳垢封之，即愈。

若恶肉不尽者，食肉药食去，以膏涂之，则愈。食肉方：

① 忍：主校本作“枨”。

取白炭灰、荻灰等分，煎令如膏，此不宜预作，十日则歇，并可与去黑子。此大毒，若用效验，本方用法。

凡痈肿：

用栝蒌根、赤小豆，皆当内苦酒中五宿，出，熬之毕，捣为散，以苦酒和，涂纸上贴肿，验。

《隐居效方》消痈肿：

白蔹二分，藜芦一分。为末，酒和如泥，贴上，日三，大良。

疽疮骨出：

黄连、牡蛎各二分。为末，先盐酒洗，后敷。

葛氏，忽得熛疽着手足肩，累累如米豆，刮汁出，急疗之：

熬芜菁，熟捣，裹以辗转其上，日夜勿止。

若发疽于十指端，及色赤黑，甚难疗，宜按大方，非单方所及。

若骨疽积年，一捏一汁出，不差：

熬末胶饴，勃疮上，乃破生鲤鱼以拓之，如饮顷，刮视有小虫出，更洗，敷药，虫尽则便止，差。

姚方云：熛疽者，肉中忽生一黤子[①]如豆粟，剧者如梅李大，或赤或黑，或白或青，其黶[②]有核，核有深根，应心，少久四面悉肿，疱黯黕[③]紫黑色，能烂坏筋骨，毒入脏腑，煞人。南方人名为拓着毒：

着厚肉处皆割之，亦烧铁令赤，烙毒[④]三上，令焦如炭。亦灸黯疱上，百壮为佳。早春酸摹叶敷其四面，防其长也，饮葵根汁、犀角汁、升麻汁，折其热。内外疗依丹毒法也。

刘涓子疗痈疽发坏，出脓血，生肉，黄芪膏：

黄芪、芍药、大黄、当归、川芎、独活、白芷、薤白各一两，生地黄三两。九物切，猪膏二升半，煎三上三下，膏成，绞去滓，傅充疮

① 黤（yǎn，音掩）：《说文解字》曰："青黑也"。

② 黶（yǎn，音掩）：《说文解字》曰："申黑也"。

③ 黕（dǎn，音胆）：乌黑。

④ 毒：主校本作"赤"。

上，摩左右，日三。

又，丹痈疽始发，浸淫进长，并少小丹拓方：

升麻、黄连、大黄、川芎各二两。黄芩、芒硝各三两，当归、甘草（炙）、羚羊角各一两。九物㕮咀，水一斗三升，煮取五升，去滓，还内铛中，后下[①]芒硝，上杖搅成膏。适冷热，贴帛拓肿上，数度便随手消散。王练甘林所秘方，慎不可近阴。

又，熛[②]疮浸淫多汁，日就浸大，胡粉散：

胡粉（熬）、甘草（炙）、䕡茹、黄连各二分。四物捣散，筛，以粉疮，日三，极验。

诸疽疮膏方：

蜡、乱发、矾石、松脂各一两，猪膏四两。五物先下发，发消下矾石，矾石消下松脂，松脂消下蜡，蜡消下猪膏，涂疮上。

赤龙皮汤，洗诸败烂疮方：

槲树皮（切）三升，以水一斗，煮取五升，春夏冷用，秋冬温用，洗乳疮及诸败疮，洗了则敷膏。

发背上初欲瘆，便服此大黄汤：

大黄、甘草（炙）、黄芩各二两，升麻二两，栀子一百枚。五物以水九升，煮取三升半，服。得快下数行便止，不下则更服。

疗发背，及妇人发乳，及肠痈，木占斯[③]散：

木占斯、厚朴（炙）、甘草（炙）、细辛、栝蒌、防风、干姜、人参、桔梗、败酱各一两。十物捣为散，酒服方寸匕，昼七夜四，以多为善。病在上常吐，在下脓血，此谓肠痈之属，其痈肿即不痛。长服疗诸疽痔，若疮已溃，便早愈，发背无有不疗，不觉肿去。时长服，去败酱。多疗妇人发乳、诸产、癥瘕，益良。并刘涓子方。

① 后下：主校本无“后下”二字。

② 熛：（biāo，音标）：迅疾迸飞火焰貌，皮肤肌肉筋骨急性化脓性感染。

③ 木占斯：有学者考证其为中药骨碎补。

刘涓子疗痈消脓，木占斯散方：

木占斯、桂心、人参、细辛、败酱、干姜、厚朴（炙）、甘草（炙）、防风、桔梗各一两。十物为散，服方寸匕，入咽觉流入疮中。若痈疽灸，不发坏者，可服之。疮未坏，去败酱。此药或时有令痈成水者。

痈肿瘰疬核不消，白蔹敷方：

白蔹、黄连、大黄、黄芩、罔草、赤石脂、吴茱萸、芍药各四分。八物捣筛，以鸡子白和如泥，涂故帛上敷之，开小口，干即易之，差。

发背欲死者：

取冬瓜，截去头，合疮上，瓜当烂，截去更合之，瓜未尽，疮已敛小矣，即用膏养之。

又方，伏龙肝，末之，以酒调，厚敷其疮口，干即易，不日平复。

又方，取梧桐子叶，鏊上烤成灰，绢罗，蜜调敷之，干即易之。

痈肿杂效方，疗热肿：

以家芥子并柏叶捣，敷之，无不愈，大验。得山芥更妙。

又，捣小芥子末，醋和作饼子，贴肿及瘰疬，数看，消即止，恐损肉。此疗马附骨，良。

又方，烧人粪作灰，头醋和如泥，涂肿处，干数易，大验。

又方，取黄色雄黄、雌黄色石，烧热令赤，以大醋沃之，更烧醋沃，其石即软如泥，刮取涂肿，若干，醋和，此大秘要耳。

灸肿令消法：

取独颗蒜，横截厚一分，安肿头上，炷如梧桐子大，灸蒜上百壮，不觉消，数数灸，唯多为善。勿令大热。但觉痛即擎起蒜，蒜焦，更换用新者，不用灸损皮肉。如有体干，不须灸。余尝小腹下患大肿，灸即差。每用之，则可大效也。

又方，生参□□□[①]头上核。又，磁石，末，和醋敷之。

① 此处缺文。

又方，甘草□□[①]涂此蕉子不中食。

又方，鸡肠草敷。

又方，白蔹，末，敷，并良。

又，热肿疖：

烿[②]胶数涂，一日十数度，即差。疗小儿疖，尤良，每用神效。

一切毒肿，疼痛不可忍者：

搜面团肿头如钱大，满中安椒，以面饼子盖头上，灸令彻痛，即立止。

又方，捣蓖麻[③]仁，敷之立差。

手脚心风毒肿：

生椒末、盐末等分。以醋和敷，立差。

痈疽生臭恶肉者：

以白蔄茹[④]散敷之，看肉尽便停，但敷诸膏药。若不生肉，敷黄芪散。蔄茹、黄芪，止一切恶肉。仍不尽者，可以七头赤皮蔄茹为散，用半钱匕，和白蔄茹散三钱匕，以敷之。此姚方，差。

恶脉病[⑤]，身中忽有赤络脉起如蚓状，此由春冬恶风入络脉之中，其血瘀所作：

宜服之五香连翘，镵[⑥]去血，敷丹参膏，积日乃差。余度山岭即患，常服五香汤，敷小豆得消。以下并姚方。

恶核病者，肉中忽有核如梅李，小者如豆粒，皮中惨痛，左右走，身中壮热，瘵恶寒是也。此病卒然如起，有毒入腹杀人，南方多有此患：

① 此处缺文。

② 烿（róng，音容）：火红色。烿胶，待考。

③ 蓖麻：为大戟科植物蓖麻的种子，具有拔毒消肿、润肠利水、活络通滞之功。

④ 白蔄茹：为大戟科植物月腺大戟或狼毒大戟的根，具有破积、杀虫、拔毒、祛腐、除湿、止痒之功。

⑤ 恶脉病：类似现代医学脉管炎。

⑥ 镵（chán，音婵）：刺。

宜服五香连翘汤，以小豆敷之，立消。若余核，亦得敷丹参膏。

恶肉病者，身中忽有肉，如赤小豆粒突出，便长如牛马乳，亦如鸡冠状：

亦宜服漏芦汤，外可以烧铁烙之，日三烙，令稍焦，以升麻膏敷之。

气痛之病，身中忽有一处如打扑之状，不可堪耐而左右走身中，发作有时，痛静时，便觉其处冷如霜雪所加，此皆由冬温至春，暴寒伤之：

宜先服五香连翘数剂，又以白酒煮杨柳皮暖熨之。有赤点，点处宜镵去血也。

五香连翘汤：疗恶肉，恶脉，恶核，瘰疬，风结，肿气痛。

木香、沉香、鸡舌香各二两，麝香半两，薰陆一两，夜干、紫葛、升麻、独活、寄生、甘草（炙）、连翘各二两，大黄三两，淡竹沥三升。十三物，以水九升，煮减半，内竹沥三升，分三服，大良。

漏芦汤：疗痈疽，丹疹，毒肿，恶肉。

漏芦、白蔹、黄芩、白薇、枳实（炙）、升麻、甘草（炙）、芍药、麻黄（去节）各二两，大黄三两。十物，以水一斗，煮取三升。若无药，用大黄下之，佳。其丹毒，须针镵去血。

丹参膏：疗恶肉，恶核，瘰疬，风结，诸脉肿。

丹参、蒴藋各二两，秦艽①、独活、乌头、白及、牛膝、菊花、防风各一两，莽草叶、踯躅花、蜀椒各半两。十二物切，以苦酒二升，渍之一宿，猪膏四斤，俱煎之，令酒竭，勿过焦，去滓。以涂诸疾上，日五度，涂故布上贴之。此膏亦可服，得大行即须少少服。《小品》同。

升麻膏：疗丹毒肿热疮。

升麻、白蔹、漏芦、芒硝各二两，黄芩、枳实、连翘、蛇衔各三两，栀子二十枚，蒴藋根四两。十物切，舂令细，纳器中，以水三升，

① 秦艽：原作"秦胶"。秦胶为秦艽俗名，改。

渍半日，以猪脂五升，煎令水竭，去滓。敷之，日五度。若急合，即水煎。极验方。

葛氏疗卒毒肿起急痛：

柳白皮，酒煮令热，熨上，痛止。

肘后论曰，凡灸不依明堂脉穴，或是恶日神，恶时杀，病人年神，人神所犯，天地昏暗，日月无光，久积阴沉，及灸日食毒物方毕或灸触犯房室等其灸疮洪肿，发作疼痛，病人加甚灸者，疾本不痊，增其火毒，日夜楚痛，遇其凡愚，取次乱灸，此皆因火毒伤脏即死矣。今用方疗之：①

柏白皮三两，当归一两，薤白一握。上三味，切，以猪脂一升，煎三上三下，以薤白黄，绞去滓，以涂疮上，亦疗风水中疮、火疮。

集验疗灸疮痛，肿急方：②

捣灶中黄土，末之，以水和煮令热以渍之。

又疗灸疮，薤白膏，生肌肉止痛方：③

薤白、当归各二两，白芷一两，羊髓一斤。上四味㕮咀，以羊髓煎，白芷色黄药成，去滓，以敷疮上，日二。

肘后疗灸疮脓不差方：④

白蜜一两，乌贼骨一两（末）。上二味，相和以涂之。

千金疗灸疮，脓坏不差方：⑤

腊月猪脂一斤，薤白一升（切），胡粉（一两）。上三味先煎薤白令黄，去之，绵裹石灰一两，更煎，去之，入胡粉令调，敷之，日三。

又方，石灰一两，末，细绢筛，以猪脂和相得，微火上煎数沸，先以暖汤洗疮讫，以布裹灰熨疮上，三过，便以药贴疮上，灸之，又捣薤

① 据《外台秘要·第二十九卷·灸疮方四首》补。
② 据《外台秘要·第二十九卷·灸疮方四首》补。
③ 据《外台秘要·第二十九卷·灸疮方四首》补。
④ 据《外台秘要·第二十九卷·灸疮脓不瘥方三首》补。
⑤ 据《外台秘要·第二十九卷·灸疮脓不瘥方三首》补。

敷之。

附方

《胜金方》治发脑，发背，及痈疽，热疖，恶疮等：腊月兔头，细剉，入瓶内密封，惟久愈佳，涂帛上，厚封之，热痛敷之，如冰频换，差。

《千金方》治发背，痈肿，已溃未溃方：香豉三升，少与水和，熟捣成泥，可肿处作饼子，厚三分以上，有孔勿覆，孔上布豉饼，以艾烈其上，灸之使温，温而热，勿令破肉。如热痛，即急易之，患当减快得分稳，一日二度灸之。如先有疮孔中汁出，即差。

《外台秘要》疗恶寒啬啬，似欲发背，或已生疮肿，瘾疹起方：硝石三两，以暖水一升，和令消，待冷，取故青布揲[①]三重，可似赤处方圆，湿布拓之，热即换，频易立差。

《集验方》治发背：以蜗牛一百个活者，以一升净瓶入蜗牛，用新汲水一盏，浸瓶中，封系，自晚至明，取出蜗牛放之，其水如涎，将真蛤粉不以多少，旋调敷，以鸡翎扫之疮上，日可十余度，其热痛止，疮便愈。

崔元亮《海上方》治发背秘法，李北海云此方神授， 极奇秘：以甘草三大两（生捣，别筛末），大麦面九两。于大盘中相和，搅令匀，取上等好酥少许，别捻入药，令匀，百沸水搜如饼子剂，方圆大于疮一分，热敷肿上，以油片及故纸隔，令通风，冷则换之。已成脓，水自出，未成，肿便内消。当患肿着药时，常须吃黄芪粥，甚妙。

又一法，甘草一大两，微炙，捣碎，水一大升浸之，器上横一小刀子，置露中经宿，平明以物搅令沫出，吹沫服之。但是疮肿、发背，皆可服，甚效。

《梅师方》治诸痈疽发背，或发乳房，初起微赤，不急治之，即死

① 揲：底本作“搭”，据主校本改为“揲”，指折叠。

速。消方：捣苎根敷之，数易。

《圣惠方》治附骨疽及鱼眼疮：用狗头骨，烧烟熏之。

张文仲方治石痈坚如石，不作脓者：生章陆根，捣，擦之，燥即易，取软为度。

《子母秘录》治痈疽，痔瘘疮，及小儿丹：水煮棘根汁，洗之。

又方，末蛴螬，敷之。

《小品方》治疽初作：以赤小豆末，醋和敷之，亦消。

《博济方》治一切痈肿未破，疼痛，令内消：以生地黄杵如泥，随肿大小，摊于布上，糁[1]木香末于中，又再摊地黄一重，贴于肿上，不过三五度。

《日华子》云：消肿毒：水调决明子末，涂。

《食疗》治痈肿：栝蒌根，苦酒中熬燥，捣筛之，苦酒和，涂纸上，摊贴，服金石人宜用。

杨文蔚方，治痈未溃：栝蒌根、赤小豆等分，为末，醋调涂。

《千金方》治诸恶肿失治，有脓：烧棘针作灰，水服之，经宿头出。

又方，治痈疮中冷，疮口不合：用鼠皮一枚，烧为灰，细研，封疮口上。

孙真人云主痈发数处：取牛粪，烧作灰，以鸡子白和，敷之，干即易。

《孙真人食忌》主一切热毒肿：章陆根，和盐少许敷之，日再易。

《集验方》治肿：柳枝，如脚趾大，长三尺，二十枚，水煮令极热，以故布裹肿处，取汤热洗之，即差。

又方，治痈，一切肿未成脓，拔毒：牡蛎白者，为细末，水调涂，干更涂。

又方，治毒热，足肿疼欲脱：酒煮苦参以渍之。

① 糁（shēn，音申）：原指谷类制成的小渣，此处作“动词”用，意指散掺。

《外台秘要》治痈肿：伏龙肝，以蒜和作泥，涂用布上贴之，如干则再易。

又方，凡肿已溃[1]者：以白胶一片，水渍令软纳纳[2]然，称肿之大小贴，当头上开孔。若已溃还合者，脓当被胶，急撮之，脓皆出尽。未有脓者，肿当自消矣。

又方，烧鲤鱼作灰，酢和，涂之一切肿上，以差为度。

又，疗热毒病，攻手足肿，疼痛欲脱方：取苍耳汁以渍之。

又方，水煮马粪汁渍之。

又方，急治[3]毒攻手足肿，疼痛欲断：猪蹄一具，合葱煮，去滓，内少许盐，以渍之。

《经验后方》治一切痈肿无头：以葵菜子一粒，新汲水吞下，须臾即破。如要两处破，服两粒，要破处，逐粒加之，验。

又方，治诸痈不消，已成脓，惧针不得破，令速决：取白鸡翅下第一毛，两边各一茎，烧灰，研，水调服之。

又，《梅师方》取雀屎涂头上，即易破。雄雀屎佳，坚者为雄。

谨按：雄黄治疮疡，尚矣。

《周礼·疡医》凡疗疡以五毒攻之，郑康成注云：今医方有五毒之药，作之合黄堥[4]，置石胆、丹砂、雄黄、礜石[5]、磁石其中，烧之三日三夜，其烟上着以鸡羽扫取之，以注创，恶肉、破骨则尽出。故翰林学士杨亿尝笔记：直史馆杨嵎年少时，有疡生于颊，连齿辅车外肿若覆瓯[6]，内溃出脓血，不辍吐之，痛楚难忍，疗之百方，弥年不差。人语

① 已溃：主校本此后有“未溃”二字。
② 纳纳：沾湿的样子。
③ 治：主校本此后是“肘后方”三字，无“又方，急”三字。
④ 堥（wǔ，音武）：瓦器，供煎药用。
⑤ 礜（yù，音玉）石：《说文解字》曰：“毒石也”。一种矿物，为制砷和亚砷酸的原料。
⑥ 瓯：《说文解字》曰：“小盆也。”

之，依郑法，合烧药成，注之创中，少顷，朽骨连两牙溃出，遂愈，后更安宁。信古方攻病之速也。黄堥若今市中所货，有盖瓦合也，近世合丹药，犹用黄瓦甗，亦名黄堥，事出于古也。

《梅师方》治产后不自乳儿，蓄积乳汁结作痈：取蒲公草，捣，敷肿上，日三四度易之。俗呼为蒲公英，语讹为仆公罂是也。水煮汁服，亦得。

又方，治妬乳乳痈：取丁香，捣末，水调方寸匕服。

又方，治乳头裂破：捣丁香末敷之。

《千金方》治妬乳：梁上尘，醋和涂之。亦治阴肿。

《灵苑方》治乳痈，痈初发，肿痛结硬，欲破脓，令一服差：以北来真桦皮，无灰酒服方寸匕，就之卧，及觉已差。

《圣惠方》主妇人乳痈不消：上用白面半斤，炒令黄色，用醋煮为糊，涂于乳上，即消。

《产宝》治乳及痈肿：鸡屎，末，服方寸匕，须臾三服，愈。《梅师方》亦治乳头破裂，方同。

《简要济众》治妇人乳痈，汁不出，内结成脓肿，名妬乳。方：露蜂房，烧灰，研，每服二钱，水一中盏，煎至六分，去滓，温服。

又方，治吹奶，独胜散：白丁香[1]半两，捣罗为散，每服一钱匕，温酒调下，无时服。

《子母秘录》疗吹奶，恶寒壮热：猪肪脂，以冷水浸，榻之，热即易，立效。

杨炎《南行方》治吹奶疼痛不可忍：用穿山甲（炙黄）、木通各一两，自然铜半两（生用）。三味捣罗为散，每服二钱，温酒调下，不计时候。

《食医心镜》云治吹奶不痒不痛，肿硬如石：以青橘皮二两，汤浸

① 白丁香：又名雀矢、青丹，为文鸟科动物麻雀粪便。具有化积消肿，解毒，明目之功。

去穰，焙，为末，非时温酒下二钱匕。

◎治肠痈肺痈方第三十七[①]

治肠痈，大黄牡丹汤方[②]：

大黄四两，牡丹三两，桃仁五十枚，瓜子一升，芒硝二两。右五味㕮咀，以水五升，煮取一升，顿服之，当下脓血。（肠痈之病，少腹痞坚，或偏在膀胱左右，其色或白，坚大如掌，热，小便欲调，时自汗出，其脉迟，坚者未成脓，可下之，当有血。脉数成脓，不复可下。《肘后》名瓜子汤）

《集验方》疗胸中满而振寒脉数，咽燥不渴，时时出浊唾腥臭，久久吐脓如糯米粥，是肺痈。桔梗汤方：[③]

桔梗、甘草各二两（炙）。上以水三升。煮取一升。分再服。朝暮吐脓血则愈。一方温服。如人行八九里再服。

◎治卒发丹火恶毒疮方第三十八[④]

《肘后》：夫丹者，恶毒之气，五色无常，不即疗之，痛不可堪，又待坏，则去脓血数升，或发于节解，多断人四肢，盖疽之类，疗之方：[⑤]

煮栗脥有刺者，洗之。

又，疗发足踝方：[⑥]

捣蒜如泥，以厚涂，干即易之。

《肘后》疗面目身体卒得赤斑，或黑斑，如疮状，或痒，搔之随手

---

① 此篇仅有篇目而无正文。

② 据《千金要方·卷二十三痔漏·肠痈第二》补。

③ 据《外台秘要·第十卷·肺痈方九首》补。

④ 此篇仅有目录，此处内容及篇目据《外台秘要》补。

⑤ 据《外台秘要·第三十卷·丹毒方九首》补。

⑥ 据《外台秘要·第三十卷·丹毒方九首》补。

肿起，不急疗之，日甚杀人方：①

羚羊角煎，以摩之数百遍，若无，用牛脂及猪脂，有解毒药者，皆可用摩，务令分散毒气。神妙。

又，若已遍身赤者方：②

生鱼，合皮鳞烧，捣末，以鸡子白和，遍涂之。

又，新附方：③

羚羊角无多少，即烧之为灰，令极细，以鸡子清和涂之，极神效，无鸡子，以水和涂之亦妙。（出“第二卷”中。一云赤小豆一升，羊角烧之三两，为末，鸡子白和，敷之。无羊角，单用赤小豆，良。《备急》、文仲同）

集验疗人面目身体卒赤，黑丹起如疥状，不疗日剧，遍身即杀人方。④

煎羊脂以摩之，青羊脂最良。

肘后疗白丹方。⑤

末豉，以酒和，涂之，捣香薷叶苦蓼，敷之。

又方，屋上尘，以苦酒和，涂之。

又方，烧鹿角作灰，以猪膏敷之。

又方，蜜和干姜末，敷之。

又方，酸模草，五叶草煮，饮汁，又以滓薄丹，以荠亦佳。

备急疗白丹方。⑥

苎根三斤，小豆四升，水二斗，煮以浴，日三四遍。

---

① 据《外台秘要·第三十卷·赤丹方五首》补。
② 据《外台秘要·第三十卷·赤丹方五首》补。
③ 据《外台秘要·第三十卷·赤丹方五首》补。
④ 据《外台秘要·第三十卷·赤丹方五首》补。
⑤ 据《外台秘要·第三十卷·白丹方一十三首》补。
⑥ 据《外台秘要·第十三卷·白丹方一十三首》补。

治瘑[①]癣[②]疥漆疮恶疮方第三十九[③]

葛氏，大人小儿卒得恶疮，不可名识者：

烧竹叶，和鸡子中黄涂，差。

又方，取蛇床子合黄连二两，末，粉疮上。燥者，猪脂和涂，差。

又方，烧蛇皮，末，以猪膏和，涂之。

又方，煮柳叶若皮，洗之。亦可内少盐。此又疗面上疮。

又方，腊月猪膏一升，乱发如鸡子大，生鲫鱼一头，令煎，令消尽，又内雄黄、苦参（末）二两，大附子一枚（末），绞令凝，以敷诸疮，无不差。《胡洽》疗瘑疽疥，大效。

疮中突出恶肉者：

末乌梅屑，敷之。又，末硫黄敷上，燥者，唾和涂之。

恶疮连痂痒痛：

捣扁豆封，痂落即差。近方。

《小品》疗瘑癣疥恶疮方：

水银、矾石、蛇床子、黄连各二两。四物捣筛，以腊月猪膏七合，并下水银，搅万度，不见水银，膏成。敷疮，并小儿头疮，良。龚庆宣加䕡茹一两，疗诸疮，神验无比。

姚疗瘑疥：

雄黄一两，黄连二两，松脂二两，发灰如弹丸。四物熔猪膏与松脂合，热捣，以敷疮上，则大良。

又，疗恶疮粉方：

水银、黄连、胡粉（熬令黄）各二两。下筛，粉疮。疮无汁者，唾和之。

小儿身中恶疮：

---

① 瘑（guō，音锅）：汉代赵晔《吴越春秋·夫差内传》：“瘑疥，皮肤之疾，不足患也。”

② 癣：《说文解字》曰：“干疡也。”从疒鲜声。即干疮之意。

③ 此篇有正文无篇目，篇目为笔者据目录加。

取笋汁，自澡洗，以笋壳作散敷之，效。

人体生恶疮似火，自烂：

胡粉（熬黑）、黄柏、黄连分等。下筛，粉之也。

卒得恶疮：

苍耳、桃皮，作屑，内疮中，佳。

头中恶疮：

胡粉、水银、白松脂各二两，腊月猪膏四两，合松脂煎，以水银、胡粉合研，以涂上，日再《胡洽》云疗小儿头面疮。又一方，加黄连二两，亦疗得秃疮。

恶疮雄黄膏方：

雄黄、雌黄（并末）、水银各一两，松脂二两，猪脂半斤，乱发如鸡子大。以上合煎，去滓，内水银，敷疮，日再。

效方，恶疮食肉雄黄散：

雄黄六分，藺茹、矾石各二分，末疮中，日二。

疗疮方，最去面上粉刺方：

黄连八分，糯米、赤小豆各五分，吴茱萸一分，胡粉、水银各六分。捣黄连等，下筛，先于掌中研水银，使极细，和药使相入，以生麻油总稀稠得所，洗疮拭干，敷之。但是疮即疗，神验不传。

甘家松脂膏，疗热疮，尤嗍脓，不痂无瘢方：

松脂、白胶香、薰陆香各一两，当归、蜡各一两半，甘草一两，并切猪脂、羊肾脂各半合许，生地黄汁亦半合。以松脂等末，内脂膏、地黄汁中，微火煎令黄，下蜡，绞去滓，涂布贴疮，极有验。甘家秘不能传，此是半剂。

地黄膏，疗一切疮已溃者，及炙贴之，无痂生肉，去脓，神秘方：

地黄汁一升，松脂二两，薰陆香一两，羊肾脂及牛酥各如鸡子大。先于地黄汁煎松脂及香令消，即内羊脂、酥，并更用蜡半鸡子大，一时相和，缓火煎，水尽膏成，去滓。涂帛，贴疮，日一二易。加故绯一片，乱发一鸡子许大，疗年深者，十余日即差。生肉秘法。

妇人颊上疮，差后每年又发，甘家秘方涂之，永差：

黄矾石二两（烧令汁尽），胡粉一两，水银一两半。捣筛，矾石、胡粉更筛，先以片许猪脂于瓷器内，熟研水银令消尽，更加猪脂并矾石、胡粉，和使黏稠。洗面疮以涂上，又别熬胡粉令黄，涂膏讫，则敷此粉，数日即差。甘家用大验。

疗病疮，但是腰脚以下，名为病。此皆有虫食之，虫死即差，此方立验：

醋泔淀一碗，大麻子一盏，白沙、盐末各一抄，和掩以敷疮，干更敷，先温泔净洗，拭干，敷一二度，即差。孔如针穴，皆虫食，大验。

效方，恶疮三十年不愈者：

大黄、黄芩、黄连各一两。为散，洗疮净，以粉之，日三，无不差。又，黄柏分等，亦佳。

葛氏疗白秃方：

杀猪即取肚，破去屎，及热以反拓头上，须臾，虫出着度。若不尽，更作，取令无虫即休。

又方，末藜芦，以腊月猪膏和涂之。五月漏芦草，烧作灰，膏和使涂之。皆先用盐汤洗，乃敷。

又方，羊蹄草根，独根者，勿见风日及妇女鸡犬，以三年醋研和如泥，生布拭疮令赤，以敷之。

姚方，以羊肉如作脯法，炙令香，及热以拓上，不过三四日，差。

又方，先以皂荚汤热洗，拭干，以少油麻涂，再三即差。

肘后疗癣疮方：[1]

独活根去土，捣之一把许，附子二枚，炮捣，以好酒和涂之，三日乃发，欲敷药，先以皂荚汤洗，拭令干，然后敷药便愈。

① 据《外台秘要·第三十卷·癣疮方一十一首》补。

肘后疗燥癣方：①

水银和胡粉，研令调，以涂之。

又方，以雄鸡冠血涂之。

又方，胡粉熬令黄赤色，苦酒和涂之，干即易，差止。

又方，以穀汁涂之。

又方，捣桃白皮，苦酒和，敷之佳。

又疗湿癣方：②

刮疮令坼，火炙指摩之，以蛇床子末和猪脂，敷之，差止。

肘后疗疥方：③

石灰二升，以汤五升浸，取汁，先用白汤洗疮，拭干，乃以此汁洗之，有效。

备急葛氏疗疥疮方：④

取楝根削去上皮切，皂荚去皮子，等分，熟捣，下筛，脂膏和，搔痒去痂以涂之，护风，勿使女人、小儿、鸡、犬见之。

又疗方：⑤

石硫黄无多少，研粉，以麻油或以苦酒和涂摩之，以酒渍苦参饮之。

熏疥法：⑥

取艾如鸡子大，先以布裹乱发，于纸上置艾、熏黄末、朱砂末、杏仁末、水银，各如杏仁许，水银于掌中以唾研，涂纸上，以卷药末，炙干，烧以熏之。（一云：筒瓦一口，一同安灰，盖上，以绳束之，用熏疥，于脚头被内置之，少时火尽，止。隔日一熏，不过再即差，无所损）

---

① 据《外台秘要·第三十卷·干湿癣方一十五首》补。
② 据《外台秘要·第三十卷·干湿癣方一十五首》补。
③ 据《外台秘要·第三十卷·干湿癣方一十五首》补。
④ 据《外台秘要·第三十卷·疥风痒方七首》补。
⑤ 据《外台秘要·第三十卷·疥风痒方七首》补。
⑥ 据《外台秘要·第三十卷·疥风痒方七首》补。

肘后疗卒得漆疮方：[①]

以鸡子黄涂之，干即易之，不过三五度。

又方，煮柳叶汤，适寒温洗之，柳皮尤妙。

又方，取生蟹黄涂之。

又方，煮香薷，以渍洗之。

又方，浓煮鼠查茎叶洗之，亦可捣取汁以涂之。

又方，嚼秫米以涂之。

又方，以造酒小曲捣末，以粉之，干即以鸡子白和涂之，良。

又方，挼慎火草，若鸡肠草以涂之，漆姑草亦佳。

又咒漆法，畏漆人见漆，便漆着之：[②]

唾之曰：漆奕丹阳，漆无弟无兄，漆自死，丹亡二匕须鼠伤。三唾之。又咒三过止，则不复生疮也。

删繁疗漆疮方：[③]

又方，芒硝五两，汤浸洗之。

《千金》疗着漆，洗汤方：[④]

取磨石下滓泥涂之，取差止，大验。

又方，矾石着汤中令消，以洗之。

千金翼疗漆疮方：[⑤]

贯众捣末，以涂之良，干，以油和涂之。

备急疗漆疮方：[⑥]

捣韭根如泥，涂之，煮薤叶，洗之，佳。

---

① 据《外台秘要·第二十九卷·漆疮方二十七首》补。
② 据《外台秘要·第二十九卷·漆疮方二十七首》补。
③ 据《外台秘要·第二十九卷·漆疮方二十七首》补。
④ 据《外台秘要·第二十九卷·漆疮方二十七首》补。
⑤ 据《外台秘要·第二十九卷·漆疮方二十七首》补。
⑥ 据《外台秘要·第二十九卷·漆疮方二十七首》补。

肘后疗大人、小儿卒得月蚀疮方：①

五月五日虾蟆灰，以猪膏和涂之，差止。

又方，取萝藦草捣末，涂之差。

又方，烧蚯蚓矢令赤，末，以猪膏和，敷之。又云：此疮多在两耳上及七孔边，随月死生，故名月蚀疮也。世言小儿夜指月所为，实多着小儿也。

又方，水银、黄连各二两（末），胡粉（熬）、松脂各一两（研）。上四味，相和合，研水银消，以涂疮，疮如干，以腊月猪脂和，先以盐汤洗拭，然后敷之。

附方

《千金方》治遍身风痒生疮疥：以蒺藜子苗，煮汤洗之，立差。《千金翼方》同。

又方，茵陈蒿不计多少，煮浓汁洗之，立差。

《千金翼方》疮癣初生，或始痛痒：以姜黄敷之，妙。

又方，嚼盐涂之，妙。

又方，漏瘤疮、湿癣痒浸淫，日瘙痒不可忍，搔之黄水出，差后复发：取羊蹄根，去土，细切，捣，以大醋和，净洗敷上，一时间，以冷水洗之，日一敷，差。若为末敷之，妙。

《外台秘要》治癣疮方：取蟾蜍，烧灰，末，以猪脂和，敷之。

又方，治干癣，积年生痂，搔之黄水出，每逢阴雨即痒：用斑蝥半两，微炒为末，蜜调敷之。

又，治疥方：捣羊蹄根，和猪脂涂上，或着盐少许，佳。

《斗门方》治疥癣：用藜芦，细捣为末，以生油调敷之。

王氏《博济》治疥癣，满身作疮不可治者：何首乌、艾等分。以水煎令浓，于盆内洗之，甚能解痛，生肌肉。

① 据《外台秘要·第二十九卷·月蚀疮方一十二首》补。

《简要济众》治癣疮久不差：羊蹄根，捣绞取汁，用调腻粉少许如膏，涂敷癣上，三五遍即差。如干，即猪脂调和敷之。

《鬼遗方》治疥癣：松胶香，研细，约酌入少轻粉，滚令匀。凡疥癣，上先用油涂了，擦末，一日便干，顽者三两度。

《圣惠方》治癣湿痒：用楮叶半斤，细切，捣烂，敷癣上。

杨氏《产乳》疗疮疥：烧竹叶为末，以鸡子白和之涂上，不过三四次，立差。

《十全方》治疥疮：巴豆十粒，火炮过黄色，去皮膜。右[①]顺手研如面，入酥少许，腻粉少许，同研匀。爪破，以竹篦子点药。不得落眼里及外肾上，如熏灸着外肾，以黄丹涂，甚妙。

《经验方》治五般疮癣：以韭根炒存性，旋捣末，以猪脂油调敷之，三度差。

《千金方》疗漆疮：用汤渍芒硝令浓，涂之，干即易之。

谭氏治漆疮：汉椒汤洗之，即愈。

《千金翼》治漆疮：羊乳敷之。

《集验方》治漆疮：取莲叶干者一斤，水一斗，煮取五升，洗疮上，日再，差。

《斗门方》治漆咬：用韭叶，研敷之。《食医心镜》同。

《千金方》主大人小儿风瘙瘾疹，心迷闷方：巴豆二两，槌破，以水七升，煮取三升，以帛染拭之。

《外台秘要》涂风疹：取枳实，以醋渍令湿，火炙令热，适寒温，用熨上，即消。

《斗门方》治瘾疹：楝[②]皮，浓煎浴之。

《梅师方》治一切疹：以水煮枳壳为煎，涂之，干即又涂之。

---

① 右：主校本作“上”。

② 楝：为楝科植物川楝的果实和根皮。苦楝皮（楝的根皮或干皮）具有杀虫、清热燥湿之功。

又方，以水煮芒硝涂之。

又，治风瘾疹方：以水煮蜂房，取二升，入芒硝，敷上，日五度，即差。

《圣惠方》治风瘙瘾疹，遍身痒成疮：用蚕沙一升，水二斗，煮取一斗二升，去滓，温热得所，以洗之。宜避风。

《千金翼》疗丹瘾疹方：酪和盐热煮，以摩之，手下消。

又，主大人小儿风疹：茱萸一升，酒五升，煮取一升，帛染拭之。

《初虞世》治皮肤风热，遍身生瘾疹：牛蒡子、浮萍等分，以薄荷汤调下二钱，日二服。

《经验后方》治肺毒疮如大风疾，绿云散：以桑叶好者，净洗过，熟蒸一宿后，日干为末，水调二钱匕服。

又方，急[①]治卒得浸淫疮，转有汁多起心，早治之，差，身周匝则杀人：以鸡冠血敷之，差。

又方，疗大人小儿卒得月蚀方：于月望夕取兔屎，及内蝦蟇[②]腹中，合烧为灰，末，以敷疮上，差。

《集验方》疗月蚀疮：虎头骨二两，捣碎，同猪脂一升，熬成膏，黄，取涂疮上。

《圣惠方》治反花疮：用马齿苋一斤，烧作灰，细研，猪脂调敷之。

又方，治诸疮胬肉，如螘[③]出数寸：用硫黄一两，细研，胬肉上敷涂之，即便缩。

《鬼遗方》治一切疮肉出：以乌梅烧为灰，研末，敷上，恶肉立尽，极妙。

《简要济众方》敷疮药：黄药子四两，为末，以冷水调敷疮上，干

① 又方，急：主校本作《肘后方》，无“又方急”三字。

② 蝦蟇：即蛤蟆。

③ 螘（yǐ，音蚁）：同“蚁”。

即旋敷之。

《兵部手集》治服丹石人有热疮，疼不可忍方：用纸环围肿处，中心填硝石令满，匙抄水淋之，觉其不热，疼即止。

治头疮，及诸热疮：先用醋少许，和水净洗，去痂，再用温水洗，裛[①]干，百草霜细研，入腻粉少许，生油调涂，立愈。

治恶疮。

唐人记其事云：江左尝有商人左膊上有疮如人面，亦无它苦，商人戏滴酒口中，其面亦赤色，以物食之，亦能食，食多则宽，膊内肉胀起，或不食之，则一臂痹。有善医者，教其历试诸药，金石草木之类，悉试之无苦，至贝母，其疮乃聚眉闭口，商人喜曰：此药可治也。因以小苇筒毁其口，灌之，数日成痂，遂愈，然不知何疾也。谨按：《本经》主金疮，此岂金疮之类欤。

◎治卒得癞皮毛变黑方第四十

癞病[②]方：

初觉皮肤不仁，或淫淫苦痒如虫行，或眼前见物如垂丝，或瘾疹赤黑。此即急疗，蛮夷酒佳善。

疗白癞：

苦参五斤，酒三斗渍，饮勿绝。并取皮根，末服，效验。

又方，苦参根皮三斤。上一味，粗捣，以酒三斗，渍二十一日，去滓，服一合，日三，若是癞疾，即应觉痹，禁杂食。[③]

又方，艾千茎，浓煮，以汁渍曲作酒，常饮使醺醺。姚同。

姚方，大蝮蛇一枚，切，勿令伤，以酒渍之，大者一斗，小者五升，以糠火温令热[④]，取蛇一寸许，以腊月猪膏和，敷疮，差。亦疗鼠

① 裛（yì，音义）：用香薰。
② 癞病：类似今之麻风。
③ 据《外台秘要·第三十卷·诸癞方九首》补。
④ 热：主校本此字缺。

瘘诸恶疮[①]。

又方[②]，苦参二斤，露蜂房二两[③]，曲二斤，水三斗，渍药二宿，去滓，黍米二升，酿熟。稍饮，日三。一方加猬皮，更作[④]。

附方

《圣惠方》治大风癞疾，骨肉疽败，百节疼酸，眉鬓堕落，身体习习痒痛：以马先蒿，细剉，炒为末，每空心及晚食前温酒调下二钱匕。

又方，治大风疾，令眉鬓再生：用侧柏叶，九蒸九曝，捣罗为末，炼蜜和丸，如梧桐子大。日三服夜一服，熟水下五丸十丸，百日即生。

又方，治大风，头面髭发脱落：以桑柴灰，热汤淋取汁洗面，以大豆水研取浆，解泽灰味，弥佳。次用熟水入绿豆，一斗煮[⑤]取净，不过洗沐[⑥]十度，良，三日一沐头，一日一洗面。

又方，治白癞：用马鞭草不限多少，为末，每服食前用荆芥薄荷汤调下一钱匕。

《食疗》治癞：可取白蜜一斤，生姜二斤，捣取汁，先称铜铛令知斤两，即下蜜于铛中消之，又秤知斤两，下姜汁于蜜中，微火煎，令姜汁尽，秤蜜斤两在即休，药已成矣。患三十年癞者，平旦服枣许大一丸，一日三服，酒饮任下。忌生冷醋滑臭物。功用甚多，活人众矣，不能一一具之。

《外台秘要》治恶风疾：

松脂，炼，投冷水中二十次，蜜丸。服二两，饥即服之，日三。鼻

---

① 亦疗鼠瘘诸恶疮：主校本此条另起一行，另起一行和在本行意义不同，故笔者特注此处说明。

② 又方：主校本无“又方”二字，又方二字在此条有和无意义差别大，尤其是在主校本“亦疗鼠瘘诸恶疮”另起一行的情况下，意义不同，故笔者特注此处说明。

③ 二两：《外台秘要·第三十卷·白癞方五首》作“五两”。

④ 作：主校本作“佳”。

⑤ 一斗煮：主校本此处缺文。

⑥ 洗沐：主校本此处缺文。

柱断离者，二[①]百日差。断盐及房室。

《抱朴子》云：赵瞿病癞，历年医不差，家乃赍[②]粮弃送于山穴中，瞿自怨不幸，悲叹涕泣。经月，有仙人经穴见之，哀之，具问其详。瞿知其异人也，叩头自陈乞命，于是仙人取囊中药赐之。教其服百余日，疮愈，颜色悦，肌肤润。仙人再过视之，瞿谢活命之恩，乞遗其方，仙人曰：此是松脂，彼中极多，汝可炼服之，长服身转轻，力百倍，登危涉险，终日不困，年百岁齿不落[③]，发不白，夜卧常见有光大如镜。

《感应神仙传》云：崔言者，职隶左亲骑军一旦得疾，双眼昏，咫尺不辨人物，眉发自落，鼻梁崩倒，肌肤有疮如癣，皆谓恶疾，势不可救。因为洋州骆谷子归寨使，遇一道流，自谷中出，不言名姓，授其方曰：皂角刺一二斤，为灰，蒸久晒，研为末，食上浓煎大黄汤调一钱匕服。一旬，鬓发再生，肌肤悦润，愈，眼目倍常明。得此方后，却入山不知所之。

《朝野佥载》云：商州有人患大风，家人恶之山中，为起茅屋，有乌蛇坠酒罂中，病人不知，饮酒渐差，罂底尚有蛇骨，方知其由也。用道谨按：李肇国史补云：李舟之弟患风，或说蛇酒治风，乃求黑蛇，生置瓮中，酝以曲蘖，数日蛇声不绝，及熟，香气酷烈，引满而饮之，斯须悉化为水，唯毛发存焉。《佥载》之说，恐不可轻用。

◎治卒得虫鼠诸瘘[④]方第四十一（后有瘰疬）

姚云：凡有肿，皆有相主，患者宜检本方。多发头两边，累累有核。

---

① 二：主校本作“三”。

② 赍（jī，音吉）：同“赉”，带着。

③ 落：主校本作“堕”。

④ 瘘：是指痈疽溃后久不敛口而成瘘管并流脓水不止的病症，多由恶核、瘰疬发展而来。

姚方，鼠瘘肿核痛，未成脓方：

以柏叶敷着肿上，熬盐着叶上，熨令热气下，即消。

葛氏，卒得鼠瘘，有瘰疬未发疮而速热者，速疗方：

捣乌鸡足若车前草，敷之。

若已有核，脓血出者：

以热牛屎涂之，日三。

又方，取白鲜皮，煮服一升，当吐鼠子。

又方，取猫狸一物，料理作羹如食法，空心进之，鼠子死出。又，当生吞，其功弥效。

又方，取鼠中者一枚，乱发如鸡子大，以三岁腊月猪脂煎之，令鼠骨肉及发消尽，半涂之，半酒服，鼠从疮中出。姚云秘不传之法。

刘涓子鼠瘘方：

以龟壳、甘草（炙）、桂心、雄黄、干姜、狸骨（炙），六物分等。捣，下蜜和，内疮中，无不差。先灸其疮，后与药良。

又方，柞木皮五升，以酒一斗，合煎，熟出皮，煎汁令得二升，服之尽，有宿肉出，愈。

又，瘘疮生肉膏：

楝树白皮、鼠肉、当归各二两①，薤白三两，生地黄五两，腊月猪脂三升。煎膏成，敷之孔上，令生肉。

葛氏，若疮多而孔小，是蚁瘘。方：

烧鳣鲤鱼，猪膏和，敷。

又方，烧蜘蛛二七枚，敷，良。

又，瘘方：

煎桃叶、枝作煎，净洗疮了，内孔中，大验方。

葛氏，若着口里：

东行楝根，细剉，水煮，取清汁含之，数吐，勿咽。

① 二两：《外台秘要·第二十三卷·诸瘘方一十五首》作“四两”。

肉瘘方：

槐白皮，捣丸，绵裹内下部敷，效。

鼠瘘方：

石南、生地黄、雌黄、茯苓、黄连各二两。为散，敷疮上，日再。

又方，矾石三分（烧），斑蝥一分（炙，去头足）。捣下，用醋和服半匕，须臾瘘虫从小便中出。《删繁方》。

《肘后》论：此本在诸方疮条中，病类既多，今状出为别一篇。凡瘘病有鼠、蛇、蜂、蛙、蚓，类似而小异，皆从饮食中得，其精气，入人肌体，变化成形。疮既穿溃，浸诸经脉则亦杀人，而鼠、蚁最多，以其间近人故也①。

通治诸瘘方：②

以八月中多取斑蝥虫，即内苦酒中半日许，出曝干，使十取六七枚，着铜器中，微火上遥熬令熟，捣作屑，巴豆一粒，去皮熬之，又拔取黄犬背上毛二七枚，亦熬作屑，好朱以钱五分匕，都合和，以苦酒顿服之，虫当尽出。若一服未效，先时可预作三两剂，后日服，远不过三两剂。（通按：朱一作末）

又方，虎蓟根、杜衡、枳根、酸枣根各一把，斑蝥一枚（一方云三分去头足翅熬），猫蓟根一把。上六味，捣，蜜丸，日一服，如枣一枚，以小丸着疮中。

又方，若先着下部边，或上出耳后颈项诸处者，苦参切五升，以苦酒一斗渍三四日，宜服一升，亦加之，但多作，以知为度，不过三四度，必差。

又疗瘘方：③

槲木皮长一尺，阔六寸，去黑皮细切，以水一斗，煮取五升，去

① 据《外台秘要·第二十三卷·诸瘘方一十五首》补。
② 据《外台秘要·第二十三卷·诸瘘方一十五首》补。
③ 据《外台秘要·第二十三卷·诸瘘方一十五首》补。

滓，内白糖十挺，煎取一升，分三服，以铜器接吐出看视之。

又方，新生儿矢一百日以来皆收，置蜜器中，五六十日取涂疮孔中。

又方，鲤鱼肠切作五段，火上脱之，洗疮拭干，以肠封之，冷即易，自暮至旦，干止觉痒，开看虫出，差。

附方

治风瘘：露蜂房一枚，炙令黄赤色，为末，每用一钱，腊月猪脂匀调，敷疮上。

《千金方》治鼠瘘：以鸡子一枚，米下熬半日，取出黄，熬令黑，先拭疮上汁，令干，以药内疮孔中，三度即差。

《千金翼》治蚁瘘：取鲮鲤甲[1]二七枚，末，猪膏和敷之。

《圣惠方》治蝼蛄瘘：用槲叶烧灰，细研，以泔别浸槲叶，取洗疮，拭之，内少许灰于疮中。

又方，治一切瘘：炼成松脂，末，填疮孔令满，日三四度用之。

◎治卒阴肿痛颓卵方第四十二

葛氏，男子阴卒肿痛方：

灸足大趾第二节下横纹理正中央五壮，佳。姚云：足大趾本，三壮。

又方，桃核中仁，熬，末，酒服如弹丸。姚云不过三。

又方，灶中黄土，末，以鸡子黄和，敷之。蛇床子，末，和鸡子黄敷之，亦良。

又方，捣芜菁根，若马鞭草，敷并良。姚同。

又方，鸡翮[2]六枚，烧，并蛇床子末分等，合服，少随卵左右敷

① 鲮鲤甲：即穿山甲，具有活血通经、下乳、消肿排脓之功。

② 翮（hé，音和）：《说文解字》曰："羽茎也"。

卵，佳。姚方无蛇床子。

小儿阴疝，发时肿痛：

依仙翁前灸法，随左右灸，差。

随痛如刺方：

世服生射干汁取下，亦可服丸药下之。云作走马汤，亦在尸注中有。

阴丸卒缩入腹，急痛欲死，名阴疝：

狼毒四两，防风二两，附子三两。烧蜜丸，服三丸如桐子大，日夜三度。

阴茎中卒痛不可忍：

雄黄、矾石各二两，甘草一尺。水五升，煮取二升，渍。姚云疗大如斗者。

葛氏，男子阴疮损烂：

煮黄柏洗之，又白蜜涂之。

又方，黄连、黄柏等分。末之，煮取肥猪肉汁，渍疮讫，粉之。姚方，蜜煎甘草，末涂之，比者见有阴头，项下疮欲断者，猪肉汁渍。依姚方，即神效。

阴蚀欲尽者：

蝦蟇、兔矢等分。末，勃疮上。

阴痒汁出：

嚼生大豆黄涂之。亦疗尿灰疮。

姚疗阴痒生疮：

嚼胡麻，涂之。

葛疗阴囊下湿痒皮剥：

乌梅十四枚，钱四十文，三指撮盐，苦酒一升，于铜器内总渍九日，日洗之，又，煮槐皮[①]若黄柏汁及香叶[②]汁，并良。

---

① 槐皮：此后《外台秘要·第二十六卷·阴下痒湿方七首》有“苦参”。

② 香叶：《外台秘要·第二十六卷·阴下痒湿方七首》作“香薷”。

疗人阴生疮，脓出臼方：

高昌白矾一小两，捣细，麻仁等分。研，炼猪脂一合，于瓷器中和搅如膏。然后取槐白皮切，作汤，以洗疮上，拭令干，即取膏涂上，然后以楸叶[①]帖上，不过三。

又，阴疮有二种，一者作臼脓出，曰阴蚀疮。二者但亦作疮，名为热疮。

若是热，即取黄柏一两，黄芩一两，切，作汤洗之，仍取黄连、黄柏，作末敷之。

女子阴疮：

末硫黄，敷上。姚同。

又，烧杏仁，捣，涂之。

又方，末雄黄、矾石各二分，麝香半分，捣，敷。姚同。

若阴中痛：

矾石二分（熬），大黄一分，甘草半分。末，绵裹如枣以导之，取差。

若有息肉突出：

以苦酒三升，渍乌喙五枚三日，以洗之，日夜三四度。

若苦痒，瘙之痛闷：

取猪肝，炙热，内阴中，当有虫着肝。

小儿秃方：

取白头翁根，捣，敷一宿，或作疮二十日，愈。

灸颓：

但灸其上，又灸茎上，又灸白小腹脉上，及灸脚大指三中，灸一壮，又灸小指头，随颓左右着灸。

姚氏方：

杨柳枝如足大指大，长三尺，二十枚，水煮令极热，以故纸及毡掩

① 楸叶：为紫葳科植物楸的叶，具有清热解毒，排脓生肌，明目之功。

肿处，取热柳枝，更取拄之，如此取得差，止。

又，卵颓：

熟捣桃仁，敷之。亦疗妇人阴肿，燥即易之。

《小品》牡丹散，疗颓偏大气胀方：

牡丹、防风、桂心、豉（熬）、铁精，等分。合捣下，服方寸匕，小儿一刀圭，二十日愈，大良。婴儿以乳汁和如大豆与之。

不用药法，疗颓必差方：

令病人自把糯米饼子一枚，并皂荚刺一百个，就百姓问[①]坐社处，先将皂荚刺分合社人、社官，三老以下各付一针，即出饼子示人。从头至尾，皆言从社官已下，乞针捶，社人问人[②]：捶何物？病人云：捶人魁。周匝总遍讫，针并插尽，即时饼却到家，收掌于一处，饼干，颓不觉自散，永差，极神效。

肘后疗超跃举重，卒得阴颓方：[③]

白术五分，地肤子十分，桂心一分。上三味，捣末，以饮服一刀圭，日三。（《古今录验》同）

又方，狐阴一具（炙），海藻、牡丹皮各三分，桂心二分。上四味，捣筛为散，蜜和，为丸如梧子大，小儿服五丸，大人增之。

肘后疗阴中肿痛方：[④]

炙枳实以熨之。

《经心录》疗妇人阴中肿痛，不可近者，汤洗方。[⑤]

防风三两，大戟二两，艾五两。上三味，切，以水一斗，煮取五升，温洗阴中，日可三度，良。

---

① 问：主校本作“间”。

② 人：主校本作“云”。

③ 据《外台秘要·第二十六卷·卒病颓方五首》补。

④ 据《外台秘要·第三十四卷·阴中肿痛方四首》补。

⑤ 据《外台秘要·第三十四卷·阴中肿痛方四首》补。

又疗女子阴中疮方：①

杏仁（烧末），雄黄二分，矾石二分（烧），麝香半分。上四味，和，敷之，日三度。

附方

《千金方》有人阴冷，渐渐冷气入阴囊，肿满恐死，日夜疼闷不得眠：取生椒，择之令净，以布帛裹着丸囊，令厚半寸，须臾热气大通，日再易之，取消，差。

又，《外台秘要》方煮大蓟根汁，服之立差。

《梅师方》治卒外肾偏肿疼痛：大黄，末，和醋涂之，干即易之。

又方，桂心，末，和水调方寸匕，涂之。

又方，治卒外肾偏疼：皂荚和皮为末，水调敷之，良。

《初虞世方》治水癞偏大，上下不定，疼痛：牡蛎不限多少，盐泥固济，炭三斤，煅令火尽，冷，取二两，干姜一两，炮。上为细末，用冷水调，稀稠得所，涂病处，小便利即愈。

《经验方》治丈夫本脏气伤，膀胱连小肠等气：金铃子一百个，温汤浸过，去皮，巴豆二百个，槌微破，麸二升，同于铜锅内炒，金铃子赤熟为度，放冷，取出去核，为末。每服三钱，非时热酒、醋汤调并得。其麸、巴豆不用也。

《外台秘要》治膀胱气急，宜下气：芜荑，捣，和食盐末，二物等分，以绵裹如枣大，内下部，或下水恶汁，并下气，佳。

又，治阴下湿：吴茱萸一升，水三升，煮三沸，去滓，洗，痒差。

又，治阴头生疮：以蜜煎甘草涂之，差。

《千金方》治丈夫阴头痈，师所不能治：乌贼鱼骨，末粉敷之，良。

又，《千金翼方》鳖甲一枚，烧，令末，以鸡子白和敷之，良。

① 据《外台秘要·第三十四卷·阴中疮方五首》补。

葛仙翁肘后备急方卷之六

瘦樵程永培校

◎治目赤痛暗昧刺诸病方第四十三

华佗禁方：

令病人自用手两指擘所患眼，垂空禁[1]之曰：疋疋，屋舍狭窄，不容宿客。即出也。

伤寒方末亦有眼方。

姚方，目中冷泪出，眦赤痒，乳汁煎方：

黄连三分，蕤仁二分，干姜四分。以乳汁一升，渍一宿，微火煎取三合，去滓，取米大敷眦。

睛为所伤损破方：

牛旋，日二点，避风。黑睛破，亦差。

张文仲疗两眼热赤方：[2]

东壁上土，帛细罗，内如豆大两眦中，令泪出，三五度即差，常用大效。

又传效疗眼赤，无新久皆差，神验方：[3]

石盐枣核大，人乳一枣许，置故铜碗中，以古钱十文研之，使青稠着碗底，取熟艾急抟一鸡子许，掘地作小坑子，坐艾于坑中烧，使烟

① 禁：主校本作“咒”。
② 据《外台秘要·第二十一卷·目赤痛方二十一首》补。
③ 据《外台秘要·第二十一卷·目赤痛方二十一首》补。

出，以铜碗覆上，以土拥四边，勿令烟出，量艾燃尽即止，刮取着碗青药，每以半豆许，于蛤蚌中和枣核大人乳汁，研细，以绵缠杖头，注入两眦，夜即仰卧着之，至五六度必差，无石盐以白盐、无古钱以青钱替之亦得。

肘后葛氏疗目卒赤痛方：①

以盐汤洗之。

又方，烧荆木出黄汁敷之。

又方，竹叶、黄连各一两，钱（二七枚）。上三味，以水三升，煎取二合，绵染敷眦，日五六度。忌猪肉。

肘后疗目卒痒且痛方：②

削干姜令圆滑，内眦中，有汁，拭姜复内之，未尽易之。

又风目常痒泪出方。

以盐注眦中，差止。

又疗风痒赤方：③

黄连（半两），丁香（二七枚碎），柏皮（半两），蕤仁（二七枚），钱（七文古者）。上五味，以水二升，煎取一升，去滓，绵缠杖点取着眼角，差止。

肘后疗目中风肿弄眼方：④

矾石二钱（熬末），上一味，以枣膏和如弹丸，以磨目上下，食顷止，日三。

又方，取头垢着眦中亦得。

又方，枸杞根白皮，伏鸡子壳。上二味等分，捣为末，着目上。

集验疗目中肿痛方：⑤

---

① 据《外台秘要·第二十一卷· 目暴卒赤方六首》补。
② 据《外台秘要·第二十一卷·目痒方四首》补。
③ 据《外台秘要·第二十一卷·目痒方四首》补。
④ 据《外台秘要·第二十一卷·目中风肿方五首》补。
⑤ 据《外台秘要·第二十一卷·目中风肿方五首》补。

捣枸杞汁洗之，日六七度。

肘后疗积年失明不识人方：①

七月七日取蒺藜子，阴干捣筛，食后服方寸匕。

又疗眼盲脑痛方：②（肘后疗雀目）

鲤鱼脑并胆等分，调以注目眦，日三，良。

又疗目翳障白膜落方：③

雄雀屎人乳和研以敷上，当渐渐消烂良妙。

肘后疗目中生肉，稍长欲满目，及生珠管方：④

贝齿、真珠分等。上二味，并研如粉，拌令和，以注肉上，日三四度良。

广济疗眯目，甑带灰方：⑤

取少许甑带烧作灰，水服方寸匕，立出。

肘后疗目苹芒草、沙石辈眯不出方：⑥

磨好书墨，以新笔点注目中瞳子上。

又方，盐、豉各少许着水中，临目视之即出。

肘后疗目卒痛，珠子脱出，及有青翳方：⑦

越燕矢、真丹、干姜各等分。上三味末如粉，以少许着目中翳上，良妙。

集验明目，令发不落方：⑧

十月上巳日，取槐子内新罂中，封口三十日，洗去皮，初服一枚，再服二枚，至十日服十枚，满十日却从一起。

---

① 据《外台秘要·第二十一卷·失明方六首》补。
② 据《外台秘要·第二十一卷·失明方六首》补。
③ 据《外台秘要·第二十一卷·目肤翳方一十四首》补。
④ 据《外台秘要·第二十一卷·生肤息肉方八首》补。
⑤ 据《外台秘要·第二十一卷·眯目方八首》补。
⑥ 据《外台秘要·第二十一卷·眯目方八首》补。
⑦ 据《外台秘要·第二十一卷·眼杂疗方二十首》补。
⑧ 据《外台秘要·第二十一卷·眼暗令明方一十四首》补。

附方

《范汪方》主目中泪出不得开，即刺痛方：以盐如大豆许，内目中，习习去盐，以冷水数洗目，差。

《博济方》治风毒上攻，眼肿痒涩，痛不可忍者，或上下睑眦赤烂，浮翳瘀肉侵睛，神效驱风散：五倍子一两，蔓荆子一两半。同杵末，每服二钱，水二盏，铜石器内煎及一盏，澄滓，热淋洗，留滓二服，又依前煎淋洗。大能明眼目，去涩痒。

《简要济众》治肝虚目睛疼，冷泪不止，筋脉痛，及眼羞明怕日，补肝散：夏枯草半两，香附子一两。共为末，每服一钱，腊茶调下，无时。

《圣惠方》治眼痒急赤涩：用犬胆汁注目中。

又方，治风赤眼：以地龙十条，炙干，为末，夜卧以冷茶调下二钱匕。

又方，治伤寒热毒气攻眼，生白翳：用乌贼鱼骨二两，不用肉皮，杵末，入龙脑少许，更研令细，日三四度，取少许点之。

又方，治久患内障眼：车前子、干地黄、麦门冬等分，为末，蜜丸，如梧桐子大，服屡效。

治目方，用黄连多矣，而羊肝丸尤奇异：取黄连（末）一大两，白羊子肝一具（去膜）。同于砂盆内研令极细，众手捻为丸，如梧桐子。每食以暖浆水吞二七枚，连作五剂，差。但是诸眼目疾，及障翳青盲，皆主之。禁食猪肉及冷水。刘禹锡云："有崔承元者，因官治一死罪囚出活之，因后数年，以病自致死。一旦崔为内障所苦，丧明逾年后，半夜叹息独坐时，闻阶除间悉窣之声。崔问为谁，曰：'是昔所蒙活者囚，今故报恩至此。'遂以此方告讫。而没。崔依此合服，不数月眼复明，因传此方于世。"

又方，今医家洗眼汤：以当归、芍药、黄连等分停细，以雪水或甜水煎浓汁，乘热洗，冷即再温洗。甚益眼目，但是风毒、赤目花翳等，皆可用之。其说云：凡眼目之病，皆以血脉凝滞使然，故以行血药合黄连治之，血得热即行，故乘热洗之，用者无不神效。

又方，治雀目不计时月：用苍术二两，捣罗为散，每服一钱，不计时候。以好羊子肝一个，用竹刀子批破，糁药在内，麻绳缠定，以粟米泔一大盏，煮熟为度。患人先薰眼，药气绝，即吃之。《简要济众》治小儿雀目。

《梅师方》治目暗，黄昏不见物者：以青羊肝，切，淡醋食之。煮亦佳。

又方，治眼睛无故突一二寸者：以新汲水灌渍睛中，数易水，睛自入。

崔元亮《海上方》著此三名，一名西国草，一名毕楞伽，一名覆盆子。治眼暗不见物，冷泪浸淫不止，及青盲、天行目暗等：取西国草，日曝干，捣令极烂，薄绵裹之，以饮男乳汁中浸，如人行八九里久。用点目中，即仰卧，不过三四日，视物如少年。禁酒油面。

《千金方》点小儿黑花眼翳涩痛：用贝齿一两，烧作灰，研如面，入少龙脑，点之，妙。

又方，常服明目洞视：胡麻一石，蒸之三十遍，末，酒服，每日一升。

又方，古方明目黑发：槐子于牛胆中渍，阴干百日。食后吞一枚，十日身轻，三十日白发黑，百日内通神。

《孙真人食忌》主眼有翳：取芒硝一大两，置铜器中，急火上炼之，放冷后，以生绢细罗，点眼角中，每夜欲卧时一度点，妙。

《经验方》退翳明目白龙散：马牙消光净者，用厚纸裹，令按实，安在怀内着肉处，养一百二十日，取出，研如粉，入少龙脑，同研细。不计年岁深远，眼内生翳膜，渐渐昏暗，远视不明，但瞳仁不破散，并医得，每点用药末两米许，点目中。

又方，治内外障眼：苍术四两（米泔浸七日，逐日换水后，刮去黑皮，细切，入青盐一两，同炒黄色为度，去盐不用），木贼二两（以童子小便浸一宿，水淘，焙干）。同捣为末，每日不计时候，但饮食蔬菜内调下一钱匕，服甚验。

《经验后方》治虚劳眼暗：采三月蔓菁花，阴干，为末，以井花水每空心调下二钱匕。久服长生，可读夜书。

《外台秘要》主目翳及胬肉：用矾石最白者，内一黍米大于翳上及胬肉上，即冷泪出，绵拭之，令恶汁尽，其疾日日减，翳自消，敷便差。矾石须真白好者，方可使用。

又，补肝散，治三十年失明：蒺藜子，七月七日收，阴干，捣散，食后水服方寸匕。

又，疗盲：猪胆一枚，微火上煎之可丸，如黍米大，内眼中，食顷良。

又方，治翳如重者：取猪胆白皮，曝干，合作小绳子如粗钗股大小，烧作灰，待冷，便以灰点翳上，不过三五度即差。

又方，轻身益气明目：芜菁子一升，水九升，煮令汁尽，日干，如此三度，捣末，水服方寸匕，日三。

《斗门方》治火眼：用艾，烧令烟起，以碗盖之，候烟上碗成煤，取下，用温水调化，洗火眼，即差。更入黄连，甚妙。

《广利方》治眼筑损，胬肉出：生杏仁七枚，去皮，细嚼，吐于掌中，及热以绵裹筯头，将点胬肉上，不过四五度，差。

《药性论》云：空心用盐揩齿，少时吐手中洗眼，夜见小字，良。

顾含养嫂失明，含尝药视膳，不冠不食。嫂目疾须用蚺蛇胆，含计尽求不得。有一童子，以一合授含，含开乃蚺蛇胆也，童子出门，化为青鸟而去，嫂目遂差。

◎治卒耳聋诸病方第四十七

葛氏，耳卒聋：

取鼠胆，内耳内，不过三，愈。有人云：侧卧沥一胆尽，须臾胆汁从下边出，初出益聋，半日顷，乃差。治三十年老聋。

又方，巴豆十四枚，捣，鹅脂半两，火熔，内巴豆，和取如小豆，绵裹内耳中差，日一易。姚云差三十年聋。

若卒得风，觉耳中恍恍者：

急取盐七升，甑蒸使热，以耳枕盐上，冷复易。亦疗耳卒疼痛，蒸熨。

又方，栝蒌根，削令可入耳，以腊月猪脂煎三沸，出塞耳，每日作，三七日即愈。

姚氏，耳痛有汁出方：

熬杏仁令赤黑，捣如膏，以绵裹塞耳，日三易，三日即愈。

聤耳耳中痛，脓血出方：

月下灰，吹满耳令深入，无苦即自出。

耳聋菖蒲根丸：

菖蒲根一寸，巴豆一粒（去皮心）。二物合捣筛，分作七丸，绵裹，卧即塞，夜易之，十日立愈，黄汁立差。

耳中脓血出方：

细附子末，以葱涕和，灌耳中，良。单葱涕亦佳，侧耳令入耳。

耳中常鸣方：

生地黄，切，以塞耳，日十数易。

《小品》疗聤耳，出脓汁散方：

矾石二两（烧），黄连一两，乌贼鱼骨一两。三物为散，即如枣核大，绵裹塞耳，日再易。更加龙骨。

耳聋巴豆丸：

巴豆一枚（去心、皮），斑蝥一枚（去翅足）。二物合捣筛，绵裹塞耳中，再易，甚验。云此来所用则良。

又方，磁石、菖蒲、通草、熏陆香、杏仁、蓖麻、松脂，捣筛，为末，等分，蜡及鹅脂和硬，和为丸，稍长，用钗子穿心为孔，先去耳塞，然后内于药，日再。初着痒，及作声月余总差。殿中侯监效。

耳卒痛：

蒸盐熨之。

痛不可忍求死者：

菖蒲、附子各一分。末，和乌麻油炼，点耳中，则立止。

聤耳脓血出：

车辖脂塞耳中，脓血出尽，愈。

肘后疗二三十年聋方：①

取故铁三十斤，以水七斗渍之三宿，取其水以酿七斗米，用麹如常法，酒熟，出酒一斗。取引针磁石一斤研末，置酒中三宿，乃可饮之，取醉，以绵裹磁石塞两耳中，好覆衣衾卧，酒醒良久，去磁石，即闻人语声也，饮尽更为，以差为度，甚良。（千金同）

又方，茱萸、巴豆（去皮熬）、干姜各等分，上三味捣末，以葱涕和，以绵裹塞耳，食顷干去之，更和塞之，如此五日，当觉病去无苦，八九日便闻人语，取差止，常以发塞耳。慎避风。

又方，柘根三十斤，剉之，以水煮，用酿酒如常法，久而服之。甚良。

肘后疗聤耳，耳中痛，脓血出方：②

桃仁熟捣，以故绯绢裹塞耳中，日三易，以差为度。（千金同）

又方，黄连、附子（炮）各等分，上二味捣末，以少许微微吹入耳中，每着药，先拭恶物，然后吹之。

又方，釜月下墨末，以猪膏和，绵裹纳耳中，日再。

---

① 据《外台秘要·第二十二卷·久聋方五首》补。

② 据《外台秘要·第二十二卷·聤耳方一十首》补。

备急疗耳聋，又菖蒲散方：[1]

菖蒲（二两），附子（二两炮）。上二味，捣筛，以苦酒和，丸如枣核许，绵裹，卧即塞耳中，夜一易之，十日有黄水出，便差。

附方

疗耳卒肿出脓水方：矾石，烧，末，以笔管吹内耳，日三四度，或以绵裹塞耳中，立差。

《经验方》治底耳方：用桑螵蛸[2]一个，慢火炙，及八分熟，存性，细研，入麝香一字，为末，糁在内耳，每用半字，如神效。如有脓，先用绵包，子捻去，次后糁药末入内耳。

又方，治耳卒聋：巴豆一粒，蜡裹，针刺令通透，用塞耳中。

《梅师方》治耳久聋：松脂三两（炼），巴豆一两。相和，熟捣可丸，通过以薄绵裹，内耳孔中塞之，日一度易。

《圣惠方》治肾气虚损耳聋：用鹿肾一对，去脂膜，切，于豉汁中，入粳米二合，和煮粥，入五味之法调和，空腹食之作羹及酒并得。

《杜壬方》治耳聋，因肾虚所致，十年内一服愈：蝎至小者四十九枚，生姜如蝎大四十九片。二物铜器内炒，至生姜干为度，为末，都作一服，初夜温酒下，至二更尽，尽量饮酒，至醉不妨。次日耳中如笙簧，即效。

《胜金方》治耳聋立效：以干地龙，入盐，贮在葱尾内为水，点之。

《千金方》治耳聋：以雄黄、硫黄等分。为末，绵裹，塞耳中。

又方，酒三升，渍牧荆子一升，碎之，浸七日，去滓，任性服尽，三十年聋差。

又方，以醇酢微火煎附子，削令尖，塞耳，效。

---

① 据《外台秘要·第二十二卷·耳聋方二十二首》补。

② 桑螵蛸：《普济方》作“海螵蛸”。

《外台秘要》治聋：芥子捣碎，以人乳调和，绵裹塞耳，差。

《杨氏产乳方》疗耳鸣无昼夜：乌头（烧作灰）、菖蒲等分，为末，绵裹，塞耳中，日再用，效。

◎治耳为百虫杂物所入方第四十八

葛氏，百虫入耳：

以好酒灌之，起行自出。

又方，闭气，令人以芦吹一耳。

又方，以桃叶塞两耳，立出。

又方，苦酒渍椒灌之，即出。[①]

又方，温汤灌耳中。[②]

又方，捣蓝青汁以灌之。[③]

蜈蚣入耳：

以树叶[④]裹盐灰令热，以掩耳，冷复易，立出。

又方，闭气满即吐之，复闭准前，以出为度，或死耳中，徐徐以钩针出之。若积久不出者，取新豚肉炙，向耳中拓之，以出为度。[⑤]

蚰蜒入耳：

熬胡麻，以葛囊贮，枕之，虫闻香则自出。

又方，以水银大豆许泻耳中，欹卧空耳，向下击铜器，叩齿十下，即出蚰蜒，呼为土蛞，似蜈蚣黄色细长是也。[⑥]

蚁入耳：

炙猪脂、香物，安耳孔边，即自出。

---

① 据《外台秘要·第二十二卷·虫入耳方九首》补。

② 据《外台秘要·第二十二卷·虫入耳方九首》补。

③ 据《外台秘要·第二十二卷·虫入耳方九首》补。

④ 树叶：《普济方》作“桑叶”。

⑤ 据《外台秘要·第二十二卷·蜈蚣入耳方三首》补。

⑥ 据《外台秘要·第二十二卷·蚰蜒入耳方三首》补。

神效方，蚰蜒入耳：

以牛酪灌满耳，蚰蜒即出，出当半销。若入腹中，空腹食好酪一二升，即化为黄水而出。不尽，更作服。手用神验无比，此方是近得。

又方，小鸡一只，去毛、足，以油煎令黄，筯穿作孔枕之。

又方，取蚯蚓内葱叶中，并化为水，滴入耳中，蚰蜒亦化为水矣。

肘后疗飞蛾入耳方：①

先大吸气，仍闭口掩鼻呼气，其虫随气一口出。

又方，闭气，以苇管极吹之，即出。

附方

《胜金方》主百虫入耳不出：以鸡冠血滴入耳内，即出。

又，《千金方》捣韭汁，灌耳中，差。

又方，治耳中有物不可出：以麻绳剪令头散，敷好胶，着耳中物上粘之，令相着，徐徐引之令出。

又，《梅师方》取车钉脂，涂耳孔中，自出。

《续十全方》治虫入耳：秦椒末一钱，醋半盏浸良久，少少灌耳，虫自出。

《外台秘要》治蚁入耳：烧鲮鲤甲，末，以水调灌之，即出。

刘禹锡《传信方》治蚰蜒入耳：以麻油作煎饼枕卧，须臾蚰蜒自出而差。李元淳尚书在河阳日，蚰蜒入耳，无计可为。半月后，脑中洪洪有声，脑闷不可彻，至以头自击门柱。奏疾状危极，因发御药以疗之，无差者。为受苦不念生存，忽有人献此方乃愈。

《兵部手集》治蚰蜒入耳：小蒜汁，理一切虫入耳，皆同。

钱相公《箧中方》治百节蚰蜒并蚁入耳：以苦醋注之，起行即出。

《圣惠方》治飞蛾入耳：酱汁灌入耳，即出。又，击铜器于耳旁。

《经验方》治水入耳：以薄荷汁点，立效。

---

① 据《外台秘要·第二十二卷·飞蛾入耳方二首》补。

◎治卒食噎不下方第四十九

葛氏方，取少蜜含之，即立下：

又方，取老牛涎沫，如枣核大，置水中饮之，终身不复患噎也。

深师疗噎方：①

鸬鹚喙，上一物，当噎时以衔之则下。

集验疗噎方：②

取头垢如枣大，以粥若浆水和服之。

肘后疗卒食噎方：③

橘皮（三两），上一味切，以水三升，煮取一升，顿服之。

又方，舂杵头糠置手巾角以拭齿，立下。

附方

《外台秘要》治噎：羚羊角屑一物，多少自在，末之，饮服方寸匕。亦可以角摩噎上，良。

《食医心境》治卒食噎：以陈皮一两，汤浸去穰，焙，为末，以水一大盏，煎取半盏，热服。

《圣惠方》治膈气，咽喉噎塞，饮食不下：用碓④嘴上细糠，蜜丸，弹子大，非时含一丸，咽津。

《广五行记》云：永徽中绛州僧病噎不下食，告弟子：吾死之后，便可开吾胸喉，视有何物。言终而卒。弟子依言，而开视胸中，得一物形似鱼，而有两头，遍体是肉鳞，弟子置器中，跳跃不止，戏以诸味，皆随化尽。时夏中，蓝多作淀，有一僧以淀置器中，此虫遂绕器中走，须臾化为水。

---

① 据《外台秘要·第八卷·诸噎方一十二首》补。

② 据《外台秘要·第八卷·诸噎方一十二首》补。

③ 据《外台秘要·第八卷·卒食噎方九首》补。

④ 碓（duì，音队）：柘做成的捣米器具。

◎治卒诸杂物鲠不下方第五十

食诸鱼骨鲠：

以鱼骨于头上，立即愈。下云謦咳即出。

又方，小嚼薤白令柔，以绳系中，持绳端，吞薤到鲠处，引之，鲠当随出。

疗骨鲠：

仍[①]取所余者骨，左右手反复掷背后，立出。

杂物鲠方：

解衣带，目窥下部，不下即出。

又方，好蜜，以匕抄，稍稍咽之，令下。

鱼骨鲠在喉中，众法不能去者方：

取饴糖，丸如鸡子黄大，吞之，不去又吞，以渐大作丸，用得效。

《肘后》疗食诸鱼骨鲠，百日鲠者方：[②]

用绵二两，以火煎蜜，纳一段绵，使热灼灼尔从外缚鲠所在处，灼瓠以熨绵上，若故未出，复煮一段绵以代前，并以皂荚屑少少吹鼻中，使得嚏出矣，秘方不传，《礼》云鱼去乙，谓其头间有骨如乙字形者，哽入不肯出故也。

又方，取捕鱼竹笱须烧末饮之，鱼网亦佳。

附方

《斗门方》治骨鲠：用鹿角为末，含津咽下，妙。

《外台秘要》疗鲠：取虎骨为末，水服方寸匕。

又方，蝼蛄脑一物，吞。亦治刺不出，敷之，刺即出。

又方，口称鸬鹚则下。

---

① 仍：此前《外台秘要·第八卷·诸骨哽方三十五首》有“白雄鸡左右翮大毛各一枚烧末，水服一刀圭也”。

② 据《外台秘要》《普济方》补。

又，《古今录验》疗鱼鲠骨横喉中，六七日不出：取鲤鱼鳞、皮，合烧作屑，以水服之则出，未出更服。

《胜金方》治小儿大人一切骨鲠，或竹木签刺喉中不下方：于腊月中取鳜鱼胆，悬北檐下令干。每鱼鲠，即取一皂子许，以酒煎化，温温呷，若得逆，便吐，骨即随顽涎出。若未吐，更吃温酒，但以吐为妙。酒即随性量力也，若未出，更煎一块子，无不出者。此药但是鲠物在脏腑中，日久痛，黄瘦甚者，服之皆出。若卒求鳜鱼不得，蠡鱼、鲩鱼、鲫鱼俱可，腊月收之甚佳。

孟诜云：人患卒痖[1]。取杏仁三分（去皮尖，熬，别杵），桂一分。和如泥，取李核，用绵裹含，细细咽之，日五夜三。

◎治卒误吞诸物及患方第五十一

葛氏，误吞钗方：

取薤曝令萎，煮使熟，勿切，食一大束，钗即随出。生麦菜若节缕，皆可用。

误吞钉及箭、金针、钱铁等物方：

多食肥羊脂、诸般肥肉等，自裹之，必得出。

吞诸珠珰铁而鲠方：

烧弩铜令赤，内水中，饮其汁，立愈。

误吞钱：

烧火炭末，服方寸匕，即出。《小品》同。

又方，服蜜三升，即出。

姚氏，食中吞发，绕喉不出方：

取梳头发，烧作灰，服一钱匕。

吞环若指彄[2]：

① 痖（yǎ，音哑）：同“哑”。

② 彄（kōu，音抠）：戒指一类的东西。

烧鹅羽数枚，末，饮之。

吞钱：

腊月米饧，顿服半升。

又方，浓煎艾汁服，效。

肘后疗误吞钩方：①

若绳犹在手中者莫引之，但益以珠珰若薏子辈就贯之，着绳稍稍令推至钩处，小小引之则出。

又方，以小羊喉以沓绳推至钩处，当退脱，小引则出。

又方，但大戾头四向顾，小引之则出。

又方，常思草头一把，二升水淘灌之，十余过而饮之。

肘后疗小儿误吞梅李方：②

以少许水灌小儿头，承其水与饮之，即出良。

又疗误吞诸木竹钗辈方：③

取布刀故锯烧渍酒中，以女人大指甲二枚烧末，内酒中饮之。

又方，若是桃枝竹钗，但数数多食白糖，自消去。

又疗以银钗簪筯擿④吐，因气吸误吞不出方：⑤

多食白糖，渐渐至十斤，当裹物自出，此说与葛氏小异。

附方

《圣惠方》治误吞银环子、钗子：以水银半两服之，再服，即出。

又方，治小儿误吞针：用磁石如枣核大，磨令光，钻作窍，丝穿，令含，针自出。

---

① 据《外台秘要·第八卷·杂误吞物方一十七首》补。

② 据《外台秘要·第三十六卷·小儿误吞物方四首》补。

③ 据《外台秘要·第八卷·杂误吞物方一十七首》补。

④ 擿：此为多音字，拼音分别为：tī、zhì、zhāi，《说文解字》此字一解为“搔也”，此处当为“探吐”的意思。

⑤ 据《外台秘要·第八卷·杂误吞物方一十七首》补。

又方，治小儿误吞铜铁物，在咽喉内不下：用南烛根，烧，细研，熟水调一钱，下之。

铁相公《箧中方》疗误吞钱：以磁石枣许大一块，含之立出。

又方，取艾蒿一把，细剉，用水五升，煎取一升，顿服，便下。

又《外台秘要》：取饴糖一斤，渐渐尽食之，环及钗便出。

又杨氏《产乳》：葈耳[①]头一把，以水一升，浸水中，十余度饮水，愈。

《孙用和方》治误吞金银或钱，在腹内不下方：石灰一杏核大，硫黄一皂子大，同研为末，酒调下，不计时候。

姚氏方治食中误吞发，绕喉不出：取己头乱发，烧作灰，服一钱匕，水调。

陈藏器云：故锯无毒，主误吞竹木入喉咽，出入不得者，烧令赤，渍酒中，及热饮，并得。

◎治面疱发秃身臭心惛鄙丑方第五十二

葛氏疗年少气充，面生疱疮[②]：

胡粉、水银、腊月猪脂，和熟研，令水银消散，向暝以粉面，晓拭去，勿水洗，至暝又涂之，三度即差。姚方同。

又方，涂麋脂，即差。

又方，三岁苦酒渍鸡子三宿，软，取白，以涂上。

又方，冬瓜子、冬葵子、柏子仁、茯苓各等分，上四味，为散，食后服方寸匕，日三服。[③]

又方，黄连（一斤），木兰皮（十两），猪肚（一具治如食法），上三味，㕮咀二味，内肚中，蒸于二斗米下，以熟切，曝干，捣散，食

① 葈（xǐ，音喜）耳：即苍耳。

② 面生疱疮：类似今之痤疮、青春痘。

③ 据《外台秘要·第三十二卷·面皯疱方一十五首》补。

前，以水服方寸匕，日再。[1]

又方，麻黄三两，甘草二两（炙），杏仁三两（去尖、皮），上三味，捣筛，酒下一钱匕，日三服。[2]

又方，黄连二两，蛇床子四合，上二味，捣末，以面脂和，涂面，日再差。[3]

《隐居效方》疱疮方：

黄连、牡蛎各二两。二物捣，筛，和水作泥，封疮上，浓汁粉之，神验。

冬葵散：

冬葵子、柏子仁、茯苓、瓜瓣各一两。四物为散，食后服方寸匕，日三，酒下之。

疗面及鼻酒皶方：

真珠、胡粉、水银分等，猪脂和涂。又，鸬鹚矢和腊月猪脂涂，亦大验，神效。

又方，木兰皮（一斤，渍酒用三年者，百日出曝干），栀子仁（一斤）。上二味，合捣为散，食前以浆水服方寸一匕，日三良。[4]（《千金翼》木兰皮五两、栀子仁六两）。

又方，马蔺子花捣，封之，佳。[5]

面多皯[6]黑，或似雀卵色者：

苦酒煮术，常以拭面，稍稍自去。

又方，新生鸡子一枚，穿去其黄，以朱末一两，内中漆固。别方云：蜡塞，以鸡伏着例，出取涂面，立去面白。又别方，出西王母枕

---

① 据《外台秘要·第三十二卷·面皯疱方一十五首》补。
② 据《外台秘要·第三十二卷·面皯疱方一十五首》补。
③ 据《外台秘要·第三十二卷·面皯疱方一十五首》补。
④ 据《外台秘要·第三十二卷·面皻疱方一十三首》补。
⑤ 据《外台秘要·第三十二卷·面皻疱方一十三首》补。
⑥ 皯（gǎn，音赶）黑：类似今之雀斑、黄褐斑、黧黑斑。

中，陈朝张贵妃常用膏方，鸡子一枚，丹砂二两，末之，仍云安白鸡腹下伏之，余同。鸡子令面皮急而光滑，丹砂发红色，不过五度敷面，面[1]白如玉，光润照人，大佳。

卒病余面如米粉敷者：

熬矾石，酒和涂之，姚云不过三度。

又方，白蔹二分，杏仁半分，鸡矢白一分。捣下，以蜜和之，杂水以拭面，良。

疗人头面患疬疡方：

雄黄、硫黄、矾石，末，猪脂和涂之。

又方，取生树木孔中蚛汁拭之，末桂，和敷上，日再三。

又方，蛇蜕皮，熟以磨之，数百度，令热，乃弃草中，勿顾。

疗人面体黧黑，肤色粗陋，皮厚状丑：

细捣羖羊[2]胫骨，鸡子白和，敷面，干，以白粱米泔汁洗之，三日如素，神效。

又方，芜菁子二两，杏仁一两，并捣，破栝蒌去子，囊猪胰五具，淳酒和，夜敷之，寒月以为手面膏。别方云：老者少，黑者白。亦可加土瓜根一两，大枣七枚，自渐白悦。姚方，猪胰五具。神验。

《隐居效验方》面黑令白，去黯方：

乌贼鱼骨、细辛、栝蒌、干姜、椒各二两。五物切，以苦酒渍三日，以成炼牛髓二斤煎之，苦酒气尽药成。以粉面，丑人特异鲜好，神妙方。

又，令面白如玉色方：

羊脂、狗脂各一升，白芷半升，甘草一尺，半夏半两，乌喙十四枚。合煎，以白器成，涂面，二十日即变，兄弟不相识，何况余人乎？

《传效方》疗化面方：

---

① 面：底本作“而”，据主校本改。

② 羖（gǔ，音古）羊：山羊。

真珠屑、光明砂（并别熟研）、冬瓜中仁各二两（亦研），水银四两。以四五重帛练袋子贮之，铜铛中蜡、浆微火煮之一宿一日，堪用。取水银和面脂，熟研使消，乃合珠屑、砂并菰子末，更合调，然后敷面。

又，疗人面无光润，黑皯及皱，常敷面脂方：

细辛、葳蕤、黄芪、薯蓣、白附子、辛夷、芎䓖、白芷各一两，栝蒌、木兰皮[①]各一分，成炼猪脂二升。十一物切之，以绵裹，用少酒渍之一宿，内猪脂煎之七上七下，别出一片白芷，内煎，候白芷黄色成，去滓，绞用汁以敷面，千金不传。此膏亦疗金疮并吐血。

疗人皯，令人面皮薄如蕣华方：

鹿角尖，取实白处，于平石上以磨之，稍浓取一大合，干姜一大两，捣，密绢筛，和鹿角汁，搅使调匀，每夜先以暖浆水洗面，软帛拭之，以白蜜涂面，以手拍使蜜尽，手指不粘为尽，然后涂药，平旦还以暖浆水洗，二三七日，颜色惊人。涂药不见风日，慎之。

又，面上暴生皯方：

生杏仁，去皮，捣，以鸡子白和，如煎饼面，入夜洗面，干，涂之，旦以水洗之，立愈。姚方云经宿拭去。

面上䃭礧子[②]化面并疗，仍得光润皮急方：

土瓜根捣筛，以浆水和，令调匀，入夜浆水以洗面，涂药，旦复洗之，百日光华射人，夫妻不相识。

葛氏服药取白方：

取三树桃花，阴干，末之，食前服方寸匕，日三。姚云并细腰身。

又方，白瓜子中仁五分，白杨皮[③]二分，桃花四分。捣末，食后服方寸匕，日三。欲白，加瓜子。欲赤，加桃花。三十日面白，五十日手

① 木兰皮：别名姜朴，为木兰科植物辛夷的树皮，能清热利湿、解毒消肿。

② 䃭（biē）礧（lěi，音垒）子：䃭，碑或矿的意思。礧，原指小土堆，一说小孔穴之意。此处应指面部有突起小丘。

③ 白杨皮：杨柳科植物山杨的树皮，能祛风行瘀。

足俱白。又，一方有橘皮三分，无杨皮。

又方，女菀三分，铅丹一分。末，以醋浆服一刀圭，日三服，十日大便黑，十八十九日如漆，二十一日全白，便止，过此太白。其年过三十，难复疗。服药忌五辛。

又方，朱丹五两，桃花三两。末，井朝水服方寸匕，日三服。十日知，二十日太白，小便当出黑汁。

又方，白松脂十分，干地黄九分，干漆五分（熬），附子一分（炮），桂心二分。捣下筛，蜜丸。服十丸，日三。诸虫悉出，便肥白。

又方，干姜、桂、甘草分等。末之，且以生鸡子一枚，内一升酒中，搅温，以服方寸匕，十日知，一月白光润。

又方，去黑：

羊胆、猪胰、细辛等分。煎三沸，涂面䵟，旦醋浆洗之。

又方，茯苓、白石脂分等，蜜和涂之，日三度。

服一种药，一月即得肥白方：

大豆黄炒，舂如作酱滓，取纯黄一大升，捣筛，炼猪脂和令熟，丸。酒服二十丸，日再，渐加至三四十丸，服尽五升，不出一月，即大能食，肥白。试用之。

疗人须鬓秃落不生长方：

麻子仁三升，秦椒二合。置泔汁中一宿，去滓，日一沐，一月长二尺也。

又方，蔓荆子三分，附子二枚。碎，酒七升，合和器中，封二七日，泽沐，十日长一尺。勿近面上，恐有毛生。

又方，桑白皮，剉三二升，以水淹，煮五六沸，去滓，以洗须鬓，数数为之，即自不落。

又方，麻子仁三升，白桐叶一把。米泔煮五六沸，去滓，以洗之，数之则长。

又方，东行桑根长三尺，中央当甑饭上蒸之，承取两头汁，以涂须鬓，则立愈。

疗须鬓黄方：

烧梧桐灰，乳汁和，以涂肤及须鬓，佳。

染发须，白令黑方：

醋浆煮豆，漆之，黑如漆色。

又方，先洗须发令净，取石灰、胡粉分等，浆和温，夕卧涂讫，用油衣包裹，明日洗去，便黑，大佳。

又，拔白毛，令黑毛生方：

拔去白毛。以好白蜜任孔中，即生黑毛。眉中无毛，亦针挑伤，敷蜜，亦毛生。比见诸人水取石子研丁香汁，拔讫，急手敷孔中，亦即生黑毛。此法大神验。

若头风白屑，检风条中方、脂泽等方，在此篇末。

姚方疗鼾：

白蜜和茯苓，涂上，满七日，即愈。

又，疗面胡粉刺方：

捣生菟丝，绞取汁，涂之，不过三五上。

又，黑面方：

牯羊胆、牛胆，淳酒三升，合煮三沸，以涂面，良。

面上恶疮方：

黄连、黄柏、胡粉各五两。下筛，以粉面上疮。疮方并出本条中，患，宜检用之。

葛氏疗身体及腋下狐臭方：

正旦以小便洗腋下，即不臭。姚云大神验。

又方，烧好矾石，作末，绢囊贮，常以粉腋下。又，用马齿矾石，烧令汁尽，粉之即差。

又方，青木香二两，附子一两，石灰一两[①]。细末，着粉腋中，汁出，即粉之。姚方有矾石半两，烧。

又方，炊饭及热丸，以拭腋下臭，仍与犬食之，七日一如此，即差。

又方，煮两鸡子熟，去壳皮，各内腋下，冷，弃三路日[②]，勿反顾，三为之，良。

姚方，取牛脂、胡粉，合椒，以涂腋下，一宿即愈。可三两度作之，则永差。

又，两腋下及手足掌、阴下股里，常汗湿致臭方：

干枸杞根、干畜根、甘草半两，干章陆、胡粉、滑石各一两。六物以苦酒和，涂腋下，当汁出，易衣更涂，不过三敷，便愈。或更发，复涂之。不可多敷，伤人腋。余处亦涂之。

若股内阴下常湿且臭，或作疮者方：

但以胡粉一分，粉之，即差。常用验方。

《隐居效方》疗胡臭：

鸡舌、藿香、青木香、胡粉各二两。为散，内腋下，绵裹之，常作，差。

令人香方：

白芷、薰草、杜若、杜衡、藁本分等。蜜丸为丸，但旦服三丸，暮服四丸，二十日足下悉香。云大神验。

又方，瓜子、芎䓖、藁本、当归、杜衡、细辛各二分，白芷、桂各五分。捣下，食后服方寸匕，日三服。五日口香，一十日肉中皆香，神良。[③]

《小品》又方，甘草、松树根及皮、大枣、甜瓜子。四物分等，

---

① 一两：《外台秘要·第二十三卷·腋臭方三十七首》作“一两半”。

② 日：主校本作“口”。

③ 此方《外台秘要·第二十三卷·令人体香方四首》有“甘草二分炙”。

末，服方寸匕，日三。二十日觉效，五十日身体并香，百日衣服床帏皆香。姚同。

疗人心孔惛塞，多忘喜误：

七月七日，取蜘蛛网着领中，勿令人知，则永不忘也。姚方同。

又方，丁酉日 ，密自至市买远志，着巾角中还，末服之，勿令人知。姚同。

又方，丙午日，取鳖甲着衣带上，良。

又方，取牛、马、猪、鸡心，干之，末，向日酒服方寸匕，日三，问一知十。

孔子大圣智枕中方，已出在第九卷。姚同。

又方，茯苓、茯神、人参五分，远志七分，菖蒲二分。末，服方寸匕，日三夜一服。

又方，章陆花，阴干一百日，捣末，暮水服方寸匕，暮卧思念所欲知事，即于眠中醒悟。

又方，上党人参半斤，七月七日麻勃一升。合捣，蒸使气尽遍，服一刀圭，暮卧，逆知未然之事。

疗人嗜眠喜睡方：

马头骨，烧作灰，末，服方寸匕，日三夜一。

又方，父鼠目一枚，烧作屑，鱼膏和，注目外眦，则不肯眠，兼取两目绛囊裹带。

又方，麻黄、术各五分，甘草三分。日中南捣末，服一方寸匕，日三。姚方，人不忘。

菖蒲三分，茯苓五分，茯神、人参各五分，远志七分。末，服方寸匕，日三夜一，五日则知神良。重出[1]。

敷用方，头不光泽，蜡泽饰发方：

---

① 重出：为夹注小字，主校本无。

青木香、白芷、零陵香[1]、甘松香、泽兰各一分。用绵裹，酒渍再宿，内油里煎再宿，加蜡泽斟量硬软，即火急煎，着少许胡粉、胭脂讫，又缓火煎令粘极，去滓，作梃以饰发，神良。

作香泽涂发方：

依蜡泽药，内渍油里煎，即用涂发，亦绵裹，煎之。

作手脂法：

猪胰一具，白芷、桃仁（碎）各一两，辛夷各二分，冬瓜仁二分，细辛半分，黄瓜、栝蒌仁各三分。以油一大升，煮白芷等二三沸，去滓，挼猪胰取尽，乃内冬瓜、桃仁末，合和之，膏成，以涂手掌，即光。

荜豆香藻法：

荜豆一升，白附、芎䓖、白芍药、水栝蒌、商陆、桃仁、冬瓜仁各二两。捣筛，和合，先用水洗手面，然后敷药粉饰之也。

六味薰衣香方：

沉香一片，麝香一两，苏合香（蜜涂微火炙，少令变色），白胶香一两。捣沉香令破如大豆粒，丁香一两亦别捣，令作三两段，捣余香讫，蜜和为炷，烧之，若薰衣着半两许。又，藿香一两，佳。

葛氏，既有膏敷面染发等方，故疏脂泽等法，亦粉饰之所要云。

发生方：

蔓荆子三分，附子二枚，生用，并碎之，二物以酒七升和，内瓷器中封闭，经二七日药成。先以灰汁净洗须发，痛拭干，取乌鸡脂揩，一日三遍，凡经七日，然后以药涂，日三四遍，四十日长一尺，余处则勿涂。

肘后发黄方：[2]

腊月猪脂膏和羊矢灰、蒲灰等分，敷，黑也。

---

① 零陵香：为报春花科植物灵香草的全草，具有解表，止痛，行气，驱蛔之功。

② 据《外台秘要·第三十二卷·发黄方三首》补。

肘后疗人体及腋下状如狐犼气，世谓之胡臭方：[①]

又方，青木香（一斤），石灰（半斤熬）。上二味，常以粉身亦差，并捣末敷之。

又方，干姜、胡粉、白灰等分。上三味，合作末，粉之。范汪同。

附方

《肘后方》姚氏疗鼾：茯苓，末，白蜜和涂上，满七日，即愈。

又方，疗面多皯黑如雀卵色：以羖羊胆一枚，酒二升合煮三沸，以涂拭之，日三度差。

《千金方》治血鼾面皱：取蔓菁子烂研，入常用面脂中，良。

崔元亮《海上方》灭瘢膏：以黄矾石（烧令汁出）、胡粉（炒令黄）各八分，惟须细研，以腊月猪脂和，更研如泥，先取生布揩令痛，则用药涂，五度。又取鹰屎白、燕窠中草烧作灰等分，和人乳涂之，其瘢自灭，肉平如故。

又方，治面鼾黑子：取李核中仁，去皮细研，以鸡子白和如稀饧，涂，至晚每以淡浆洗之，后涂胡粉，不过五六日，有神。慎风。

《孙真人食忌》去黡子：取石灰，炭上熬令热，插糯米于灰上，候米化，即取米点之。

《外台秘要》救急去黑子方：夜以暖浆水洗面，以布揩黑子令赤痛，水研白檀香，取浓汁以涂之，旦又复以浆水洗面，仍以鹰粪粉黑子。

又，令面生光方：以蜜陀僧用乳煎，涂面佳。兼治皻鼻疱。

《圣惠方》治鼾黑斑点方：用蜜陀僧二两，细研，以人乳汁调，涂面，每夜用之。

又方，治黑痣生于身面上：用藜芦灰五两，水一大碗，淋灰汁于铜器中贮，以重汤煮，令如黑膏。以针微拨破痣处，点之良。不过三遍，

① 据《外台秘要·第二十三卷·腋臭方三十七首》补。

神验。

又方，生眉毛：用七月乌麻花，阴干为末，生乌麻油浸，每夜敷之。

《千金翼》老人令面光泽方：大猪蹄一具，洗净，理如食法，煮浆如胶，夜以涂面，晓以浆水洗面，皮泽矣。

《谭氏小儿方》疗豆疮瘢面黡：以蜜陀僧细研，水调，夜涂之，明旦洗去，平复矣。

有治疬疡三方，具风条中。

《千金方》治诸腋臭：伏龙肝，浇作泥，敷之立差。

《外台秘要》治狐臭，若股内阴下恒湿臭，或作疮：青木香，好醋浸，致腋下夹之，即愈。

又，生狐臭：以三年酽醋，和石灰敷之。

《经验方》善治狐臭：用生姜涂腋下，绝根本。

又方，乌髭鬓，驻颜色，壮筋骨，明耳目，除风气，润肌肤，久服令人轻健：苍术不计多少，用米泔水浸三两日，逐日换水。候满日即出，刮去黑皮，切作片子，曝干，用慢火炒令黄色，细捣末，每一斤末，用蒸过茯苓半斤，炼蜜为丸，如梧桐子大。空心、卧时温熟水下十五丸，别用术末六两，甘草末一两，拌和匀，作汤点之，下术丸，妙。忌桃、李、雀、蛤及三白。

《千金方》治发落不生，令长：麻子一升，熬黑压油，以敷头，长发，妙。

又，治发不生：以羊屎灰，淋取汁洗之，三日一洗，不过十度即生。

又，治眉发髭落：石灰三升，以水拌匀，焰火炒令焦，以绢袋贮，使好酒一斗渍之，密封，冬十四日，春秋七日，取服一合，常令酒气相接。严云百日，即新髭发生不落。

《孙真人食忌》生发方：侧柏叶，阴干作末，和油涂之。

又方，令发鬓乌黑：醋煮大豆黑者，去豆，煎令稠，敷发[①]。

又方，治头秃：芜菁子，末，酢和敷之，日三。

《梅师方》治年少发白，拔去白发：以白蜜涂毛孔中，即生黑者。发不生，取梧桐子捣汁涂上，必生黑者。

《千金翼》疗发黄：熊脂涂发，梳之散，头入床底伏地一食顷即出，便尽黑，不过一升脂，验。

杨氏《产乳》疗白秃疮，及发中生癣：取熊白，敷之。

又，疗秃疮：取虎膏，涂之。

《圣惠方》治白秃：以白鸽粪，捣，细罗为散，先以醋米泔洗了，敷之立差。

又，治头赤秃：用白马蹄烧灰，末，以腊月猪脂和敷之。

《简要济众》治头疮：大笋壳叶，烧为灰，量疮大小，用灰调生油敷。入少腻粉，佳。

---

① 去豆，煎令稠，敷发：据主校本补。

葛仙翁肘后备急方卷之七

瘦樵程永培校

◎治为熊虎爪牙所伤毒痛方第五十三

葛氏方：

烧青布以薰疮口，毒即出，仍煮葛根令浓，以洗疮，捣干葛根末，以煮葛根汁服方寸匕，日五夜一，则佳。

又方，嚼粟涂之。姚同。

又，煮生铁令有味，以洗疮上。姚同。

凡猛兽毒虫皆受人禁气，将入山草，宜先禁之，其经术云：

到山下先闭气三十五息，存神仙将虎来到吾前，乃存吾肺中，有白帝出，把虎两目塞吾下部，又乃吐肺气，白通冠一山林之上，于是良久。又闭气三十五息，两手捻都监目作三步，步皆以右足在前，乃止。祝曰：李耳，李耳，图汝非李耳耶，汝盗黄帝之犬，黄帝教我问汝，汝答之云何。毕，便行。一山之虎不可得见。若逢之者，目向立，大张左手五指，侧之极势，跳。手上下三度，于跳中大唤咄虎：北斗君汝去，虎即走。止宿亦先四向如此。又，烧牛、羊角，虎亦不敢近人。又，捣雄黄、紫石，缝囊贮而带之。

附方

《梅师方》治虎伤人疮：但饮酒，常令大醉，当吐毛出。

◎治卒有猘犬凡所咬毒方第五十四

疗猘犬咬人方：

先嗍却恶血，灸疮中十壮，明日以去，日灸一壮，满百乃止。姚云忌酒。

又云，地榆根，末，服方寸匕，日一二。亦末敷疮上，生根捣敷，佳。

又方，刮虎牙若虎骨，服一匕。已发如猘犬者，服此药即差。姚同。

又方，仍杀所咬犬，取脑敷之，后不复发。

又方，捣薤汁敷之，又饮一升，日三，疮乃差。

又方，末矾石，内疮中裹之，止疮不坏，速愈，神妙。

又方，头发、猬皮[①]，烧末，水和饮一杯。若或已目赤口噤者，折齿下之。姚云二物等分。

又方，捣地黄汁饮之，并以涂疮，过百度止。

又方，末干姜常服，并以内疮中。

又方，以豆酱清涂疮，日三四差。[②]

凡猘犬咬人，七日一发，过三七日不发，则脱也，要过百日，乃为大免耳：

每到七日，辄当饮薤汁三二升，又当终身禁食犬肉、蚕蛹，食此发则不可救矣。疮未差之间，亦忌生物、诸肥腻及冷，但于饭下蒸鱼及就腻气中食便发。不宜饮酒，能过一年乃佳。

若重发疗方：

生食蟾蜍鲙，绝良验。姚同。亦可烧炙食之。不必令其人知，初得啮便为之，则后不发。姚剥作鲙，吞蒜齑[③]下。

---

① 猬皮：别名猥皮，为猬科动物刺猬的皮，具有化瘀止痛、收敛止血、涩精缩尿之功。

② 据《外台秘要·第四十卷·狂犬咬人方二十二首》补。

③ 齑（jí，音集）：原指细碎的菜末。

又方，捣姜根汁，饮之即差

又方，取蔓菁汁亦佳。

又，凡犬咬人：

取灶中热灰，以粉疮敷之。姚同。

又方，火炙蜡，以灌疮中。姚同。

又方，以头垢少少内疮中，以热牛屎涂之，佳。姚同。

又方，挼蓼以敷疮上。

又方，干姜，末，服二匕，姜汁服半升，亦良。

又方，但依猘犬法弥佳。烧蟾蜍及末矾石，敷之尤佳。

得犬啮者难疗，凡犬食马肉生狂，方：

及寻常，忽鼻头燥，眼赤不食，避人藏身，皆欲发狂。便宜枸杞汁煮糜饲之，即不狂。若不肯食糜，以盐伺鼻，便忽涂其鼻，既舐之则欲食矣，神验。

附方

《梅师方》治狂狗咬人：取桃白皮一握，水三升，煎取一升服 。

《食疗》治犬伤人：杵生杏仁，封之，差。

◎治卒毒及狐溺棘所毒方第五十五

马嚼人作疮，有毒，肿热疼痛方：

刺鸡冠血，沥着疮中三下。若駮马[1]用雌鸡，草马用雄鸡。姚同。

又方，灸疮及肿上，差。

若疮久不差者：

马鞭梢长二寸，鼠矢二七枚，烧末，膏和敷之，效。

又方，以妇人月经敷上，最良。姚云神效。

人体上先有疮而乘马，马汗若马毛入疮中，或但为马气所蒸，皆致

① 駮（bó，音驳）马：毛色斑驳之马，其性凶猛。

肿痛烦热，入腹则杀人：

烧马鞭皮，末，以膏和敷上。

又方，多饮淳酒取醉，即愈。

又，剥死马，马骨伤人手，毒攻欲死方：

便取死马腹中屎，涂之即差。姚同。

又方，以手纳女人阴中，即愈。有胎者不可，令胎堕。

狐尿棘刺人，肿痛欲死方：

破鸡拓之，即差。

又方，以热桑灰汁渍，冷复易，取愈。

《小品方》以热蜡着疮中，又烟熏之，令汁出，即便愈。

此狐所尿之木，犹如蛇蚑也。此下有鱼骨伤人。

附方

《图经》云，治恶刺及狐尿刺：捣取蒲公草根茎白汁涂之，惟多涂，立差止。此方出孙思邈《千金方》，其序云：余以贞观[1]五年七月十五日夜，以左手中指背触着庭木，至晓，遂患痛不可忍，经十日，痛日深，疮日高大，色如熟小豆色，尝闻长者之论有此方，遂依治之，手下则愈，痛亦除，疮亦即差，未十日而平复。杨炎《南行方》亦著其效云。

效方，治狐尿刺螫痛：杏仁，细研，煮一两沸，承热以浸螫处，数数易之。

《外台秘要》治剥马被骨刺破，中毒欲死：取剥马腹中粪及马尿洗，以粪敷之，大验。绞粪汁饮之，效。

《圣惠方》治马咬人，毒入心：马齿苋汤食之，差。

《灵苑方》治马汗入疮，肿痛渐甚，宜急疗之，迟则毒深难理：以生乌头，末，敷疮口，良久有黄水出，立愈。

① 贞观：原作“正观”，据《千金方》“序”改。

王氏《博济》治驴涎马汗毒所伤神效：白矾（飞过）、黄丹（炒令紫色）各等分。相滚合，调贴患处。

◎治卒青蛙蝮虺众蛇所螫方第五十六

葛氏，竹中青蜂螫人方：

雄黄、麝香、干姜分等。捣筛，以射罔和之，着小竹管带之行。急便用敷疮，兼众蛇虺毒之，神良。

又方，破乌鸡，热敷之。

蛇绿色，喜缘树及竹上，大者不过四五尺，皆呼为青条蛇，人中，立死。

葛氏，毒蛇螫人方：

急掘作坑，以埋疮处，坚筑其上，毒即入土中，须臾痛缓，乃出。

徐王治蛇毒方：

用捣地榆根绞取汁饮，兼以渍疮。

又方，捣小蒜饮汁，以滓敷疮上。

又方，猪耳垢着疮中，牛耳中垢亦可用之，良。

又方，嚼盐唾上讫，灸三壮，复嚼盐，唾之疮上。

又方，捣薤敷之。

又方，烧蜈蚣，末，以敷疮上。

又方，先以无节竹筒着疮上，熔蜡及蜜等分，灌筒中。无蜜，单蜡亦通。

又方，急且尿疮中，乃拔向日闭气三步，以刀掘地作小坎，以热汤沃坎中，泥作丸如梧子大服之，并以少泥泥之疮上，佳。

又方，桂心、栝蒌分等。为末，用小竹筒密塞之以带行，卒为蝮蛇，即敷之。此药疗诸蛇毒，塞不密，则气歇不中用。

一切蛇毒：

急灸疮三五壮，则众毒不能行。

蛇毒：

捣鬼针草[①]，敷上即定。

又方，荆叶袋贮，敷疮肿上。

又方，以射罔涂肿上，血出乃差。

又方，以合口椒并叶，捣敷之，无不止。

又方，切叶刀，烧赤烙之。

又方，干姜末敷之，燥复易之。[②]

又方，灸啮处三五壮，则毒不能行。[③]

又方，猪屎熬令焦，末，蓝一把，水三升煮取二升，投屎搅和，以洗之差。[④]

肘后疗虺蛇，众蛇螫人方：[⑤]

以头垢敷疮中。

又方，以两刀于水中相摩良久，饮其汁，痛即止。

又方，捣葎草以敷之，立愈，神良。

集验疗众蛇螫人方：[⑥]

取紫苋菜捣，饮汁一升，滓以少水和，涂疮上，又捣冬瓜根，以敷之。

附方

《梅师方》治蛇虺螫人：以独头蒜、酸草捣绞，敷所咬处。

《广利方》治蛇咬方：取黑豆叶，剉，杵，敷之，日三易，良。

---

① 鬼针草：为菊科植物鬼针草的全草，具有清热解毒、活血散结、止泻、截疟之功。

② 据《外台秘要·第四十卷·蛇啮人方一十四首》补。

③ 据《外台秘要·第四十卷·蛇啮人方一十四首》补。

④ 据《外台秘要·第四十卷·蛇啮人方一十四首》补。

⑤ 据《外台秘要·第四十卷·虺蛇螫方四首》补。

⑥ 据《外台秘要·第四十卷·众蛇螫方七首》补。

《广济方》治毒蛇啮方：菰蒋草根灰，取以封之。其草似燕尾也。

《兵部手集》主蛇、蝎、蜘蛛毒：鸡卵，轻敲一小孔，合咬处，立差。

刘禹锡《传信方》治蛇咬蝎螫：烧刀子头令赤，以白矾置刀上，看成汁，便热滴咬处，立差。此极神验，得力者数十人，贞元三十二年，有两僧流向南到邓州，俱为蛇啮，令用此法救之。敷药了便发，更无他苦。

◎治蛇疮败蛇骨刺人入口绕身诸方第五十七

葛氏，凡蛇疮未愈，禁热食，食便发，疗之依初螫人法。

蛇螫人，九窍皆血出方：

取虻虫，初食牛马血腹满者二七枚，烧，服之。

此上蛇疮败及洪肿法方。

蛇螫人，牙折入肉中，痛不可堪方：

取虾蟆肝以敷上，立出。

又方，先密取荇叶，当其上穿，勿令人见，以再覆疮口上，一时着叶当上穿，穿即折牙出也。

蛇骨刺人毒痛方：

以铁精如大豆者，以管吹疮内。姚同。

又方，烧死鼠，捣，敷着疮上。

蛇螫人，疮已合，而余毒在肉中，淫淫痛痒方：

取大小蒜各一升，合捣，热汤淋取汁，灌疮中。姚同。

蛇卒绕人不解方：

以热汤淋，即解。亦可令就尿之。

蛇入人口中不出方：

艾灸蛇尾，即出。若无火，以刀周匝割蛇尾，截令皮断，乃将皮倒脱，即出。《小品》同之。

七八月中，诸蛇毒旺不得泄，皆啮草木即枯死，名为蛇蚔，此物伤人甚于蛇螫，即依蛇之螫法疗之。

附方

《广利方》治蛇咬疮：暖酒，淋洗疮上，日三易。

《圣惠方》治蛇入口，并入七孔中：割母猪尾头，沥血，滴口中，即出。

◎治卒入山草禁辟众蛇药术方第五十八

辟众蛇方：

同前姚氏仙人入山草法。

辟蛇之药虽多，唯以武都雄黄为上，带一块，上[①]称五两于肘间，则诸蛇毒莫敢犯。他人中者，便磨以疗之。

又，带五蛄黄丸，良。丸有蜈蚣，故方在于备急中，此下有禁法云，不受而行，则无验。

中蛇毒勿渡水，渡水则痛甚于初螫。亦当先存想作大蜈蚣前已随后渡，若乘船渡，不作法，杀人。

入山并不得呼作蛇，皆唤为蛇。中之者，弥宜勿误。

辟蛇法：

到处烧羖羊角，令有烟出，蛇则去矣。

《集验》入山草辟众蛇方：[②]

干姜，生麝香，雄黄。上三味，等份，捣，以小绛囊盛，男左女右带佩，则蛇逆者辟，人为蛇所中，便以疗之，如无麝香，以射罔和带之，疗诸毒良。

---

① 上：底本作“古”，据主校本改“上”。

② 据《外台秘要·第四十卷·辟蛇法三首》补。

附方

《广利方》治诸蛇毒螫人欲死，兼辟蛇：干姜、雄黄等分，同研，用小绢袋贮，系臂上，男左女右，蛇闻药气逆避人，螫毒敷之。

◎治卒蜈蚣蜘蛛所螫方第五十九

葛氏方：

割鸡冠血涂之。

又方，以盐缄疮上，即愈。云蜈蚣去远者，即不复得。

又方，盐热渍之。

又方，嚼大蒜若小蒜或桑树白汁，涂之。亦以麻履底土揩之，良。

蜈蚣甚啮人，其毒殊轻于蜂，当时小痛而易歇。蜘蛛毒亦疗。[①]

生铁衣，醋研取浓汁，涂之。

又，乌麻油和胡粉敷上，干复易，取差。取羊桃叶，敷之立愈。

又方，挼蓝汁以渍之，即差。[②]

又方，挼蛇衔草，封之佳。[③]

附方

蚯蚓、蝼蛄、蚕咬、蠼螋[④]尿及恶虫咬人附

《梅师方》治蜈蚣咬人，痛不止：独头蒜，摩螫处，痛止。

又，《经验后方》烧鸡屎，酒和敷之，佳。

又，取鸡屎和醋敷之。

《圣惠方》治蜈蚣咬方：用蜗牛擦取汁，滴入咬处。

《兵部手集》治蜘蛛咬，遍身成疮：取上好春酒饮醉，使人翻不

① 亦疗：主校本无此二字。

② 据《外台秘要·第四十卷·蜈蚣螫方八首》补。

③ 据《外台秘要·第四十卷·蜈蚣螫方八首》补。

④ 蠼（qú，音渠）螋（sóu，音叟）：别称夹板子、剪指甲虫，是一种杂食性昆虫。

得，一向卧，恐酒毒腐人，须臾，虫于肉中小如米自出。

又《谭氏小儿方》以葱一枝，去尖、头，作孔，将蚯蚓入葱叶中，紧捏两头，勿泄气，频摇动，即化为水，点咬处，差。

刘禹锡《传信方》治虫豸伤咬：取大蓝汁一碗，入雄黄、麝香，二物随意看多少，细研，投蓝中，以点咬处，若是毒者，即并细服其汁，神异之极也。昔张员外在剑南为张延赏判官，忽被斑蜘蛛咬项上，一宿，咬有二道赤色，细如箸，绕项上，从胸前下至心经；两宿，头面肿疼，如数升碗大，肚渐肿，几至不救。张相素重荐，因出家资五百千，并荐家财又数百千，募能疗者。忽一人应召云：可治。张相初甚不信，欲验其方，遂令目前合药，其人云：不惜方，当疗人性命耳。遂取大蓝汁一瓷碗，取蜘蛛投之蓝汁，良久方出得汁中，甚困不能动，又别捣蓝汁，加麝香末，更取蜘蛛投之，至汁而死，又更取蓝汁、麝香，复加雄黄和之，更取一蜘蛛投汁中，随化为水。张相及诸人甚异之，遂令点于咬处，两日内悉平愈，但咬处作小疮，痂落如旧。

《经验方》治蜘蛛咬，遍身生丝：羊乳一升饮之。贞元十年，崔员外从质云：目击有人被蜘蛛咬，腹大如孕妇，其家弃之，乞食于道，有僧遇之，教饮羊乳，未几日而平。

又方，治蚯蚓咬：浓作盐汤，浸身数遍，差。浙西军将张韶，为此虫所咬，其形大如风，眉须皆落，每夕蚯蚓鸣于体，有僧教以此方愈。

又方，治蚯蚓虫咬，其形如大风，眉须皆落，以石灰水浸身，亦良。

《圣惠方》主蛐蟮[①]咬人方：以鸡屎敷之。

又方，治蝼蛄咬人：用石灰，醋和涂之。

《广利方》治蚕咬人：麝香细研，蜜调涂之，差。

《千金方》治蠼螋尿疮：楝树枝皮，烧灰，和猪膏敷之。

又方，杵豉敷之。

① 蛐蟮：蚯蚓的别名。

又方，以酢和粉敷之。

又方，治蠼螋虫尿人影，着处便令人体病疮，其状如粟粒，累累一聚，惨痛，身中忽有处燥痛如芒刺，亦如刺虫所螫，后细疮瘟作丛，如茱萸子状也，四畔赤，中央有白脓如黍粟，亦令人皮急，举身恶寒壮热，极者连起竟腰胁胸也。治之法，初得，磨犀角涂之，止。

《博物志》治蠼螋虫溺人影，亦随所着作疮：以鸡肠草汁敷之，良。

《外台秘要》治蠼螋尿疮，绕身匝即死：以燕巢中土，猪脂、苦酒和敷之。

又方，治蠼螋尿疮：烧鹿角，末，以苦酒调涂之。

《钱相公方》疗蠼螋尿疮黄水出：嚼梨叶敷之，干即易。

《胜金方》治蠼螋尿人成疮，初如糁粟，渐大如豆，更大如火烙浆疱，疼痛至甚。宜速用草茶并蜡茶俱可，以生油调，敷上，其痛药至立止，妙。

《圣惠方》治恶虫咬人：用紫草油涂之。

又方，以酥和盐敷之。

◎治卒虿螫方第六十

以玉壶丸及五蛄丸，涂其上，并得。其方在《备急》丸散方中。

又方，取屋霤[①]下土，水和敷之。

肘后论云，此蠆字作虿字，所谓蜂虿作于怀袖，贲育为之惊恐。言其小而有毒，起乎不意也。世人呼蝘蜓为虿子，而未尝中人，乃言不可螫人，雷鸣乃放，想亦当极有毒，书家呼蝘蜓为守宫。《本草》云：守宫即是蜥蜴。如东方朔言，则两种物矣。今蜥蜴及蛇医毋并不螫人。蜥蜴有五色具者，亦云是龙，不可杀之，令人震死。今又有一小乌虫子，尾有翘，世人呼为甲虫，而尾似车缓两尾，复言此虫是虿，未详其正

① 霤（liù，音六）：同“溜”，屋檐上接雨水用的长水槽。

矣。[①]

又疗虿螫人方：[②]

捣常思草，绞取汁，以洗疮。

◎治卒蜂所螫方第六十一

蜂螫人：

取人尿洗之。

又方，谷树、桑树白汁，涂之，并佳。

又方，刮齿垢涂之。又，破蜘蛛，又煮蜂房涂之。烧牛角灰，苦酒和涂之。又，断葫，揩之。又，嚼青蒿敷之。

附方

《千金方》治蜂螫人：用露蜂房，末，猪膏和敷之。杨氏《产乳》蜂房煎汤洗，亦得。

又，《外台秘要》挼薄荷贴之，差。

又，《圣惠方》以酥敷之，愈。

沈存中《笔谈》云：处士刘汤，隐居王屋山，尝于斋中见一大蜂窜为蛛网丝缚之，为蜂所螫坠地，俄顷，蛛鼓腹欲裂，徐徐行入草，啮芋梗微破，以疮就啮处磨之。良久，腹渐消，轻躁如故。自后人有为蜂螫者，挼芋梗敷之则愈。

◎治卒蝎所螫方第六十二

蝎螫人：

温汤渍之。

又方，挼马齿苋、大蒜。又，嚼干姜涂之，佳。

姚方，以冷水渍螫处，即不痛。水微暖便痛，即易水。又，以冷渍

① 据《外台秘要·第四十卷·虿螫方二首》补。

② 据《外台秘要·第四十卷·虿螫方二首》补。

故布拓之，数易。

新效方，蜀葵花、石榴花、艾心分等，并五月五日午时取，阴干，合捣，和水涂之螫处，立定。二花未定，又鬼针草挼汁，敷之立差。又，黄丹醋涂之。又，生乌头，末，唾敷之。嚼干姜涂之。又，射罔封之，温酒渍之，即愈。

附方

《孙真人食忌》主蝎螫：以矾石一两，醋半升煎之，投矾末于醋中，浸螫处。

又，《胜金方》乌头末少许，头醋调敷之。

又，钱相公《箧中方》取半夏，以水研，涂之立止。

又，《食医心镜》以醋磨附子敷之。

又，《经验方》以驴耳垢敷之，差。崔给事传。

《广利方》治蝎螫人，痛不止方：楮树白汁，涂之立差。

◎治中蛊毒方第六十三

葛氏方，疗蛊毒下血方：

羖羊皮方三寸（得败鼓亦好），蘘荷叶、苦参、黄连、当归各二两。水七升，煮二升，分三服。一方加犀角、升麻各三两。无蘘荷叶[①]，用茜根四两代之，佳。

人有养畜蛊以病人，其诊法：

中蛊令人心腹切痛，如有物啮，或吐下血。不即疗之，食人五脏则死矣。欲知蛊与非蛊，当令病人唾水中，沉者是，浮者非。《小品》、姚并同。

欲知蛊毒主姓名方：

取鼓皮少少，烧末饮病人，病人须臾自当呼蛊主姓名，可语便去，

① 叶：主校本作“根”。

则便愈。亦见蛇蜒合作蛊毒，着饮食中，使人得瘕病，此一种积年乃死，疗之各自有药。

又，蘘荷叶，密着病人卧席下，其病人曰[1]自呼蛊主姓名也。

疗中蛊毒吐血或下血，皆如烂肝方：

茜草根、蘘荷根各三两。㕮咀，以水四升，煮取二升，去滓，适寒温，顿服，即愈。又自当呼蛊主姓名。茜草即染绛草也。《小品》并姚方同也。

又方，巴豆一枚（去心、皮，熬），豉三粒，釜底墨方寸匕。合捣为三丸，一丸当下毒。不可者，更服一丸，即下。

又方，盐一升，淳苦酒和一服，立吐即愈。《小品》同。支方苦酒一升，煮令消，服，愈。

又方，取蚯蚓十四枚，以苦酒三升渍之，蚓死，但服其汁。已死者，皆可活。

又方，苦瓠[2]一枚，水二升，煮取一升，服，立即吐，愈。《小品》同。支方用苦酒一升，煮令消，服，神验。

又方，皂荚三梃（炙，去皮、子），酒五升，渍一宿，去滓，分三服。《小品》同。

疗饮中蛊毒，令人腹内坚痛，面目青黄，淋露骨立，病变无常方：

取铁精捣之，细筛，又别捣乌鸡肝以和之，丸如梧子大。服三丸，甚者不过十日，微者即愈。别有铁精方。

又方，猪肝一具，蜜一升，共煎之令熟，分为二十服。秘方。《小品》同。支方分作丸，亦得。

又方，取枣木心，剉得一斛，着釜中淹之，令上有三寸水，煮取二斗，澄取清，微火煎得五升，宿勿食，旦服五合，则吐蛊毒出。《小品》、姚同之。

---

① 曰：主校本作“即”。

② 苦瓠：即葫芦，有清热解毒、利水消肿、杀虫止痒之功。

又方，雄黄、丹砂、藜芦各一两。捣末，旦以井华水服一刀圭，当下吐蛊虫出。

又方，隐葱草汁，饮一二升。此草桔梗苗，人皆食之。

治蛊已食下部，肚尽肠穿者：

取长股虾蟆青背一枚，鸡骨（支方一分），烧为灰，合，内下部令深入。《小品》同。支方屡用大验，姚方亦同。

又方，以猪胆沥内下部中，以绵深导内塞之。

又方，五蛊黄丸最为疗蛊之要，其方在备急条中。

复有自然飞蛊，状如鬼气者，难。

此诸种得真犀、麝香、雄黄，为良药，人带此于身，亦预防之。

姚氏疗中蛊下血如鸡肝，出石余，四脏悉坏，唯心未毁，或鼻破待死方：

末桔梗，酒服一匕，日一二。葛氏方也。

支太医有十数传用方：

取马兜铃根捣末，水服方寸匕，随吐则出，极神验。此物苗似葛蔓，缘柴生，子似橘子。

凡畏已中蛊，欲服甘草汁，宜生煮服之，当吐疾出。若平生预服防蛊毒者，宜熟炙煮服，即内消不令吐，神验。

又方，甘草，炙，每含咽汁。若因食中蛊反毒，即自吐出，极良。常含咽之，永不虑药及蛊毒也。

又有解百毒散，在后药毒条中。

亦疗方，桑白汁一合，服之，须臾吐利，蛊出。

席辩刺史传效二方，云并试用神验：

斑蝥虫四枚（去足翅，炙），桃皮（五月初五采取，去黑皮，阴干），大戟。凡三物并捣，别筛，取斑蝥一分，桃皮、大戟各二分。合和枣核大，以米清饮服之，讫，吐出蛊。一服不差，十日更一服，差。此蛊洪州最多，老媪解疗一人，得缣二十疋，秘方不可传。其子孙犯法，黄花公若于则为都督，因以得之流传，老媪不复得缣。席云已差十余人也。

又方，羖羊皮方寸匕，蘘荷根四两，苦参、黄连各二两，当归、犀角、升麻各三两。七物以水九升，煮取三升，分三服，蛊即出。席云曾与一人服，应时吐蜂儿数升，即差。此是姚大夫方。

附方

《千金翼方》疗蛊毒：以槲木北阴白皮一大握，长五寸，以水三升，煮取一升，空腹分服，即吐蛊出也。

又，治蛊毒下血：猬皮，烧，末，水服方寸匕，当吐蛊毒。

《外台秘要》救急治蛊：以白鸽毛、粪烧灰，饮和服之。

杨氏《产乳》疗中蛊毒：生玳瑁，以水磨如浓饮，服一盏，自解。

《圣惠方》治小儿中蛊，下血欲死：捣青蓝汁，频频服半合。

◎治卒中溪毒[①]方第六十四

姚氏中水毒秘方：

取水萍[②]曝干，以酒服方寸匕，差止。又云：中水病，手足指冷，即是。若暖，非也。其冷或一寸，极或竟指。未过肘膝一寸浅，至于肘膝为剧。

葛氏，水毒中人，一名中溪，一名中洒东人呼为苏骇切，一名水病，似射工而无物。其诊法：

初得之恶寒，头微痛，目注疼，心中烦懊，四肢振淅，骨节皆强，筋急[③]，但欲睡，旦醒暮剧，手逆冷[④]，三日则复生虫，食下疮，不痛不

① 中溪毒：类似现代医学血吸虫病。
② 水萍：即浮萍，具有祛风发汗、利尿消肿的功效。
③ 此后《外台秘要·第四十卷·溪毒方二十一首》有“两膝疼，或熻熻而热”。
④ 手逆冷：《外台秘要·第四十卷·溪毒方二十一首》作“手足逆冷至肘膝”。

痒不冷[①]，人觉视之乃知。不即疗，过六七日，下部脓溃，虫食五脏，热极烦毒，注下不禁。八九日，良医不能疗。觉得，急当深[②]视下部。若有疮，正赤如截肉者，为阳毒，最急。若疮如蠡鱼齿者，为阴毒，犹小缓。要皆煞人，不过二十日。欲知是中水毒，当作数升汤，以小蒜五寸，㕮咀，投汤中，莫令大热，热即无力，捩去滓，适寒温以浴，若身体发赤斑纹者是也。又无异证，当以他病疗之也。

病中水毒方：

取梅若桃叶，捣，绞汁三升许，以少水解为饮之。姚云：小儿不能饮，以汁敷乳头与之。

又方，常思草，捣绞，饮汁一二升，并以绵染寸中，以导下部，日三过，即差。

又方，捣蓝青汁，以少水和涂之，头面身体令匝。

又方，取梨叶一把，熟捣，以酒一杯和绞，服之，不过三。

又方，取蛇莓草根[③]，捣作末，服之，并以导下部，亦可饮汁一二升。夏月常行，欲入水浴，先以少末投水中流，更无所畏。又辟射工，家中虽以器贮水浴，亦宜少末投水中，大佳。

今东间诸山县，无不病溪毒，春月皆得，亦如伤寒，呼为溪温，未必是射工辈，亦尽患疮痢，但寒热烦疼不解，便致死耳。方家用药与伤寒温疾相似，令施其单法：

五加根烧末，酒若浆水饮之。荆叶汁，佳。千金不传，秘之。

又方，密取蓼，捣汁，饮一二合。又以涂身令周匝。

取牛膝茎一把，水酒共一杯，渍，绞取汁饮之，日三。雄牛膝，茎紫色者是也。

东向三两步，即以手左一搅取水，将蒜一把熟捣，以酒渍之，去

① 不冷：《外台秘要·第四十卷·溪毒方二十一首》作“不令”，连下读。
② 深：《外台秘要·第四十卷·溪毒方二十一首》作“早”。
③ 蛇莓草根：《外台秘要·第四十卷·溪毒方二十一首》作“大莓连根”。

滓，可饮两杯，当吐，得吐便差，此方甚效。[①]

若下部生疮，已决洞者：

秫米一升，盐五升，水一石，煮作糜，坐中，即差。

又方，桃皮、叶，熟捣，水渍令浓，去滓，着盆中坐渍之，有虫出。

又方，皂荚，烧，末，绵裹导之，亦佳。

又，服牡丹方寸匕，日三服。

◎治卒中射工水弩毒方第六十五

江南有射工毒虫，一名短狐，一名蜮，常在山间水中，人行及水浴，此虫口中横骨角弩，唧以射人形影则病。其诊法：

初得或如伤寒，或似中恶，或口不能语，或恶寒热，四肢拘急，旦可暮剧，困者三日，齿间血出，不疗即死。其中人有四种，初觉则遍身体视之，其一种正黑如墨子，而绕[②]四边□□□[③]犯之，如刺状。其一种作疮，疮久即穿陷。一种突起如石[④]。其一种如火灼人肉，熛起作疮，此种最急，并皆煞人。居溪傍湿[⑤]地，天大雨，或逐人行潦，流入人家而射人。又当养鹅鸭，亦可以[⑥]食。人[⑦]行将纯白鹅以辟之，白鸭亦善。带好生犀角[⑧]，佳也。若见身中有此四种疮处，便急疗之。

---

① 据《外台秘要·第四十卷·溪毒方二十一首》补。

② 绕：此上《外台秘要·第四十卷·射工毒方一十九首》有一“皮”字。

③ □□□：原阙，《外台秘要·第四十卷·射工毒方一十九首》作“突赤以衣被”。

④ 石：此后《外台秘要·第四十卷·射工毒方一十九首》有“痈状”二字，主校本此处缺文。

⑤ 溪傍湿：主校本此处缺文，《外台秘要·第四十卷·射工毒方一十九首》作“此毒之”。

⑥ 亦可以：主校本缺文，《外台秘要·第四十卷·射工毒方一十九首》作“鹅见即”。

⑦ 人：《外台秘要·第四十卷·射工毒方一十九首》作“船”。

⑧ 生犀角：《外台秘要·第四十卷·射工毒方一十九首》作“生金、犀角、麝香”。

急周绕遍，去此疮边一寸，辄炙一处百壮，疮亦百壮，则差。

又方，赤苋茎、叶，捣绞，取汁饮之，以滓敷之。姚云服七合，日四五服。

又方，胡蒜，令敷以拓疮上，灸蒜上千壮，差。

又方，白鸡矢白者二枚，以小饧和调，以涂疮上。

又方，鼠妇虫、豉各七合，巴豆三枚（去心），合猪脂，但以此药涂之。

又方，取水上浮走豉母虫一枚，置口中便差。云此虫正黑如大豆，浮水上相游者。

又方，取皂荚一梃，尺二者，槌碎，苦酒一升，煎如饴，去滓，敷之痛处，差。

又方，马齿苋，捣，饮汁一升，滓敷疮上，日四五遍，则良验。

又方，升麻、乌翣各二两。水三升，煮取一升，尽服之，滓敷疮上，不差便作。姚同，更加犀角二两。

又方，便水磨犀角涂之，燥复涂，亦取细屑和麝香涂之，一方云，服一方寸匕。①

云此虫含沙射人影便病，欲渡水，先以石投之，口边角弩发矢，言口之两角能屈伸，再而竭，三而衰②。冬月则蜇。有一长角横在口前，弩弦③临其角端，曲如上弩，以气为矢，用水势以射人。人中之，便不能语，余状如葛氏所说。

◎治卒中沙虱毒④方第六十六

山水间多有沙虱甚细，略不可见，人入水浴，及以水澡浴，此虫在水中着人身，及阴天雨行草中，亦着人，便钻入皮里。其诊法：初得之

① 据《外台秘要·第四十卷·射工毒方一十九首》补。

② 再而竭，三而衰：主校本此处缺文。

③ 弦：主校本作“檐”。

④ 中沙虱毒：类似现代医学恙虫病。

皮上正赤，如小豆、黍米、粟粒，以手摩赤上，痛如刺，三日之后，令百节强，疼痛寒热，赤上发疮，此虫渐入至骨则杀人。自有山涧浴毕，当以布拭身数遍，以故帛拭之一度，乃敷粉之也。

又，疗沙虱毒方：

以大蒜十片，着热灰中，温之令热，断蒜及热拄疮上，尽十片，复以艾灸疮上，七壮则良。

又方，斑蝥二枚，熬一枚，末服之，烧一枚，令绝烟，末以敷疮上，即差。

又，以射罔敷之，佳。

又方，生麝香、大蒜合捣，以羊脂和，着小筒子中带之行。今东间水无不有此，浴竟中拭，煠煠如芒毛针刺，熟看见，则以竹叶抄挑去之。

又方，以少许麝香敷疮上，过五日不差，当用巴豆汤服之。一日辄以巴豆一枚，二日二枚，计为数，并去皮心，以水三升煮取一升，尽服之，未差，即更可作服之。[①]

比见岭南人初有此者，即以茅叶细细[②]刮去，及小伤皮则为佳，仍数涂苦苣菜汁，佳。

已深者，针挑取虫子，正如疥虫，着爪上映光方见行动也。若挑得，便就上灸三四壮，则虫死病除。

若觉犹惛惛，见是其已太深，便应依土俗作方术拂出，乃用诸汤药以浴，皆得一二升[③]出，都[④]尽乃止。亦依此方并杂[⑤]。治中[⑥]溪毒及射工

① 据《外台秘要·第四十卷·沙虱毒方六首》补。

② 细细：主校本作“茗茗”。

③ 升：此后《外台秘要·第四十卷·沙虱毒方六首》有“沙”字。

④ 都：此前《外台秘要·第四十卷·沙虱毒方六首》有“沙出”二字。

⑤ 杂：此后《外台秘要·第四十卷·沙虱毒方六首》有“用前中”三字。

⑥ 治中：主校本此处缺文。

法急救，七日中宜差。不尔，则仍有飞虫，在身中[①]啖人心脏，便死，慎不可轻。

◎治卒服药过剂烦闷方第六十七

服药过剂烦闷，及中毒多烦闷欲死方：

刮东壁土少少，以水一二升和饮之，良。

又方，于屋霤下作坎，方二尺，深三尺，以水七升，灌坎中，以物扬之，令沫出，取一升饮之，未解更作。

又方，捣蓝取汁，服数升。无蓝，只洗青绢，取汁饮，亦得。

服药失度，心中苦烦方：

饮生葛根汁，大良。无生者，干葛为末，水服五合，亦可煮服之。

又方，吞鸡子黄数枚，即愈。不差，更作。

服石药过剂者：

白鸭屎，末，和水调服之，差。

又方，大黄三两，芒硝二两，生地黄汁五升，煮取三升，分三服，得下便愈。

若卒服药，吐不止者：

饮新汲水一升，即止。

若药中有巴豆，下痢不止方：

末干姜、黄连，服方寸匕，差。

又方，煮豆汁一升服之，差。

附方

《外台秘要》治服药过剂，及中毒烦闷欲死：烧犀角，末，水服方寸匕。

① 在身中：主校本此处缺文。

◎治卒中诸药毒救解方第六十八

治食野葛已死方：

以物开口，取鸡子三枚，和以吞之，须臾吐野葛出。

又方，温猪脂一升，饮之。

又方，取生鸭就口断鸭头，以血沥口中，入咽则活。若口不可开者，取大竹筒，洞节，以头注其胁，取冷水竹筒中，数易水，须臾口开，则可得下药。若人多者，两胁及脐中各与筒，甚佳。

又方，多饮甘草汁，佳。

姚方，中诸毒药及野葛已死方：

新小便，和人屎绞取汁一升，顿服，入腹即活。解诸毒，无过此汁。

中酖毒①已死者：

粉三合，水三升，和饮之。口噤，以竹管强开灌之。

中射罔毒：

蓝汁、大豆、猪犬血，并解之。

中狼毒毒：

以蓝汁解之。

中狼葵毒：

以葵根汁解之。

中藜芦毒：

以雄黄、葱汁，并可解之。

中踯躅毒：

以栀子汁解之。

中巴豆毒：

黄连、小豆、藿汁、大豆汁，并可解之。

中雄黄毒：

---

① 酖（zhèn，音阵）毒：毒药或毒酒，亦作“鸩毒”。

以防己汁解之。

中蜀椒毒，中蜈蚣毒：

二毒，桑汁煮桑根汁，并解之。

中矾石毒：

以大豆汁解之。

中芫花毒：

以防风、甘草、桂，并解之。

中半夏毒：

以生姜汁、干姜，并解之。

中附子、乌头毒：

大豆汁、远志汁，并可解之。

中杏仁毒：

以蓝子汁解之。

食金已死者：

取鸡屎半升，水淋得一升，饮之，日三服。

又方，吞水银二两，即裹金出，少者一两，亦足。

姚云：一服一两，三度服之，扶坐与之，令入腹，即活。

又方，鸭血及鸡子亦解之。

今取一种，而兼解众毒：

取甘草，㕮咀，浓煮，多饮其汁，并多食葱中涕，并佳。

又方，煮大豆，令涕，多饮其汁。无大豆，豉亦佳。

又方，蓝青蓝子，亦通解诸毒，常预畜之。

又方，煮荠苨，令浓饮一二升，秘方。卒无可煮，嚼食之。亦可作散服之。此药在诸药中，诸药则皆验。

又方，凡煮此药汁解毒者，不可热饮之，诸毒得热更甚，宜使小冷为良。

带[①]辩刺史云：岭南俚人毒，皆因食得之，多不即觉，渐不能食，或更心中渐胀，并背急闷，先寒似瘴：

微觉，即急取一片白银含之，一宿银变色，即是药也。银青是蓝药，银黄赤是菌药，久久者入眼，眼或青或黄赤，青是蓝药，黄赤是菌药。俚人有解疗者，畏人得知，在外预言三百牛药，或云三百两银药，余久任，以首领亲狎，知其药常用。俚人不识《本草》，乃妄言之，其方并如后也。

初得俚人毒药，且令定方：

生姜四两，甘草三两（炙）。切，以水六升，煮取二升，日[②]服三服，服讫，然后觅药疗之。

疗方：

常山四两（切），白盐四钱。以水一斗，渍一宿，以月尽日渍，月一日五更，以土釜煮，勿令奴婢鸡犬见，煮取二升，旦分再服，服了，少时即吐，以铜器贮取，若青色，以杖举五尺不断者，即药未尽，二日后更一剂。席辩曾饮酒得药，月余始觉，首领梁墳将土常山与为，呼为一百头牛药，服之即差。差后二十日，慎毒食，唯有煮饭食之，前后得差凡九人。

又方，黄藤十两，岭南皆有，切，以水一斗，煮取二升，分三服，服讫，毒药内消。若防己，俚人药常服此藤，纵得，自然不发。席云常服之，利小便，亦疗数人。

又方，都淋藤十两，岭南皆有，土人悉知，俚人呼为三百两银，其叶细长，有三尺，微藤生。切，以水一斗，和酒二升，煮取三升，分三服，服讫，毒药并逐小便出，十日慎毒食。不差，更服之，即愈。

又方，干蓝实四两，白花藤四两，出隽州者上，不得取野葛同生者。切，以水七升，酒一升，煮取半，空腹顿服之，少闷勿怪。单干蓝

① 带：《外台秘要·第三十一卷·解饮食相害成病百件》作“席”。

② 日：主校本作“且”。

捣末，顿服之，亦差。

又，疗腹内诸毒：

都淋藤[1]二两，长三寸，并细剉，酒三升，合安罂中，密封，以糠火烧四边，烧令三沸，待冷出，温服，常令有酒色，亦无所忌，大效。

若不获已食俚人食者：

先取甘草一寸，炙之后，熟嚼吞之，若食着毒药即吐，便是得药，依前法疗之。席辩云：常囊贮甘草十片以自防。

附方

《胜金方》治一切毒：以胆子矾，为末，用糯米糊丸，如鸡头实大，以朱砂衣，常以朱砂养之。冷水化一丸服，立差。

《经验方》解药毒上攻，如圣散：露蜂房、甘草等分，用麸炒令黄色，去麸，为末，水二碗，煎至八分一碗，令温，临卧顿服，明日取下恶物。

《外台秘要》治诸药石后，或热噤多向冷地卧，又不得食诸热面、酒等分：五加皮二两，以水四升，煮取二升半，候石发之时便服。未定更服。

孙思邈论云：有人中乌头、巴豆毒。甘草入腹即定。方称大豆解百药毒，尝试之不效，乃加甘草，为甘豆汤，其效更速。

《梅师方》蜀椒闭口者有毒，误食之，便气欲绝，或下白沫，身体冷，急煎桂汁服之，多饮冷水一二升，忽食饮吐浆，煎浓豉汁服之。

《圣惠方》治硫黄忽发气闷：用羊血，服一合，效。

又方，治射罔在诸肉中有毒，及漏脯毒：用贝子末，水调半钱服，效。或食面臛毒，亦同用。

《初虞世方》治药毒秘效：巴豆（去皮，不出油）、马牙硝等分，

① 都淋藤：《外台秘要·第三十一卷·解饮食相害成病百件》此后有“黄藤”二字。

合研成膏，冷水化一弹子许，服差。

◎治食中诸毒方第六十九

蜀椒闭口者有毒，戟[1]人咽，气便欲绝，又令人吐白沫：

多饮桂汁若冷水一二升，及多食大蒜，即便愈。

莨菪毒：

煮甘草汁，捣蓝汁饮，并良。

苦瓠毒：

煮黍穰令浓，饮汁数升，佳。

食马肝中毒：

取牡鼠屎二七枚，两头尖者是，水和饮之。未解者，更作。

食六畜鸟兽：

幞头垢一钱匕，《小品》云起死人。

又，饮豉汁数升，良。慎不可饮热，杀人。比见在中椒毒，含蒜及荠苨，差。

钩吻叶与芥相似，误食之杀人。方：

荠苨八两，水六升，煮取三升，服五合，日五服。又云，此非钓吻。

食诸菜中毒，发狂烦闷，吐下欲死方：

取鸡屎烧，末，服方寸匕，不解，更服。

又，煮葛根饮汁良。

凡物肝脏自不可轻啖，自死者，弥勿食之。生食肝中毒：

捣附子末，服一刀圭，日三服。

肉有箭毒：

以蓝汁、大豆，解射罔毒。

食郁肉，谓在密器中经宿者。及漏脯，茅屋汁霑脯为漏脯。此前并

---

① 戟：古代一种合戈、矛为一体的长柄兵器。此处作动词用，应指钩或扎的意思。

有毒：

烧人屎，末，酒服方寸匕。

又方，捣薤汁服二三升，各连取，以少水和之。

食黍米中藏脯中毒方：

此是郁脯，煮大豆一沸，饮汁数升，即解。兼解诸肉漏毒。

食自死六畜诸肉中毒方：

黄柏，末，服方寸匕。未解者，数服。

六畜自死，皆是遭疫。有毒，食之洞下，亦致坚积，并宜以痢丸下之。

食鱼中毒：

浓煮橘皮饮汁。《小品》云冬瓜汁最验。

食猪肉遇冷不消，必成虫癥，下之方：

大黄、朴硝各一两，芒硝亦佳，煮取一升，尽服之。若不消，并皮研杏子汤三升和。三服，吐出神验。

食牛肉中毒：

煮甘草，饮汁一二升。

食马肉，洞下欲死者：

豉二百粒，杏子二十枚。㕮咀，蒸之五升饭下，熟，合捣之，再朝服，令尽。

此牛马，皆谓病死者耳。

食鲈鱼肝及鯸鮧鱼中毒：

剉芦根，煮汁，饮一二升，良。

解毒：

浓煮香苏，饮汁一升。

饮食不知是何毒：

依前甘草、荠苨，通疗此毒，皆可以救之。

食薤菜误吞水蛭，蛭啖脏血，肠痛，渐黄瘦者：

饮牛羊热血一二升许，经一宿，便暖猪脂一升饮之，便下蛭。

食菌遇毒死方：

绞人屎汁，饮一升即活。服诸吐痢丸，亦佳。

又，掘地作土浆，服二三升，则良。

误食野芋，欲死：

疗同菌法。

凡种芋三年不取，亦成野芋，即杀人也。

又人有食蟹中毒，烦乱欲死，服五蛊黄丸，得吐下皆差，夫蟹未被霜多毒，熟煮乃可食之，或云：是水莨所为，彭蜞亦有毒，蔡谟食之几死。①

又疗食诸饼臛百物毒方。②

取贝齿一枚含之，须臾吐所食物，差。（《千金》同）

又方，捣韭汁服一升，冬以水煮根服。（《千金》云服数升）

又方，掘厕旁地作坎，深一尺，以水满坎中，取故厕筹十四枚，烧令燃，以投坎中，乃取汁饮四五升，即愈。（《千金》同）

又诸馔食直尔何容有毒，皆是以毒投之耳，既不知是何处毒，便应煎甘草荠苨汤疗之。汉质帝食饼、魏任城王啖枣皆致死，即其事也。③

附方

《梅师方》治饮食中毒，鱼肉菜等：苦参三两，以苦酒一升，煎三五沸，去滓，服之，吐出即愈，或取煮犀角汁一升，亦佳。

又方，治食狗肉不消，心下坚，或腹胀，口干，发热妄语，煮芦根饮之。

又方，杏仁一升，去皮，水三升，煎沸，去滓取汁，为三服，下肉

---

① 据《外台秘要·第三十一卷·解饮食相害成病百件》补。

② 据《外台秘要·第三十一卷·解饮食相害成病百件》补。

③ 据《外台秘要·第三十一卷·解饮食相害成病百件》补。

为度。

《金匮》方治食蟹中毒：紫苏，煮汁饮之三升。以子汁饮之，亦治。凡蟹未经霜，多毒。

又，《圣惠方》以生藕汁，或煮干蒜汁，或冬瓜汁，并佳。

又方，治雉肉作臛食之，吐下：用生犀角，末，方寸匕，新汲水调下，即差。

唐·崔魏公云：某[①]夜暴亡，有梁新闻之，乃诊之曰：食毒。仆曰：常好食竹鸡。竹鸡多食半夏苗，必是半夏毒。命生姜擂汁，折齿而灌之，活。

《金匮》方：春秋二时，龙带精入芹菜中，人遇食之为病，发时手青，肚满痛不可忍，作蛟龙病，服硬糖三二升，日二度，吐出如蜥蜴三二个，便差。

《明皇杂录》云：有黄门奉使交广回，周顾谓曰：此人腹中有蛟龙。上惊问黄门曰：卿有疾否？曰：臣驰马大庾岭，时当大热，困且渴，遂饮水，觉腹中坚痞如杯。周遂以硝石及雄黄煮服之，立吐一物，长数寸，大如指，视之鳞甲具，投之水中，俄顷长数尺，复以苦酒沃之，如故，以器覆之，明日已生一龙矣。上甚讶之。

◎治防避饮食诸毒方第七十

杂鸟兽他物诸忌法：

白羊不可杂雄鸡。

羊肝不可合乌梅及椒食。

猪肉不可杂羊肝。

牛肠不可合犬肉。

雄鸡肉不可合生葱菜。

鸡、鸭肉不可合蒜及李子、鳖肉等。

① 某：主校本作“铉”。

生肝投地，尘芥不着者不可食。

暴脯不肯燥，及火炙不动，并见水而动，并勿食。

鸟兽自死，口不开者，不可食。

水中鱼物诸忌：

鱼头有正白连诸脊上，不可食。

鱼无肠胆，及头无魫勿食。

鱼不合乌鸡肉食。

生鱼目赤，不可作脍。

鱼勿合小豆藿。

青鱼鲊不可合生胡荽。

鳖目凹者不可食。

鳖肉不可合鸡鸭子及赤苋菜食之。

妊娠者不可食鲙鱼。

杂果菜诸忌：

李子不可合鸡子及临水食之。

五月五日不可食生菜。

病人不可食生胡芥菜。

妊娠勿食桑葚并鸭子、巴豆藿。

羹半夏、菖蒲、羊肉、细辛、桔梗忌菜。

甘草忌菘菜。

牡丹忌胡菜荽。

常山忌葱。

黄连、桔梗忌猪肉。

茯苓忌大醋。

天门冬忌鲤鱼。

《肘后》凡饮食杂味，有相害相得，得则益体，害则成病，以此致病，例皆难疗。所以，病有不受药疗，必至于死也。今略疏其不可啖

物，不须各题病名，想知者善加慎之。诸鸟兽陆地肉物忌法：①

白犬血肾，不可杂白鸡肝、白鹅肝。

犬肝，不可杂乌鸡、狗、兔肉。

猪肉，不可合乌梅食，一云不可合羊肝。

兔肉，不可杂獭肉及白鸡心食。

白马，黑头者，不可食。

麋肉，不可合虾蟆及獭、生菜食。

麋脂，不可合梅、李食。

麋肉，不可杂鹄肉食。

白马，青蹄肉不可食。

白猪，白蹄青瓜斑斑不可食。

鸡，有六翮不可食。

乌鸡，白头不可食之，杀人。

鹿，白胆不可误食。

食猪肉，不可卧稻穰草中。

雄鸡肉，不可合生葱、芥菜食。

鸡鸭子，不可合蒜及李子、鳖肉、山鸡肉。

雀肉，不可杂牛肝，落地尘不着不可食。

祭肉，自动及酒自竭，并不可饮食也。

鸟兽，被烧死，不可食。

病人，不可食熊肉及猴肉。

山羊肉，不可合鸡子食之。

半夏、菖蒲，忌食羊肉。

鸡子，不合鲤鱼。

巴豆，忌猪肉、芦笋。

商陆，忌白犬肉。

① 据《外台秘要·第三十一卷·解饮食相害成病百件》补。

细辛、桔梗，忌菜。

白术，忌食桃、李。

甘草，忌食菘菜。

牡丹，忌胡荽。

常山，忌葱。

茯苓，忌酢。

天门冬，忌食鲤鱼。

黄连、桔梗，忌食猪肉。

藜芦，忌食狸肉。

凡蝇、蜂及蝼蚁集食上而食之，致瘘病也。

凡饮水浆及酒不见影者，不可饮之。

丙午日，勿食雉肉。

壬子日，勿食猪五脏及黑兽肉等。

甲子日，勿食龟鳖鳞物水族之类。

肘后云：鱼头黑点，不可食。

鱼头似有角，不可食。

鱼无鳃，不可食。

鳀鱼赤目须，不可食。

鱼不可合乌鸡肉食。

生鱼目赤，不可作绘食。

鱼不可合鸬鹚肉食。

鳀鱼不可合鹿肉食之。

鲫鱼不可合猪肝及猴肉食。

鱼汁不可合自死六畜肉食。

青鱼鲊不可合胡荽及生葵、麦酱食。

鲤鱼鲊不可合小豆藿。

虾不可合鸡肉食。

鰕无须及腹下通黑，及煮之反白，皆不可食。

鲤鱼不可合白犬肉。

鲤鱼不可合繁蒌菜作蒸。

鳖，压下有如王字，不可食之。

鳖不可合鸡鸭子食之。

鳖肉不可合苋菜食之，亦不可合龟共煮之。

龟肉不可合瓜及饮酒。

蟹目相向及足斑目赤者，不可食之。病人，不可食鳀鱼、鲔鱼等。

桂、天门冬忌食鲤鱼。

附方

《食医心镜》黄帝云：食甜瓜竟食盐，成霍乱。

《孙真人食忌》苍耳合猪肉食，害人。又云：九月勿食被霜瓜，食之令人成反胃病。

◎治卒饮酒大醉诸病方第七十一

大醉恐腹肠烂：

作汤于大器中以渍之，冷复易。

大醉不可安卧，常令摇动转侧。

又，当风席地，及水洗，饮水，最忌于交接也。

饮醉头痛方：

刮生竹皮五两，水八升，煮取五升，去滓，然后合纳鸡子五枚，搅调，更煮再沸，二三升，服尽。

饮后下痢不止：

煮龙骨饮之，亦可末服。

连月饮酒，喉咽烂，舌上生疮：

捣大麻子一升，末黄柏二两，以蜜为丸，服之。

饮酒积热，遂发黄方：

鸡子七枚，苦酒渍之，封密器中，纳井底二宿，当取，各吞二枚，枚渐尽愈。

大醉酒，连日烦毒不堪方：

蔓青菜并少米熟煮，去滓，冷之便饮，则良。

又方，生葛根汁一二升。干葛煮饮，亦得。

又方，取水中螺蝇若螺蚌辈，以着葱、豉、椒、姜，煮如常食法，饮汁数升即解。①

又方，粳米一升，水五升煮，使极烂，漉去滓，饮之，尤良。②

欲使难醉，醉则不损人方：

捣柏子仁、麻子仁各二合，一服之，乃以饮酒多二倍。

又方，葛花，并小豆花子，末为散，服三二匕。又，时进葛根饮、枇杷叶饮，并以杂者干蒲、麻子等，皆使饮，而不病人。胡麻亦煞酒。先食盐一匕，后则饮酒，亦倍。

附方

《外台秘要》治酒醉不醒：九月九日真菊花，末，饮服方寸匕。

又方，断酒，用驴驹衣烧灰，酒服之。

又方，鸬鹚粪灰，水服方寸匕。

《圣惠方》治酒毒，或醉昏闷烦渴，要易醒方：取柑皮二两，焙干，为末，以三钱匕，水一中盏，煎三五沸，入盐，如茶法服，妙。

又方，治酒醉不醒：用菘菜子二合，细研，井花水一盏，调为二服。

《千金方》断酒法：以酒七升着瓶中，朱砂半两，细研，着酒中，

① 《外台秘要·第三十一卷·饮酒连日醉不醒方九首》补。
② 《外台秘要·第三十一卷·饮酒连日醉不醒方九首》补。

紧闭塞瓶口，安猪圈中，任猪摇动，经七日，顿饮之。

又方，正月一日，酒五升，淋碓头杵下，取饮。

又方，治酒病：豉、葱白各半升，水二升，煮取一升，顿服。

葛仙翁肘后备急方卷之八

瘦樵程永培校

◎治百病备急丸散膏诸要方第七十二

裴氏五毒神膏，疗中恶暴百病方：

雄黄、朱砂、当归、椒各二两，乌头一升，以苦酒渍一宿，猪脂五斤，东面陈芦煎五上五下，绞去滓，内雄黄、朱砂末，搅令相得毕。诸卒百病，温酒服如枣核一枚，不差，更服，得下即除。四肢有病，可摩。痈肿诸病疮，皆摩敷之。夜行及病冒雾露，皆以涂人身中，佳。

《效方》并疗时行温疫，诸毒气，毒恶核，金疮等。

苍梧道士陈元膏疗百病方：

当归、天雄、乌头各三两，细辛、芎䓖、朱砂各二两，干姜、附子、雄黄各二两半，桂心、白芷各一两，松脂八两，生地黄二斤（捣绞取汁）。十三物别捣，雄黄、朱砂为末，余㕮咀，以酽苦酒三升，合地黄渍药一宿，取猪脂八斤，微火煎十五沸，白芷黄为度，绞去滓，内雄黄、朱砂末，搅令调和，密器贮之。腹内病，皆对火摩病上，日两三度，从十日乃至二十日，取病出差止。四肢肥肉、风瘴，亦可酒温服之，如杏子大一枚。

主心腹积聚，四肢痹躄，举体风残，百病效方。

华佗虎骨膏，疗百病：

虎骨、野葛各三两，附子十五枚（重九两），椒三升，杏仁、巴豆（去心皮）、芎䓖（切）各一升，甘草、细辛各一两，雄黄二两。十物苦酒渍周时，猪脂六斤，微煎三上三下，完附子一枚，视黄为度，绞去滓，乃内雄黄，搅使稠和，密器贮之。百病皆摩敷上，唯不得入眼。若服之，可如枣大，内一合热酒中，须臾后，拔白发，以敷处，即生乌。猪疮毒风肿及马鞍疮等，洗即差，牛领亦然。

莽草膏，疗诸贼风，肿痹，风入五脏恍惚方：

莽草[①]一斤，乌头、附子、踯躅各三两。四物切，以水苦酒一升，渍一宿，猪脂四斤，煎三上三下，绞去滓。向火以手摩病上，三百度，应手即差。耳鼻病，可以绵裹塞之。疗诸疥癣、杂疮。

《隐居效验方》云：并疗手脚挛，不得举动，及头恶风，背胁卒痛等。

蛇衔膏，疗痈肿，金疮瘀血，产后血积，耳目诸病，牛领，马鞍疮：

蛇衔、大黄、附子、当归、芍药、细辛、黄芩、椒、莽草、独活各一两，薤白十四茎。十一物苦酒淹渍一宿，猪脂三斤，合煎于七星火，上各沸，绞去滓，温酒服如弹丸一枚，日再。病在外，摩敷之。耳以绵裹塞之。目病，如黍米注眦中。其色缃黄，一名缃膏。□[②]人又用龙衔藤一两，合煎，名为龙衔膏。

神黄膏，疗诸恶疮，头疮，百杂疮方：

黄连、黄柏、附子、雄黄、水银、藜芦各一两，胡粉二两。七物细筛，以腊月猪脂一斤，和药调器中，急密塞口，蒸五斗米下，熟出，内水银，又研，令调，密藏之。有诸疮，先以盐汤洗，乃敷上，无不差者。

《隐居效验方》云：此膏涂疮一度即差，时人为圣。

青龙五生膏，疗天下杂疮方：

① 莽草：别名芒草、蔄草、鼠莽、红茴香，为木兰科植物狭叶茴香的叶，具有祛风止痛、消肿散结、杀虫止痒之功。

② □：此处缺文。

丹砂、雄黄、芎䓖、椒、防己各五分，龙胆、梧桐皮、柏皮、青竹茹、桑白皮、蜂房、猬皮各四两，蛇蜕皮一具。十三物切，以苦酒浸半月，微火煎少时，乃内腊月猪脂三斤，煎三上三下，去滓。以敷疮上，并服如枣核大，神良。

《隐居效验方》云：主痈疽，痔，恶疮等。

以前备急诸方，故是要验，此来积用效者，亦次于后云。

扁鹊陷冰丸，疗内胀病，并蛊疰、中恶等，及蜂、百毒、溪毒、射工：

雄黄、真丹砂（别研）、矾石（熬）各一两，将生矾石三两半（烧之），鬼臼一两半，蜈蚣一枚（赤足者，小炙），斑蝥（去翅足）、龙胆、附子（炮）各七枚，藜芦七分（炙），杏仁四十枚（去尖皮，熬）。捣筛，蜜和，捣千杵。腹内胀病，中恶邪气，飞尸游走，皆服二丸如小豆。若积聚坚结，服四丸。取痢，泄下虫蛇五色。若虫注病，中恶邪，飞尸游走，皆服二三丸，以二丸摩痛上。若蛇、蜂百病，若中溪毒、射工，其服者，视强弱大小及病轻重，加减服之。

丹参膏，疗伤寒时行，贼风恶气：

在外即肢节麻痛，喉咽痹；寒入腹则心急胀满，胸胁痞塞。内则服之，外则摩之。并瘫缓不随，风湿痹不仁，偏枯拘屈，口㖞，耳聋，齿痛，头风，痹肿，脑中风动且痛。若痈、结核漏、瘰疬坚肿未溃，敷之取消。及丹疹诸肿无头，欲状骨疽者，摩之令消。及恶核走身中者，风水游肿，亦摩之。其服者，如枣核大，小儿以意减之，日五服，数用之，悉效。

丹参、蒴藋[①]各三两，莽草叶、踯躅花各一两，秦艽、独活、乌头、川椒、连翘、桑白皮、牛膝各二两。十二物以苦酒五升，油麻七升，煎令苦酒尽，去滓，用如前法，亦用猪脂同煎之。若是风寒冷毒，

① 蒴藋：为忍冬科植物蒴藋的全草或根，具有祛风除湿、利水消肿、活血散瘀之功。

可用酒服。若毒热病，但单服。牙齿痛，单服之，仍用绵裹嚼之。比常用猪脂煎药，有小儿耳后疬子，其坚如骨，已经数月不尽，以帛涂膏贴之二，十日消尽，神效无比。此方出《小品》。

神明白膏，疗百病，中风恶气，头面诸病，青盲，风烂眦鼻，耳聋，寒齿痛，痈肿，疽，痔，金疮，癣疥，悉主之：

当归、细辛各三两，吴茱萸、芎䓖、蜀椒、术、前胡、白芷各一两，附子三十枚。九物切，煎猪脂十斤，炭火煎一沸即下，三上三下，白芷黄，膏成，去滓，密贮。看病在内，酒服如弹丸一枚，日三。在外，皆摩敷之。目病，如黍米内两眦中，以目向天风可扇之。疮虫齿，亦得敷之。耳内底着亦疗之。缓风冷者，宜用之。

成膏：

清麻油十三两（菜油亦得），黄丹七两。二物铁铛文火煎，粗湿柳批篦搅不停，至色黑，加武火，仍以扇扇之，搅不停，烟断绝尽，看渐稠，膏成。煎须净处，勿令鸡犬见。齿疮帖，痔疮服之。

药子一物方：

婆罗门，胡名船疏树子，国人名药疗病，唯须细研，勿令粗，皆取其中仁，去皮用之。

疗诸疾病方：

卒得吐泻，霍乱，蛊毒，脐下绞痛，赤痢，心腹胀满，宿食不消，蛇螫毒入腹，被毒箭入腹，并服二枚。取药子中仁，暖水二合，研碎服之。疽疮、附骨疽肿、疔疮、痈肿，此四病，量疮肿大小，用药子中仁，暖水碎，和猪胆封上。疖、肿、冷游肿、癣、疮，此五病，用醋研，封上。蛇螫，恶毛、蝎、蜈蚣等螫，沙虱、射工，此六病，用暖水研，赤苋和，封之。妇人难产后，腹中绞痛，及恶露不止，痛中瘀血下，此六病，以一枚，一杯酒研，温服之。带下，暴下，此二病，以栗汁研，温服之。龋虫食齿，细削，内孔中，立愈。其捣末筛，着疮上，甚生肌肉。此法出支家太医本方。

服盐方，疗暴得热病，头痛目眩，并卒心腹痛，及欲霍乱，痰饮宿食，及气满喘息，久下赤白，及积聚吐逆，乏气少力，颜色萎黄，瘴疟，诸风。

其服法：取上好盐，先以大豆许口中含，勿咽，须臾水当满口，水近齿，更用方寸匕，抄盐内口中，与水一时咽，不尔，或令消尽。喉若久病，长服者至二三月，每旦先服，或吐，或安。击卒病，可服三方寸匕，取即吐痢，不吐病痢，更加服。新患疟者，即差，心腹痛及满得吐下，亦佳。久病，每上以心中热为善，三五日亦服，佳加服，取吐痢，痢不损人，久服大补，补豚肾气五石，无不差之病，但恨人不服，不能久取。此疗方不一。《小品》云：卒心痛鬼气，宿食不消，霍乱气满中毒，咸作汤，服一二升，当①便吐之，良。

葛氏常备药：

大黄、桂心、甘草、干姜、黄连、椒、术、吴茱萸、熟艾、雄黄、犀角、麝香、菖蒲、人参、芍药、附子、巴豆、半夏、麻黄、柴胡、杏仁、葛根、黄芩、乌头、秦艽等，此等药并应各少许。

以前诸药，固以大要岭南使用，仍需者，今复疏之。众药并成剂药，自常和合，贮此之备，最先于衣食耳。

常山十四两，蜀漆，石膏一斤，阿胶七两，牡蛎、朱砂、大青各七两，鳖三枚，鲮鲤甲一斤，乌贼鱼骨，马蔺子一大升，蜀升麻十四两，槟榔五十枚，龙骨，赤石脂，羚羊角三枚，橘皮，独活。其不注两数者各四两，用芒硝一升，良。

成剂药：

金牙散、玉壶黄丸、三物备急药、紫雪、丹参、罔草膏、玉黄丸、度瘴散、末散、理中散、痢药、疗肿药，其有侧注者，随得一种为佳。

老君神明白散：

术、附子（炮）各二两，乌头（炮）、桔梗二两，细辛一两。捣

① 当：主校本作“刺”。

筛，旦服五方寸匕。若一家有药，则一里无病。带行者，所遇病气皆削。若他人得病者，温酒服一方寸匕，若已四五日者，以散三匕，水三升，煮三沸，服一升，取汗即愈。

云常用辟病散：

真珠、桂肉各一分，贝母三分，杏仁二分（熬），鸡子白（熬令黄黑）三分。五物捣筛，岁旦服方寸匕。若岁中多病，可月月朔望服。

单行方：

南向社中柏东向枝，取曝干，末，服方寸匕。姚云：疾疫流行预备之，名为柏枝散，服，神良。《删繁方》云：旦，南行见社中柏，即便收取之。

断温病令不相染方：

熬豉，新米酒渍，常服之。

《小品》正朝屠苏酒法，令人不病温疫。

大黄[①]五分，川椒五分，术[②]、桂[③]各三分，桔梗[④]四分，乌头[⑤]一分，拔楔[⑥]二分。七物细切，以绢囊贮之，十二月晦日正中时，悬置井中至泥，正晓拜庆前出之，正旦取药置酒中，屠苏饮之。于东向，药置井中，能迎岁，可世无此病。此华佗法，武帝有方验中，从小至大，少随所堪，一人饮，一家无患，饮药三朝。一方，有防风[⑦]一两。

姚大夫辟温病粉身方：

芎䓖、白芷、藁本三物等分，下筛，内粉中，以涂粉于身，大良。

---

① 大黄：《外台秘要·第四卷·辟温方二十首》作“十五铢”。
② 术：《外台秘要·第四卷·辟温方二十首》作“十铢”。
③ 桂：《外台秘要·第四卷·辟温方二十首》作“十五铢”。
④ 桔梗：《外台秘要·第四卷·辟温方二十首》作“十铢”。
⑤ 乌头：《外台秘要·第四卷·辟温方二十首》作“六铢”。
⑥ 拔楔：《外台秘要·第四卷·辟温方二十首》作“十铢”。
⑦ 防风：《外台秘要·第四卷·辟温方二十首》作“六铢”。

附方

张仲景三物备急方。司空裴秀为散，用疗心腹诸疾，卒暴百病：用大黄、干姜、巴豆各一两（须精新好者）。捣筛，蜜和，更捣一千杵，丸如小豆。服三丸，老小斟量之，为散不及丸也。若中恶客忤，心腹胀满，卒痛如锥刀刺痛，气急口噤，停尸卒死者，以暖水若酒服之。若不下，捧头起，灌令下喉，须臾差。未知，更与三丸，腹当鸣转，即吐下，便愈。若口已噤，亦须折齿灌之，药入喉即差。

崔氏《海上方》云：威灵仙去众风，通十二经脉，此药朝服暮效，疏宣五脏冷脓、宿水变病，微利不泻人，服此四肢轻健，手足温暖，并得清凉。时商州有人患重足不履地，经十年不差。忽遇新罗僧，见云：此疾有药可理。遂入山求之，遣服数日，平复后，留此药名而去。此药治丈夫妇人中风不语，手足不随，口眼㖞斜，筋骨节风，胎风，头风，暗风，心风，风狂人。伤寒头痛，鼻清涕，服经二度，伤寒即止。头旋目眩，白癜风，极治大风，皮肤风痒，大毒热毒，风疮。深治劳疾，连腰骨节风，绕腕风，言语涩滞，痰积。宣通五脏，腹内宿滞，心头痰水，膀胱宿脓，口中涎水，好吃茶渍，手足顽痹，冷热气壅，腰膝疼痛，久立不得，浮气瘴气，憎寒壮热，头痛尤甚，攻耳成脓而聋，又冲眼赤。大小肠秘，服此立通，饮食即住。黄疸，黑疸，面无颜色，瘰疬遍项，产后秘涩，暨腰痛，曾经损坠。心痛，注气，膈气，冷气攻冲。肾脏风壅，腹肚胀满，头面浮肿，注毒脾肺气，痰热咳嗽气急，坐卧不安，疥癣等疮，妇人月水不来，动经多日，血气冲心，阴汗，盗汗，鵶[①]臭秽甚，气息不堪。勤服威灵仙，更用热汤尽日频洗，朝涂。若唾，若治鵶臭，药自涂身上，内外涂之，当得平愈。孩子无辜，令母含药灌之。痔疾秘涩，气痢绞结，并皆治之。威灵仙一味，洗焙为末，以好酒和，令微湿，入在竹筒内，牢塞口，九蒸九曝，如干，添酒重洒之，以白蜜和为丸，如桐子大，每服二十至三十丸，汤酒下。

① 鵶（yā，音鸦）：同“鸦”。

《千金方》当以五月五日午时，附地刈取葈耳叶，洗，曝燥，捣下筛，酒若浆水服方寸匕，日三夜三。散若吐逆，可蜜和为丸，准计一方匕数也。风轻易治者，日再服。若身体有风处，皆作粟肌出，或如麻豆粒，此为风毒出也，可以针刺溃去之，皆黄汁出乃止。五月五日，多取阴干，着大瓮中，稍取用之。此草辟恶，若欲省病省疾者，便服之，令人无所畏。若时气不和，举家服之。若病胃胀满，心闷发热，即服之。并杀三虫，肠痔，能进食。一周年服之，佳。七月七、九月九，可采用。

◎治牛马六畜水谷疫疠诸病方第七十三

治马热蚛[1]颡[2]黑汗鼻有脓，啌啌[3]有脓，水草不进方：

黄瓜蒌根、贝母、桔梗、小青、栀子仁、吴蓝、款冬花、大黄、白鲜皮、黄芩、郁金各二大两，黄柏、马牙硝各四大两。捣筛，患相当及常要啖，重者药三大两，地黄半斤，豉二合，蔓菁油四合，合斋前啖，至晚饲，大效。

马远行到歇处，良久，与空草，熟刷，刷罢饮，饮竟当饲。

困时与料必病及水谷。

六畜疮焦痂：

以面胶封之，即落。

马急黄黑汗：

右割取上断讫，取陈久靴爪头，水渍汁，灌口。如不定，用大黄、当归各一两，盐半升，以水三升，煎取半升，分两度灌口。如不定，破尾尖，镵血出，即止，立效。

马起卧，胞转及肠结，此方并主之：

① 蚛（zhóng）：动词，虫咬之意。
② 颡（sǎng，音嗓）：指额头。
③ 啌（qiāng，音枪）：咳。此处形容马咳嗽的声音。

细辛、防风、芍药各一两。以盐一升，水五升，煮取二升半，分为二度。灌后、灌前，用芒硝、郁金、寒水石、大青各一两，水五升，煮取二升半，以酒、油各半升，和搅，分二度，灌口中。

马羯骨胀：

取四十九根羊蹄烧之，熨骨上，冷易之。如无羊蹄，杨柳枝指粗者，炙熨之，不论数。

饮马以寅午二时，晚少饮之。

啖盐法：

盐须干，天须晴，七日，大马一啗[1]一升，小马半升，用长柄杓子深内咽中，令下肥而强水草也。

治马后冷：

豉、葱、姜各一两，水五升，煮取半升，和酒灌之，即差。

虫颡十年者：

酱清如胆者半合，分两度灌鼻，每灌一两日将息，不得多，多即损马也。

虫颡重者：

葶苈子一合（熬令紫色，捣如泥），桑根白皮一大握，大枣二十枚（擘）。水二升，煮药取一升，去滓，入葶苈捣，令调匀，适寒温，灌口中，隔一日又灌，重者不过再，差。

虫颡马鼻沫出，梁肿起者，不可治也。

驴马胞转欲死：

捣蒜，内小便孔中，深五寸，立差 。

又，用小儿屎，和水灌口，立差。

又方，骑马走上坂用木，腹下来去擦，以手内大孔探却粪，大效。探法：剪却指甲，以油涂手，恐损破马肠。

脊疮：

① 啗（dàn，音但）：同“啖”，吃。

以黄丹敷之，避风，立差。

疥：

以大豆熬焦，和生油麻捣敷，醋泔净洗。

目晕：

以霜后楮叶，细末，一日两度管吹眼中，即差。

马蛆蹄：

槽下立处，掘一尺，埋鸡子许大圆石子，令常立上，一两日，永差。

疗马嗽方：[1]

啖大麻子，净择一升，饲之，治啌及毛焦，大效。

疥：

以樗根末，和油麻涂，先以皂荚或米泔净洗之，洗了涂，令中间空少许，放虫出下得，多涂恐疮大。

秘疗疥：

以巴豆、腻粉，研油麻涂定，洗之，涂数日后，看更验。

葛仙翁肘后备急仙方卷之八终

孟冬朔日岳州府知府刘自化奉檄校刊

① 疗马嗽方：原脱，据《外台秘要·第四十卷·驴马诸疾方三十一首》补。

附：

◎辑录一：妇科诸病篇

茯苓丸，疗妊娠阻病，患心中烦闷，头眩重，憎闻饮食气，便呕逆吐闷颠倒，四肢垂重，不自胜持，服之即救。要先服半夏茯苓汤两剂后，可将服茯苓丸方：[①]

茯苓，人参（各一两），桂心（熬），橘皮，白术，甘草（炙），葛根（熬），干姜，半夏（洗），枳实（炙，各二两）。上十味，捣筛，蜜和，丸如梧桐子大。饮服二十丸，渐至三十丸，日三。忌海藻、菘菜、羊肉、饧、桃李、雀肉、酢等。（《千金》同《肘后》只五味。又云：妊娠忌桂，故熬。《肘后》不用干姜、半夏、橘皮、葛根）

文仲疗妊娠得病，欲去胎方：[②]

取鸡子一枚，以三指撮盐置鸡子中，服之立出。

文仲葛氏若由顿仆及举重致胎动去血者方：[③]

捣黄连下筛，酒服方寸匕，日三愈，血乃止。忌猪肉、冷水等物。

又方，赤小豆二升，熬令香，着鸡子十四枚，破内小豆中，更熬令黄黑，末和酒服一匕，日三服。

又方，阿胶（三两炙），当归（二两），甘草（二两炙）。上三味，切，以水五升煮取二升，分再服，忌菘菜、海藻。

文仲葛氏疗妊娠，卒胎上迫心痛方：[④]

取弩弦急带之，立愈。

文仲葛氏疗血露不绝方：[⑤]

以锯截桑木，取屑五指撮，酒服，日三差。

---

① 据《外台秘要·第三十三卷·妊娠呕吐及恶食方九首》补。
② 据《外台秘要·第三十三卷·妊娠得病欲去子方三首》补。
③ 据《外台秘要·第三十三卷·顿仆胎动方四方》补。
④ 据《外台秘要·第三十三卷·妊娠心痛方九首》补。
⑤ 据《外台秘要·第三十四卷·产后恶露不绝方四首》补。

又隐居效方泽兰汤，疗产后恶露不尽，腹痛往来，兼满少气：①

泽兰（八分），当归（三分），生地黄（三分），芍药（十分），甘草（六分炙），生姜（十分），大枣（十四枚）。上七味，切，以水九升煮取三升，分为三服，欲死涂身得差。

治妊娠二三月，上至八九月，胎动不安，腰痛已有所见方：②

艾叶，阿胶，川芎（《肘后》不用），当归（各三两），甘草（一两）。上五味㕮咀以水八升，煮取三升，去滓，纳胶令消，分三服，日三。

治妊娠忽暴下血数升，胎燥不动方：③

榆白皮三两，当归、生姜各二两，干地黄四两，葵子一升（《肘后》不用）。上五味㕮咀，以水五升，煮取二升半，分三服，不差更作服之。甚良。

治产后中柔风，举体疼痛，自汗出者及余百疾方：④

独活八两，当归四两。上二味㕮咀，以酒八升，煮取四升，去滓，分四服，日三夜一，取微汗。（葛氏单用独活）

治产后腹中心下切痛，不能食，往来寒热，中风乏气力方：⑤

羊肉三斤，当归、黄芩（《肘后》用黄芪）、川芎、甘草、防风各二两（《肘后》用人参），芍药三两，生姜四两。上八味，㕮咀，以水一斗二升，先煮肉熟，减半，纳余药，取三升，去滓，分三服，日三。

治妇人月水不通方：⑥

桃仁、朴硝、牡丹皮、射干、土瓜根、黄芩各三两，芍药、大黄、柴胡各四两，牛膝、桂心各二两，水蛭、虻虫各七十枚。上十三味㕮

---

① 据《外台秘要·第三十三卷·产后恶露不绝方四首》补。

② 据《千金要方·卷第二·妇人方上·妊娠诸病第四·胎动及数堕胎第一》补。

③ 据《千金要方·卷第二·妇人方上·妊娠诸病第四·下血第七》补。

④ 据《千金要方·卷第三·妇人方中·妊娠诸病第四·中风第三》补。

⑤ 据《千金要方·卷第二·妇人方上·妊娠诸病第四·心腹痛第四》补。

⑥ 据《千金要方·卷第四·妇人方下·月水不通第十九》补。

咀，以水九升煮取二升半，去滓分三服。

又方，桃仁一升，当归、土瓜根、大黄、水蛭、虻虫、芒硝各二两，牛膝、麻子仁、桂心各三两。上十味㕮咀，以水九升煮取三升半，去滓纳硝令烊，分为三服。（《肘后》无当归、麻子仁，用牡丹、射干、黄芩、芍药、柴胡各三两为十三味。《千金翼》无虻虫）

◎辑录二：小儿诸病方

《病源论》云：小儿惊啼者，是于眠睡里忽然啼而惊觉也；由风热邪气乘于心脏，生热，精神不定，故卧不定，则惊而啼也。①《葛氏方》：

捣柏子仁以一刀圭饮之。

《葛氏方》小儿风脐及脐疮久不差方：②

烧甑带作灰和乳汁敷之。

又方，末当归粉之。

《病源论》云：小儿腹胀，是冷气客于脏故也。③《葛氏方》：

粉及盐分等，合熬，令变色，以磨腹上，即愈。

《葛氏方》若患腹中痞结，常壮热者方：④

生鳖血，和桂屑涂痞上。

又方，末麝香，服如大豆者。

又方，大黄（炙，令烟出），龟甲（炙令黄），茯苓 。凡三物，分等蜜丸，服如大豆一枚，日三。（以儿大小增减也。）

又方，捣白头翁，练囊盛以掩痞上。

《葛氏方》下利不止方：⑤

① 据《医心方·卷第二五·治小儿惊啼方第九十三》补。
② 据《医心方·卷第二五·治小儿脐疮方第六十九》补。
③ 据《医心方·卷第二五·治小儿腹胀方第七十一》补。
④ 据《医心方·卷第二五·治小儿痞病方第七十二》补。
⑤ 据《医心方·卷第二五·治小儿泄利方第百四》补。

末赤小豆，和苦酒涂践下。

又方，猪肉炙哺之。

《病源论》云：小儿大便不通者，腑脏有热，乘于大肠故也。①**《葛氏方》：**

取蜂房熬末，以酒若水，服少许。

又方，以白鱼虫磨脐下至阴。

治小儿小便不通方。②**《葛氏方》：**

取衣中白鱼虫，涂脐中，纳尿道中。

又方，取故席多垢者，锉一升，以水三升，煮取一升，去滓，饮之。

① 据《医心方·卷第二五·治小儿大便不通方第百九》补。

② 据《医心方·卷第二五·治小儿小便不通方第百十》补。

第二部分

《肘后备急方》研究

葛洪生平及《肘后备急方》研究

一、葛洪生平

葛洪，字稚川，号抱朴子，晋代著名的医学家、道家、炼丹家。葛洪生于晋武帝太康四年（283），丹阳句容（今属江苏镇江市句容县）人，占籍岭南，两度入粤，终老于罗浮山，一生大部分时间在岭南度过，学术成就也主要在岭南取得。

葛洪生卒年份，有两说。《晋书·葛洪传》："洪坐至日中，兀然若睡而卒，岳至，遂不及见，时年八十一。"[1]东晋袁宏《罗浮记》："既至，而洪已亡，时年六十一。"[2]《罗浮记》是袁宏在东晋哀帝兴宁元年（363）亲自到罗浮山时所写，上距葛洪卒年不远，因而其记载具有较高的史料价值，但多数人仍然以《晋书·葛洪传》为据，认同葛洪生于283年，卒于363年，享年81岁。

葛洪出身于江南士族家庭。祖父葛玄为三国吴大鸿胪，父葛悌为晋邵陵太守。葛洪年十三，父悌去世，家道中落，饥寒困瘁，躬执耕穑；又累遭兵火，先人典籍荡尽。洪少好学，日伐薪卖之以给纸笔，夜辄写书诵习，还经常背起书篓步行到别人家抄书。他年十六，已广览众书，自正经诸史百家之言，下至短杂文章，近万卷，遂以儒学知名，尤喜神仙导养之法。葛洪祖父葛玄（164—244年），字孝先，吴时曾学道于方士左慈，号"葛仙公"，以其炼丹秘术授弟子郑隐，葛洪又师从郑隐学炼丹秘术，郑隐后来把丹经秘授葛洪。葛洪自谓有"弟子五十余人，唯余见受金丹之经及《三皇内文》《枕中五行记》，其余人乃有不得一观此书之首题者”[3]。

西晋太安元年（302），郑隐知季世之乱，东隐霍山，唯葛洪仍留丹阳。太安二年（303），张昌、石冰于扬州起事，葛洪出任兵都尉，平乱有功，迁伏波将军。事平之后，葛洪即投戈释甲，径诣洛阳，欲广寻异书，了不论战功。适逢故友嵇含（著《南方草木状》）被封为广州刺史，邀请葛洪出任为参军。葛氏欲避乱于南方,乃欣然前往，晋光熙元年（306），24岁葛洪第一次入粤。据冼建春[4]考证葛洪入粤的路径是：江苏句容→江西南昌→江西樟树→广东乐昌→经北江到英德→罗浮山→广州等地。葛洪至广州知道故友嵇含为仇家所杀，只身滞留粤地，师事南海太守鲍靓，请教道术，兼练医术。道术追求长生不老，医术救急拯疾扶危，两者有相通之处。葛洪撰药方百卷，名曰《玉函方》，因其卷帙浩大携带不便，辑要成《肘后救卒方》三卷。鲍靓深重葛洪才学，将女儿鲍姑许配葛洪为妻，洪、姑二人同志同梦，情好有如画眉。葛洪第一次入粤前后约8年时间，未就职而隐居罗浮山。

广东罗浮山乃岭南医药肇始之地。早在秦代，罗浮山就有人采药治病。光绪《广州府志》卷一百四十记载：“秦，安期生，琅琊人。卖药东海边，时人皆言千岁也。始皇异之，赐以金璧值数千万……安期生在罗浮时尝采涧中菖蒲服之，至今故老指菖蒲涧为飞升处。”[5]安期生，姓郑，又名郑安期，现有称为郑仙者，秦朝方士。秦始皇派遣方士入东海蓬莱求仙药，有的方士随海流南下至今广东博罗县，登上罗浮山，此处山川灵秀，古人误以为罗浮山亦为蓬莱仙岛之一，故有“蓬莱山三岛，罗浮山其一也”的传说。在秦汉时期，罗浮山云集各地来的方士，如东郭延年，自秦时隐居罗浮数百年；又如姚俊，字仲翁，钱塘人，入罗浮学道等。他们在罗浮山采药炼丹，服食丸散，以求长生不老之术。葛洪祖父葛玄，也先后遨游栝苍山、南岳衡山、罗浮山、阁皂山诸山，有能辟谷、行诸奇法为人驱病的传说，这对葛洪第二次入粤是有影响的。

建兴四年（316），葛洪还归桑梓。东晋开国，念其旧功，赐爵关内侯，食句容二百邑。后来葛洪又有多次升迁机会，但皆固辞不就，而上表称闻交趾产丹砂，请求至广西句漏为县令。《晋书·葛洪传》：“荐洪才堪国史，选为散骑常侍，领大著作，洪固辞不就。以年老，欲炼丹以祈遐寿，闻交趾出丹，求为句漏令。帝以洪资高，不许。洪曰：‘非欲为荣，以有丹耳。’帝从之。洪遂将子侄俱行。至广州，刺史邓岳留不听去，洪乃止罗浮山炼丹。”[1]东晋成帝咸和二年（327），葛洪南行至广州，为刺史邓岳所留。这是葛洪第二次入粤。邓曰：“罗浮山乃南粤群山之祖，向有神仙洞府之称，并谓秦安期生在此山服食九节菖蒲羽化升天。”东晋咸和五年（330），洪得邓岳之助，举家移迁罗浮山，建庵授徒，炼丹修道，采药医病。在朱明洞前建南庵，修行炼丹，著书讲学。从学者日众，遂增建东、西、北三庵（东庵九天观、西庵黄龙观、北庵酥缪观）。晋成帝咸康三年（337）此观名葛洪南庵，唐代改称葛仙祠，宋哲宗元祐三年（1088）诏赐额改为冲虚观。

葛洪晚年归隐罗浮山，在山积年，优游闲养，著述不辍。岭南人

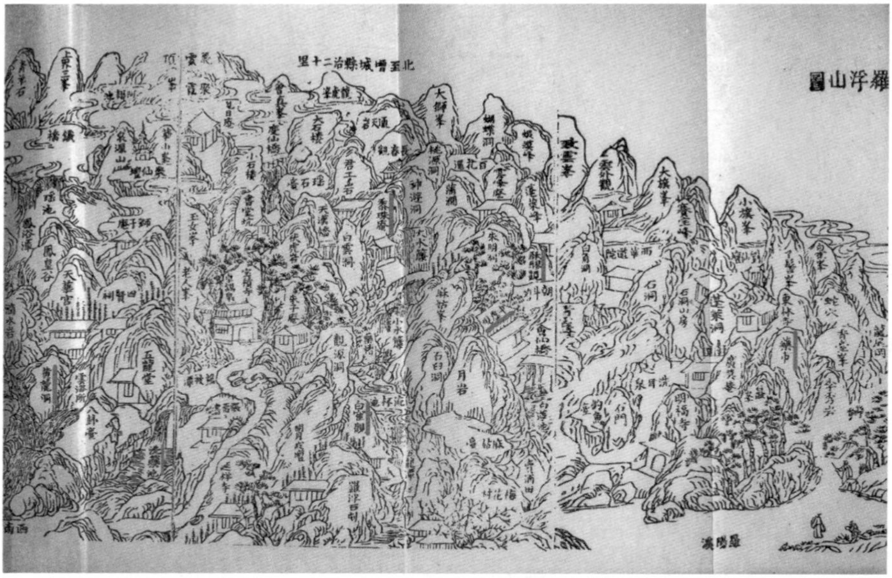

葛洪在罗浮山所建四庵、药市和纪念鲍姑的黍珠庵（引自《羊城古钞》宋或清代罗浮山图）

民对他十分景仰，保留了许多与他有关的传说和古迹。笔者考察现时罗浮山之“冲虚古观”，门侧对联曰：“典午三清苑，朱明七洞天。”典午者，谓司马也，东晋皇帝姓司马，典午为晋朝代称，说明冲虚古观建筑年代古远。三清，指道教中上清、玉清、太清三位天尊，反映葛洪信奉道教。为了纪念葛洪，后人于冲虚古观内设“葛仙宝殿”，立葛洪与鲍姑像，供拜祭瞻仰。现葛仙宝殿前门两侧廊柱石刻有光绪丁未年（1907）季秋，番禺钟诚敏、钟诚赞对联曰：“邹鲁亦海滨，庵结南、北、东、西，尚想衣冠晋代；神仙兼吏治，学绍人、天、师、种，咸归造化炉中。”殿内柱木刻龙门派冲虚观道顺邑后学弟子何焯英对联：“神仙忠孝有完人，抱朴存真，功侔雨地参天，不尽飞裾成蝶化；道术儒修无二致，丸泥济世，泽衍药池丹灶，可徒遗履认凫踪。”

罗浮山现仍存有传说中的当年葛洪采药炼丹遗址，如“稚川丹灶”原名“葛洪丹灶”，宋代苏东坡题，但年深日久，“丹灶”两字失传，清乾隆二十四年（1759）由广东督学使者仁和吴鸿补书。又如“洗药池”，相传为葛洪夫妇当年洗药之处，清代丘逢甲题词曰“仙人洗药池，时闻药香发，洗药仙人去不还，古池冷浸梅花月”。其词今刻于罗浮山洗药池石壁上。

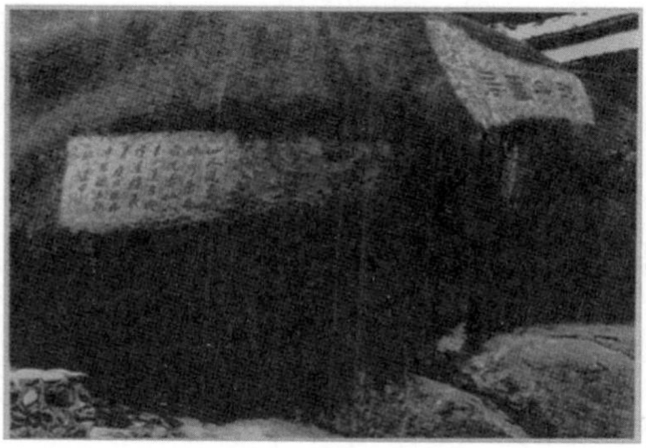

葛洪罗浮山洗药池遗迹

清代屈大均《广东新语·山语》罗浮山记载：“冲虚观后，有葛稚川丹灶，夜辄有光，见于龙虎峰上，或以为霞光，非也。取灶中土，以药槽之水洗之，丸小粒，投于水中。辄有白气数缕，冲射四旁，生泡不已，哈哈有声，顷之一分为二，二分为四，四分为八。然后融化，服之可疗腹疾。道士号为丹渣，尝以饷客。灶高五尺，周六丈，旁有八卦石一方，盖昔时镇炉之用者。”[6]传说反映当时葛稚川炼丹情景，长生不老之仙丹未能练出，但在炼丹过程中却发现治病的药物。

葛洪妻子，鲍姑，南海太守鲍靓之女，擅长艾灸术。据民国二十四年（1935）广东省广州市粤秀山三元宫历史大略记碑立石刻:“南海越秀山右有鲍姑井，犹存，其井名虬龙井，有赘艾，籍井泉及红艾活人无算。”井侧有鲍姑亭，联曰：“粤秀灵山藏有虬龙井，越岗红艾妙手众回春。”红艾，民间草药“红脚艾”（鲍姑艾），越冈天产之艾，近人杨顺益考证即广东刘寄奴。[7]其性味甘、微苦、辛，有理气活血、调经利湿、消肿解毒之功。鲍姑以此艾作为灸疗材料，灸疗赘瘤、赘疣等疾病。鲍姑虽然没有留下著述，但她的灸法临床经验，可能已融汇到葛洪所著的《肘后备急方》中。该书首创隔物灸如隔蒜灸、隔盐灸、隔椒灸等，所用灸法有艾炷灸、药艾灸、温器灸、艾管灸、熨癥灸等多种灸法，灸法救治病种，有猝死、尸厥、心痛、霍乱、癫狂、卒中急风、腹癥、蛇咬伤、射工毒虫等急症。

二、葛洪著作

葛洪著述甚富，据《广东通志》《广州府志》《博罗县志》《晋书·经籍志》《隋书·经籍志》《旧唐书·经籍志》等记录有：

《肘后备急方》八卷（见存）、《抱朴子内外篇》七十卷（见存）。

《玉函煎方》五卷（佚）、《神仙服食药方》十卷（佚）、《黑药酒方》一卷（佚）、《金匮药方》一百卷（佚）、《杂要方》一卷（佚）、《杂仙方》一卷（佚）、《神仙服食经》十卷（佚）、《神仙服食神秘方》二卷（佚）、《太清神丹中经》三卷（佚）、《太清神仙服食经》五卷（佚）、《五岳真形图文》一卷（佚）、《胎息要诀》一卷（佚）、《五金龙虎口》一卷（佚）、《神仙传略》一卷（佚）、《抱朴子别旨》一卷（佚）、《神仙传》十卷（佚）、《狐子杂灵》三卷（佚）、《运气真气图》一卷（佚）。

现存的两部著作《肘后备急方》及《抱朴子》，集中反映了葛洪的医学成就和养生思想。

三、《肘后备急方》版本流传与内容概述

（一）版本流传

《肘后方》一书，原为晋代葛洪所撰，初名《肘后救卒方》，后由梁代陶弘景补阙，名为《肘后百一方》。后又经金代杨用道摘录宋代唐慎微《证类本草》之方，以附方形式附于相关各篇之后，名为《附广肘后备急方》。现行各本，书中葛、陶部分，已无从分辨，唯杨用道的增补部分，则列为“附方”，显然可别。这是学术界比较一致的看法，故1963年人民卫生出版社铅印本《肘后备急方》即以上述文字为主作“内容提要”，并曰：“今利用商务印书馆1955年据涵芬楼影印明正统道藏本并参考另外七种不同版本校勘重排第一版原型重印。”

葛洪《肘后方》大约成书于岭南修道与返乡句容期间，即306年至317年之间。二百许年后，梁代陶弘景将原书86篇整合为79篇，并且又增加22篇，即101篇，约500年完成修订工作，名为华阳隐居《补阙肘后百一方》。《肘后方》从晋代300多年至今已经历1 700多年十数个朝代，版本流传情况到底怎样？哪些人物在不同历史时期对《肘后备急方》的传承做出了什么贡献？这个难题一直困扰着我们。近读北京中医药大学肖红艳博士2011年学位论文《〈肘后方〉版本定型化研究》[8]（导师严季澜教授、钱超尘教授），其内容填补了版本流传研究的空白。文中认为《肘后方》从成书到版本定型可以分为四个阶段：第一个阶段是“选要创作期”，正如葛洪在自序中所言，其在所著《玉函方》一百卷的基础上“采其要约”，编成《肘后救卒方》三卷；第二个阶段即陶弘景的“补阙分类期”；第三个阶段即是唐代医者的“增补校订

期”；第四个阶段即杨用道的“附广定型期”。历此四个阶段，目前流传的单行本《肘后备急方》最终定型。

肖红艳博士论文考证严谨，已引起各方面关注。笔者研究岭南医学多年，有关岭南名医葛洪《肘后方》版本流传难题的解决得益于肖红艳博士研究成果。在肖红艳博士的研究基础上，我们重新梳理既往掌握的资料，重点关注在文献传承过程中原著内容不同时期的重要标记物如版本序言的变化：

（1）晋代葛洪《肘后方》序。题目为“葛仙翁《肘后备急方》序”，亦名《肘后救卒方》，隐居又名《百一方》。正文首句“抱朴子丹阳葛稚川曰: 余既穷览坟索，以著述余暇……”葛洪原撰《肘后方》序言已经过后人整理。

（2）梁代陶弘景补阙。题目为“华阳隐居《补阙肘后百一方》序”。正文首句“太岁庚辰隐居曰：余宅身幽岭，迄将十载……”陶弘景序言也经过后人整理。

（3）鹿鸣山人续古序。古序无署名作者。古序有“若两用二铢四絫”句，肖红艳博士考证此计量单位行于唐代，故作者当为唐代医家或史家。絫，十黍之重也。十黍为絫，而五权从此起。十絫为一铢，二十四铢为两，十六两为斤。

（4）金代杨用道《附广肘后方》序。金皇统四年（1144），汴京国子监博士杨用道找到辽乾统年间所刊《肘后备急方》善本，摘录宋代唐慎微《证类本草》之方，以附方形式附于相关各篇之后，辑为《附广肘后备急方》。书中葛、陶部分，已无从分辨，唯杨用道的增补部分，则列为附方，显然可别。《肘后备急方》从此定型，杨用道功不可没。

（5）元代段成已刻《肘后备急方》序。元至元丙子年即1276年，段成已以金代杨用道本为底本并作序将其刊刻。序言曰：“连帅乌侯，夙多疹疾，宦学之余，留心于医药。前按察河南北道，得此方于平乡郭氏，郭之妇翁得诸汴之掖庭，变乱之际，与身存亡，未尝轻以示人，迨今而出焉，天也。侯命工刻之，以趣其成，唯恐病者见方之晚也。”段成已也是《肘后备急方》的重要传承者，乃因明正统十年（1445）《道藏》本底本为元代段成已序本。

（6）明代李栻万历二年（1574）刻《葛仙翁肘后备急方》序。简称明代李栻本。时任湖广监察御史的李栻，命岳州知府刘自化校刊此书。故葛仙翁《肘后备急方卷之八》终有“刘自化奉檄校刊”一语。即刘自化奉李栻之命校刊，由李栻作序，后人称“明代李栻本”或“明代刘自化本”，实际是同一版本，其校刊本底本亦为明《道藏》本。

（7）明代陈嘉猷万历三年（1575）重刊《备急方》序。底本同为明代李栻本。序曰：“兄霁岩公督学荆楚，观此书出于监察，既幸其护行于世，而恐遍之不速也。遂命伯子携归，重梓以广其传。”清代六醴斋医书十种《肘后备急方》收录其序。清光绪辛卯年（1891）广州修敬堂刻本亦有陈嘉猷序。

（8）清代《钦定四库全书肘后备急方提要》。总纂官臣纪昀曰：“是书初名《肘后救卒方》，梁陶弘景补其阙漏得一百一首为《肘后百一方》，金代杨用道又取唐慎微《证类本草》诸方附于后，随证之下为《附广肘后方》。元世祖至元间有乌某得其本于平乡郭氏，始刻而传之，段成已为之序，称葛陶二君供成此编，而不及杨用道此本，为明嘉靖中襄阳知府吕容所刊始。”吕容、肖红艳考证为“吕颙”，其所刊底本源自于明代《道藏》段成已序本。

我们把上述8个不同历史时期的序言或提要，收录于《肘后备急方》全本辑校中，体现了葛洪《肘后备急方》版本研究的一脉相承。

在厘清《肘后备急方》版本流传基础上，目前学界认为：现存最早的《肘后备急方》版本为明英宗正统十年（1445）《道藏》本《葛仙翁肘后备急方》，即来源于段成已序本。现存的单行本也多以此本为底本影印、点校使之广为流传。

据《全国中医图书联合目录》[9]记载《葛仙翁肘后备急方》目前在

各地图书馆藏目状况，现存版本一共有26种。分别是：

（1）明嘉靖三十年辛亥年（1551）襄阳吕氏刻本（存6卷）。

（2）明万历二年甲戌年（1574）剑江李栻刻本。

（3）明刻本。

（4）日本宝历七年丁丑年（1757）刻本浪华书林屋新次郎藏板（扉页题摄阳书林）。

（5）日本宝历七年丁丑年（1757）书林涩川清右卫门刻本（扉页题浪华称觥堂）。

（6）日本宝历七年丁丑年（1757）浪华兴文堂刻本。

（7）清乾隆五十九年甲寅年（1794）于然室刻本修敬堂藏本。

（8）清道光五年乙酉年（1825）施继常刻本。

（9）清道光十年庚寅年（1830）阳湖徐氏刻本。

（10）清道光十年庚寅年（1830）依云堂刻本。

（11）清光绪十一年乙酉年（1885）吴兴刻本。

（12）清光绪十一年乙酉年（1885）湖州王文光斋刻本。

（13）清光绪二十二年丙申年（1896）上海图书集成印书局铅印本。

（14）清光绪三十三年丁未年（1907）上海时中书局铅印本。

（15）清刻本。

（16）清抄本。

（17）1913年成都昌福公司铅印本。

（18）1926年上海商务印书馆据明正统道藏本影印本。

（19）上海千顷堂书局石印本。

（20）抄本（题霁云校注）。

（21）1956年人民卫生出版社据明万历刻本影印本。

（22）见《道藏》。

（23）见《四库全书》。

（24）见《六醴斋医书》。

（25）见（重刊）《道藏辑要》。

（26）见《道藏举要》。

笔者所选用底本（蓝本）为六醴斋医书十种《肘后备急方》广州儒雅堂清光绪辛卯年（1891）刻本，广州儒雅堂刻本成书时间虽晚，但其源自明万历三年陈霁岩本，陈霁岩刻本的底本是李本，即明万历二年李栻本［亦即明刘自化本，均源于明代英宗正统十年（1445）《道藏》本］。广州儒雅堂为清代粤省著名出版机构，位于省城双门底（现广州市北京路新华书店附近）。粤省刻书堂号，明代已有“广版”之称，乾隆年间以刻工价廉而闻名，至道光、咸丰年间大盛，书坊数量之多仅次于北京、苏州，在全国居第三位（据中山大学历史系李绪柏《清代广州的书坊》）。细细披读清光绪辛卯年（1891）广州儒雅堂及广州敬修堂《肘后备急方》刻本，其印刷精美，字体清晰，舛漏缺页者少，内容齐全，为八卷本，有岭南之风气，如在“治卒中射工水弩毒方第六十五”补入之“居溪傍湿地”， 溪傍湿地有粤语之风，清末广州把珠江边称为“海傍地”。葛洪流寓岭南著《肘后备急方》，故选用广州儒雅堂刻本为底本，补充广州修敬堂刻本“明万历三年（1575）陈嘉猷重刊备急方序”。主校本以清乾隆五十九年甲寅年（1794） 于然室刻本修敬堂藏本（底本为明李栻本）为主，是书藏中国中医科学院图书馆为善甲本。旁校本有二：一是2008年台湾商务印书馆据文渊阁本影印《钦定四库全书》肘后备急方提要，浙江范懋柱家天一阁藏本（底本为明嘉靖三十年即1551年吕颙本）；二是清光绪二十二年（1896），上海图书集成印书局铅印本。已附照片于校说明中。近现代流传的单行本主要有：1955年商务印书馆铅印本，是根据涵芬楼影印明正统道藏本并参考其他7种本子校正脱误后重排；1956年人民卫生出版社影印本，是据明万历刘自化刊本，勘误后影印发行；1963年人民卫生出版社铅印本利用商务印书馆1955年据涵芬楼影印明正统道藏本并参考其他7种本子校正脱误后重排第一版原型重印；1982年人民卫生出版社影印本，据明万历本影印出版；

2000年天津科学技术出版社出版，王均宁点校，以明代万历刘自化刊本为底本，以明代正统道藏本（涵芬楼影印）、清代乾隆《四库全书》写本为校本，以东汉时期张机《伤寒论》（明代赵开美复刻宋本）、唐代孙思邈《备急千金要方》（日本江户医学影宋本）、唐代王焘《外台秘要》（人民卫生出版社影印本）、宋代唐慎微《证类本草》（人民卫生出版社影张存惠原刻晦明轩本）、明代李时珍《本草纲目》（人民卫生出版社点校本）及日本丹波康赖《医心方》（日本江户医学影本）为他校本进行校勘。2012年广东科技出版社据清代乾隆五十九年（1794）修敬堂刻板影印出版，书首有明代万历二年（1574）甲戌秋仲巡按湖广监察御史剑江李栻书。

辑复本主要有：1983年安徽科技出版社铅印本《补辑肘后方》，尚志钧辑校，从唐、宋诸医书及类书中，辑得《肘后备急方》佚文1 265条，会同今本《肘后备急方》综合整理，定名为《补辑肘后方》；此本后又经修订再版，主要是将辑佚方与现存本方分隔开，在全书方子归类上不牵和“百一”之数，恢复杨用道添附诸方，并且在点校上做了一些补正；2009年上海科技出版社出版《附广肘后方》，晋代葛洪原撰，梁代陶弘景补辑，金代杨用道补辑，胡冬裴汇辑，在《补辑肘后方》（尚志钧辑校，安徽科学技出版社1983年出版，1995年重刊）、《肘后备急方》（王均宁点校，天津科学技术出版社，2000年8月出版）、《钦定四库全书》（文渊阁四库全书电子版，人民卫生出版社，2005年2月出版）基础上，根据朝鲜《医方类聚》《药王千金方》《外台秘要》《重修政和经史证类备用本草》《医心方》等书中有关葛氏医学的散佚内容悉加汇辑，经编排整理而为本书，并保留了杨用道的附方内容。此外亦有编译本，1997年中国中医药出版社出版《抱朴子内篇·肘后备急方》今译本，由梅全喜、郝近大、冉懋雄、胡晓峰编译。

各个时期各种不同版本及辑复本与编译本出现，实际上也是文献传承过程方式体现，正如北师大周少川教授《文献传承与史学研究》反映有关历史文献学理论方面的思考。

（二）内容概述

目前单行本《肘后备急方》全书八卷共七十三篇，缺第四十四、四十五、四十六篇，第三十七篇有名无实，第三十八、三十九篇后世学者据内容及目录补篇目，笔者认为第三十七、第三十八篇仍缺，正文内容应为第三十九篇，故第三十七、第三十八篇内容系笔者据《外台秘要》及《千金方》补辑相关条文。书名为《肘后备急方》，就是随身携带以备临时应用的意思，故全书所论疾病以急性病为主，卷一至卷四以内科病证为主，胡冬裴辑复本将治卒吐血唾血大小便血方、治患消渴小便利数方、治卒患诸淋不得小便方、治梦交接泄精及溺白浊方、治大便秘涩不通方、治卒关格大小便并不通方、治患寸白蚘虫诸九虫病方七篇内容补入卷四，共计42篇，几乎涵盖了今之中医内科学的所有病种，如肺系病证之感冒、咳嗽、哮病、喘证、肺痿，心系病证之心悸、胸痹心痛、不寐、健忘、多寐，脑系病证之头痛、眩晕、中风、痴呆、癫狂，脾胃系病证之胃痛、吐酸、痞满、呕吐、反胃、呃逆、腹痛、泄泻、痢疾、便秘，肝胆系病证之胁痛、黄疸、鼓胀、疟疾，肾系病证之水肿、淋证、尿浊、癃闭、关格、遗精，气血津液病证之虚劳，肢体经络病证之痹证、痉证、腰痛等。卷五至卷七则以外科病证为主，胡冬裴辑复本补入治患五痔及脱肛诸方、治手足诸病方两篇共计34篇，包含了外科疮疡及外科创伤即虫兽金刃所伤的常见病种，如外科疮疡病证有：痈、疽、乳肿、熛疽、疔、丹毒、恶核、瘰疬、恶脉病（脉管炎）、疖、瘘（瘘管）、恶肉（胬肉）、石痈、漆疮（漆过敏）、疥疮、病疮（病疮有虫）、阴囊肿痛、颓卵、癣、粉刺、疱疮、皯黯、酒渣鼻、癞（麻风）、阴疮、狐臭、瘾疹等。外科创伤病证有：熊虎爪牙所伤、猘犬所咬毒（狂犬病）、蛇伤（蝮虺众蛇所螫）、马咬伤、青蜂所螫、蜈蚣蜘蛛所螫、虿螫、蝎所螫、中蛊毒、中溪毒、沙虱毒、自缢、溺水、疝气、食物中毒、药物中毒等。此外胡冬裴辑复本还补充了妇科内容四篇，儿科内容共计18篇，比较详细地介绍了妊娠病与产后病，小儿脉诊及小儿常见的疾病证治。

葛洪《肘后备急方》所记载的病证涵盖了目前内外妇儿各科常见病种，多数疾病的诊治为岭南病证首次记录，其中部分病证的记载也填补了世界医学史的空白。

《肘后备急方》临证诊治经验研究

葛洪《肘后备急方》记载的百余种病证涵盖了今之内外妇儿的常见病种，其中外感热病及传染病的证治对后世影响颇深，尤为重要，故以外感热病及传染病、内科、外科、妇科、儿科分门为目，再选取其中论述相对详细的病证为例整理其学术经验。

一、外感热病及传染病

温疫外感热病及传染病古人认为属于急症范畴，明代吴又可《温疫论·自叙》曰："然伤寒与温疫，均急病也。"[10]缓者朝发夕死，急者顷刻而亡。葛洪《肘后备急方》把外感热病分为伤寒、时气、温疫三类，传染病包括霍乱、痢疾、疟疾、虏疮（天花）、虏黄病（黄疸）、沙虱毒（恙虫病）、阴阳毒（皮肤发出斑疹的传染性、感染性疾病，如鼠疫、出血热等）、尸注（结核病）等。《肘后备急方》在医学上的贡献之一，是对当时岭南地区严重危害民众健康的多种急性传染病提出了救治和预防的方法。古代岭南有"瘴疠之乡"的恶名，北人视为畏途，《肘后备急方》卷之二开列了《治伤寒时气温病方》《治瘴气疫疠温毒诸方》《治时气病起诸劳复方》《治寒热诸疟方》《治卒霍乱诸急方》等专篇，反映当时中医对外感热病与传染病诊治水平。

（一）外感热病

葛洪将外感热病分为伤寒、时气、温病（温疫）三类："伤寒、时气、温疫，三名同一种耳，而源本小异。其冬月伤于寒，或疾行力作，汗出得风冷，至夏发，名为伤寒。其冬月不甚寒，多暖气及西风，使人骨节缓惰受病，至春发，名为时行。其年岁中有疠气，兼挟鬼毒相注，名为温病。如此诊候并相似，又贵胜雅言，总名伤寒，世俗因号为时行。”[11]注即流注，含传染之义。这是在现存的古代医著中，首次明确地将“疠气”作为“温病”的一种提出来，并认为伤寒、时行、温病皆是同一类外感热病。

伤寒、时气、温疫三名同一种矣，大归终止，是共途也。故葛洪论治这三类外感热病，依据《素问·热论》中“各通其脏脉，病日衰已矣。其未满三日者，可汗而已；其满三日者，可泄而已”的循日辨治原则，提出按照日期时段辨证论治即循日辨证论治的方法：

初起一二日，头痛、肉热、脉洪，以发汗解表散邪为法（自拟葱豉汤治之，或用小蒜汁内服）。发热重而恶寒轻者，治以辛凉解表，方用葛豉汤或葛根汁。葱豉汤和葛豉汤用药平和，为解表轻剂。若一服无汗，寒重于热，加麻黄辛温解表、发汗透邪；若热重于寒，加升麻、葛根辛凉解肌、发表散热。表里同病，临床以头痛、壮热、口渴、心烦甚或咳嗽、咳黄痰、脉洪为主要表现，治宜解表清里，方用麻黄解肌汤：“麻黄解肌，一二日便服之。麻黄、甘草、升麻、芍药、石膏各一两，杏仁三十枚，贝齿三枚。末之，以水三升，煮取一升，顿服，覆取汗出即愈，便食豉粥补虚，即宜也。”[11]因热邪内伏或外热引发者，以恶寒轻、高热、口渴、头项脊背疼痛、脉洪大为特征，方用葛根解肌汤：“葛根解肌汤，葛根四两，芍药二两，麻黄、大青、甘草、黄芩、石膏、桂各一两，大枣四枚。以水五升，煮取二升半，去滓，分为三服，微取汗。”[11]

若汗出不歇，已三四日，胸中恶，欲令吐者，以吐法涌吐邪毒。方以“豉三升，水七升，煮取二升半，去滓，内蜜一两，又煮三沸，顿服，安卧，当得吐。不差，更服，取差。……亦可服藜芦吐散，及苦参龙胆散。”[11]表证未解，邪从肌肤内入，郁于少阳枢机，枢机不利，则寒热往来、胸胁逆满。治当和解少阳，方用小柴胡汤："小柴胡汤，柴胡八两，人参、甘草、黄芩各三两，生姜八两（无者，干姜三两），半夏五两（汤洗之），大枣十二枚。水九升，煮取二升半，分为三服，微覆取汗半日，须臾便差。若不好，更作一剂。若有热实，得汗不解，腹满痛，烦躁，欲谬语者，可服大柴胡汤方。柴胡半斤，大黄二两，黄芩三两，芍药二两，枳实十枚，半夏五两（洗之），生姜五两，大枣十二枚。水一斗，煮取四升，当分为四服，当微利也。"[11]葛洪认为："此四方（麻黄解肌汤、葛根解肌汤、小柴胡汤、大柴胡汤）最第一急须者，若幸可得药，便可不营之，保无死忧。"[11]

若五六日以上者，治疗"可多作青竹沥，少煎令减，为数数饮之，厚覆取汗。又方，大黄、黄连、黄柏、栀子各半两，水八升，煮六七沸，内豉一升，葱白七茎，煮取三升，分服，宜老少。又方，苦参二两，黄芩二两，生地黄半斤，水八升，煮取一升，分再服"[11]。从方药组成来看以清里热为主。

若六七日，热极、心下烦闷、狂言见鬼、欲起走，方以"黄连三两，黄柏、黄芩各二两，栀子十四枚。水六升，煎取二升，分再服，治烦呕不得眠"[11]。即治以清热解毒为主，予黄连解毒汤；若热实，得汗不解，腹满烦躁，以下法治之，使邪随粪便从下而出，可服大柴胡汤。

病至六七日后进入极期，或热盛炎上，扰动神明，或粪浊内结，闭阻清窍，表现为壮热高热，口渴烦躁，便结腹胀或热结旁流，皮肤斑疹，神志昏妄等，属于传染病、外感热病危重阶段。《肘后备急方》记述其中救治方法：[11]

"治时气行垂死，破棺千金煮汤。苦参一两，㕮咀，以酒二升半，旧方用苦参酒煮，令得一升半，去滓，适寒温，尽服之，当间苦寒吐毒如溶胶便愈。

…………

"治温毒发斑，大疫难救，黑膏：生地黄半斤，切碎，好豉一升，猪脂二斤，合煎五六沸，令至三分减一，绞去滓，末雄黄、麝香如大豆者，内中搅和，尽服之，毒从皮中出，即愈。……黑奴丸，……一名水解丸。又一方加小麦黑勃一两，名为麦奴丸。……麻黄二两，大黄二两，黄芩一两，芒硝一两，釜底墨一两，灶突墨二两，梁上尘二两。捣，蜜丸如弹丸。新汲水五合，末一丸，顿服之。若渴，但与水，须臾寒，寒了汗出便解。日移五尺不觉，更服一丸。此治五六日，胸中大热，口噤，名为坏病，不可医治，用此黑奴丸。

…………

"治热病不解，而下利困笃欲死者，服此大青汤方：大青四两，甘草三两，胶二两，豉八合，赤石脂三两。以水一斗，煮取三升，分三服，尽更作，日夜两剂，愈。

…………

"治时行病发黄方：茵陈六两，大黄二两，栀子十二枚。以水一斗，先煮茵陈，取五升，去滓，内二物，又煮取三升，分四服。亦可兼取黄疸中杂治法，差。"

十日以上，视其表现，随证施治。葛洪《肘后备急方》曰："若病失治，及治不差，十日以上，皆名坏病，唯应服大小鳖甲汤。此方药分两乃少，而种数多，非备急家所办，故不载。凡伤寒发汗，皆不可使流离过多，一服得微汗，汗洁便止。未止，粉之，勿当风。"[11]坏病应服大小鳖甲汤，但葛洪认为"此方药分两乃少，而种数多，非备急家所办，故不载"。体现了葛洪编撰《肘后备急方》的初衷："率多易得之药，其不获已须买之者，亦皆贱价，草石所在皆有，……或不出乎垣篱之内，顾眄可具。"即简便实用。

综上所述，葛洪循日辨治外感热病模式：初起一二日，病在肌表或表里同病阶段，症见头痛、肉热、脉洪，或头痛、壮热、脉大；二日以上至十日之内，以发热为主，是里热实阶段，三四日胸中恶，五六日胸中大热、口噤，六七日热极、心下烦闷、狂言见鬼、欲起走，若病失治及治不差，十日以上皆名坏病，并以不大便、不能食、小腹满、不得小便、胸胁痞满、心塞气急、喘急、呕不止、哕不止等作为五脏六腑衰竭之候。[11]

岭南外号炎方，气候炎热潮湿，发热性流行性传染性感染性疾病占据诸病之首，葛洪《肘后备急方》专门论述伤寒、时气、温病（含瘴气、疫疠、温毒）诸病症防治，并按照发病日程提倡循日辨治外感热病主张，观察到外感热病起病急骤、传变迅速、变化多端的特点，分别采用治疗外感热病不同时段的方法及民间验方，既是岭南温病学术之起源，也为后世叶天士温病学说卫气营血辨证理论和吴鞠通三焦辨证理论创立提供了参考依据。

（二）霍乱

葛洪《肘后备急方》卷之二首篇《治霍乱诸急方第十二》，认为“凡所以得霍乱者，多起饮食，或饮食生冷杂物，以肥腻酒鲙而当风履湿，薄衣露坐，或夜卧失覆之所致”[11]。张仲景《伤寒论·辨霍乱病脉证并治第十三》：“问曰：病发热头痛，身疼恶寒，吐利者，此属何病？答曰：此名霍乱。霍乱自吐下，又利止，复更发热也。”霍乱者，挥霍缭乱也。感染外邪，阴阳乖隔，乱于胃肠，以致上吐下利，猝然而成，发病急骤，起于顷刻之间。葛洪把霍乱的发病原因概括为两方面：一是饮食失节，过食生冷杂物、肥腻酒鲙，外邪随从饮食而入消化道感染；二是调摄失当，当风履湿或薄衣露坐，或夜卧失覆，以致外感寒湿时邪。偏阳多热，偏阴多寒，得吐利者，名湿霍乱，轻盖所伤之物尽出也；突然腹中绞痛，吐泻不得，名干霍乱，俗称搅肠痧。吐下太剧，津液流失，气随液脱，不仅筋脉失养而拘挛转筋，而且可致大渴、气脱，危及生命，故霍乱属传染病急症，南方水乡多发。对于霍乱的救治，葛洪主张先以灸救其急，以药固其本。

灸法对症治疗：

霍乱先腹痛者：“灸脐上十四壮，名太仓，在心厌下四寸，更度之。"

霍乱先洞下（腹泻下利）者："灸脐边一寸，男左女右，十四壮，甚者至三十四十壮，名大肠募，洞者宜泻。"

霍乱先吐者："灸心下一寸，十四壮。又，并治下利不止。上气，灸五十壮，名巨阙，正心厌尖头下一寸是也。"

先手足逆冷者："灸两足内踝上一尖骨是也，两足各七壮，不愈加数，名三阴交，在内踝尖上三寸是也。"

霍乱转筋者："灸蹶心当拇指大聚筋上六七壮，名涌泉。又，灸足大指下约中一壮，神验。又方，灸大指上爪甲际，七壮。"

转筋入腹痛者："令四人捉手足，灸脐左二寸，十四壮。灸股中大筋上去阴一寸。"

治霍乱神秘起死救法：适用于霍乱脱证，吐泻不止，津脱气耗，神疲困笃欲死者。"以物横度病人人中，屈之从心鸠尾飞度以下灸，先灸中央毕，更横灸左右也。又灸脊上，以物围，令正当心厌。又夹脊左右一寸，各七壮，是腹背各灸三处也。"[11]

药物及民间救治方法：

治霍乱吐下后大渴方："以黄米五升，水一斗，煮之令得三升，清澄，稍稍饮之，莫饮余物也。"这是葛洪首创人体静脉外补液法，霍乱吐下后大渴，体液大量丢失，补充体液是治疗霍乱的重要方法，葛洪在一千多年前就采用口服法补液治疗霍乱，说明他对霍乱有较深刻的临床观察。

治霍乱若注痢不止，而转筋入腹欲死。此寒霍乱，治以温中散寒化湿："生姜一两累，擘破，以酒半升，煮合三四沸，顿服之，差。"亦可用崔氏云理中丸方："甘草三两，干姜、人参、白术各一两。捣下筛，蜜丸如弹丸。觉不住，更服一枚，须臾，不差，仍温汤一斗，以麋肉中服之，频频三五度，令差。亦可用酒服。"

治霍乱吐下后，心腹烦满方。此热霍乱，治以清热化湿，方用栀子豉汤："栀子十四枚，水三升，煮取二升，内豉七合，煮取一升，顿服之。呕者，加橘皮二两。若烦闷，加豉一升，甘草一两，蜜一升，增水二升，分为三服。"为法。

治霍乱烦呕腹胀。此干霍乱，治以辟浊解秽，方用厚朴汤："厚朴四两（炙），桂二两，枳实五枚（炙），生姜三两。以水六升，煮取二升，分为三服。"

治吐下腹干呕，手足冷不止。此霍乱吐泻太过，津液脱失，气随液脱，则形成脱证。治当益气固脱，方用四顺汤："干姜、甘草、人参、附子各二两。水六升，煮取三升半，分为三服。若下不止，加龙骨一两。腹痛甚，加当归二两。《胡洽》用附子一枚，桂一两。人霍乱亦不吐痢，但四肢脉沉，肉冷汗出渴者，即差。"葛洪曰："凡此汤四种，是霍乱诸患皆治之，不可不合也。"[11]

（三）痢疾

痢，痢疾之简称，首见于葛洪《肘后备急方》。葛洪根据临床实践经验，将大便次数增多、腹痛、发热、下赤白脓血为主要特征的外感病证命名为"痢疾"，并归于卷之二"治伤寒时气温病方"中，明确提出"天行诸痢"[11]概念。痢疾是南方常见多发消化道传染病，"天行"是指该病感受外来时邪疫疠之气，是以发热、下赤白脓血、大便次数增多、腹痛为主要临床表现的具有传染性的疫病。近人刘绪银研究认为：天行痢疾发病途径有伏发和新感。伏发者乃邪气伏于肠道，日久损伤肠道气血，化毒酿脓；新感者乃年岁中有疠毒鬼注邪气，感而即发，是邪毒疠气壅滞肠道，损伤脉络气血，邪毒与血搏结，蕴酿成脓，从而腹痛、下赤白脓血。因其具有传染性，邪从外来，故云"天行"，以区别于一般的泄泻下利，并为后世医家所接受，沿用至今。《肘后备急方》所述天行痢疾主要包括现代医学所言的细菌性痢疾、急慢性阿米巴肠病。[12]

葛洪诊治天行诸痢："天行诸痢悉主之。黄连三两，黄柏、当归、龙骨各二两。以水六升，煮取二升，去滓，入蜜七合，又火煎取一升半，分为三服，效。”[11]这是治疗天行诸痢的基本方，然而痢疾尤其急性痢疾或中毒型痢疾，病情危重，古人谓之疫毒热痢，葛洪《肘后备急方》曰：“天行毒病挟热，腹痛，下利：升麻、甘草、黄连、当归、芍药、桂心、黄柏各半。以水三升，煮取一升，服之当良。”又曰：“天行四五日，大下热痢：黄连、黄柏各三两，龙骨三两，艾如鸡子大。以水六升，煮取二升，分为二服。忌食猪肉、冷水。”[11]

疫毒热痢，乃天行毒病，表现为挟热腹痛下利，或大下热痢。人体感受外界疠毒之气，邪毒壅滞肠道，损伤气机脉络，邪毒与血搏结，酿而成脓，故下利赤脓血。葛洪方用七物升麻汤救治，以黄连、黄柏、升麻清热解毒，当归、芍药调和气血，肉桂和营卫、散气滞，甘草解毒，甘草与芍药相伍而又缓急止痛；或用黄连、黄柏、龙骨。

下利不止，阳气耗伤，从而形成阳气虚证，临床以下利不止、腹痛、畏寒身冷、手足厥冷、神疲困笃为主要特征，治当温中涩肠。葛洪曰：“若下脓血不止者，赤石脂一斤，干姜一两，粳米一升。水七升，煮米熟，去滓，服七合，日三。又方，赤石脂一斤，干姜二两。水五升，煮取三升，分二服。若绞脐痛，加当归一两，芍药二两，加水一升也。”[11]方中以赤石脂涩肠止痢，干姜温中散寒，粳米甘温益气补虚。绞脐腹痛，加当归、芍药，即当归芍药散。

下利不能食，称为噤口痢，临床以发热、寒热往来、口渴不欲饮或饮而不下、不能食为主要特征。葛洪曰：“若下利不能食者，黄连一升，乌梅二十枚（炙燥）。并得捣末，蜡如棋子大，蜜一升，合于微火上，令可丸，丸如梧子大，一服二丸，日三。”[11]方用黄连清热解毒，乌梅酸甘益胃养阴。

热病不解而下利困笃欲死者，此乃疫毒热痢毒邪，流连日久不解，耗伤阴血而邪热留恋之证，临床以低热、下赤脓血、口干咽燥、心烦、神疲困倦为主要特征。葛洪曰：“治热病不解，而下利困笃欲死者，服此大青汤方。大青四两，甘草三两，胶二两，豉八合，赤石脂三两。以水一斗，煮取三升，分三服，尽更作，日夜两剂，愈。”[11]方以大青叶、甘草清热解毒，阿胶养阴，淡豆豉辛散邪毒兼以理气，赤石脂涩肠止痢。

下利日久或失治误治，则可产生变证。如肛门糜烂，葛洪谓之“毒病下部生疮者”，“或下利，急治下部。不晓此者，但攻其上，不以下为意，下部生虫，虫食其肛，肛烂见五脏便死”[11]。邪毒随脓血黏液流注肛门，损伤肛门脉络，肛烂见五脏，治当清热解毒，内服清热解毒药，兼以外治。葛洪外治方：“又方，榉皮、槲皮合煮汁如黏糖以导之。又，浓煮桃皮饮之，最良。”“又方，烧马蹄作灰，细末，猪脂和，涂绵以导下部，日数度，差。”[11]外治以榉皮、槲皮、桃树皮煮汁外洗，或以马蹄烧炭成灰，用猪脂膏调匀，外涂肛门。葛洪用药有南派特色，方中榉皮乃榉木树皮，产于我国南方，北方不知此名，而称此木为南榆。槲皮，即槲树皮，槲树叶有止血通淋的功效，《唐本草》用于痔漏、血痢，止血、止渴。“马蹄”是粤语，即荸荠，生于湿地水中，性味甘寒清凉。

（四）疟病（疟疾）

疟病是当时岭南地区常见多发传染性疾病，晋代葛洪谓之“瘴疟”，他认为瘴疟是因感染山岚瘴气所致，多发于岭南地区。隋代巢元方《诸病源候论》卷十一《疟病诸候》中有“山瘴疟候”：“此病生于岭南，带山瘴之气。其状，发寒热，休作有时，皆由山溪源岭瘴湿毒气故也。其病重于伤暑之疟。”[13]

葛洪《肘后备急方》卷之三《治寒热诸疟方第十六》，共计有“治疟病方”20首，录其中三首：

“鼠妇、豆豉二七枚。合捣令相和，未发时服二丸，欲发时服一丸。”[11]《神农本草经》载，鼠妇又名潮湿虫、地虱婆、猪仔虫、鞋底虫、鞋板虫，性味酸温，无毒。药用时铁锅炒干，或开水烫死，晒干或焙干。功效破瘀消癥，通经利水，解毒止痛，主癥瘕疟母、血瘀经闭、小便不通、惊风撮口。

“又方，青蒿一握，以水二升渍，绞取汁，尽服之。”青蒿治疟不见于《神农本草经》等书，为《肘后备急方》首次记载；青蒿只有在冷提取时，才有最大的抗疟效价，故曰“青蒿一握（一把），以水二升渍，绞取汁，尽服之”。这对后人从青蒿中提取青蒿素有重要启发，我国现代医药科学家就是从《肘后备急方》治寒热诸疟方的记载中获得重要信息，改热提取为冷提取，才掌控了青蒿高而稳定的抗疟效价，研制出抗疟新药青蒿素。

“又方，常山三两，甘草半两。水酒各半升，合煮取半升，先发时一服，比发令三服尽。”[11]葛洪治疟辨病论治，常以常山甘草汤（常山、甘草等加味）作为基础治疟专方。艾灸治疟病方：“又方：大开口，度上下唇，以绳度心头，灸此度下头百壮，又灸脊中央五十壮，过发时，灸二十壮。”[11]心头下者，乃是上脘；脊中央者，可取大椎、陶道。

疟疾有寒热往来、反复发作的特点，在各不同阶段表现为不同证候体征，《肘后备急方》卷之三《治寒热诸疟方第十六》也将其分为老疟、温疟、寒疟、瘴疟、痢疟、劳疟、气见疟辨证论治：

老疟。疟久不愈，反复发作，或差后复发则为老疟。临床以寒热往来、胁下结成痞块、腹胀满为特征。葛洪方：“常山三两，鳖甲一两（炙），升麻一两，附子一两，乌贼骨一两。以酒六升渍之，小令近火，一宿成，服一合，比发可数作。……又方，牛膝茎叶一把，切，以酒三升服，令微有酒气。不即断，更作，不过三服而止。”[11]

温疟。温疟是由于素体阴虚阳盛或疟邪夹热所致，发作时热甚食不下者，葛洪地骨皮汤方：“知母、鳖甲炙、常山各二两，地骨皮三两（切），竹叶一升切，石膏四两。以水七升，煮二升五合，分温三服。忌蒜、热面、猪、鱼。”[11]方中地骨皮清阴热除虚烦，常山截疟，知母、石膏、竹叶清热生津，鳖甲养阴软癥，通络达邪。

寒疟。寒疟是由于素体阳虚阴盛，或疟邪夹寒冷湿邪所致，发作有时寒重于热，不发时可有形寒畏冷、手足厥冷等，葛洪用方：“常山、知母、甘草、麻黄等分。捣，蜜和丸如大豆。服三丸，比发时令过毕。”[11]

瘴疟。此病生于岭南，带山瘴之气，其状乍寒乍热，发无作时，骨节烦痛，甚则壮热神昏谵语，即疟邪兼山岚瘴气所致。葛洪用方：“常山、黄连、豉（熬）各三两，附子二两（炮）。捣筛，蜜丸。空腹服四丸，欲发三丸，饮下之。服药后至过发时，勿吃食。”[11]瘴疟两名，其实为一，岭南为瘴，江北为疟。

痢疟。疟邪夹时气、痢毒所致。葛洪曰：“若兼诸痢者，黄连、犀角各三两，牡蛎、香豉各二两（并熬），龙骨四两。捣筛，蜜丸。服四十丸，饮下。”[11]此黄连犀角丸，以黄连、犀角清热凉血解毒，龙骨、牡蛎涩肠止痢，淡豆豉散滞和中，蜜甘润益中缓急。

劳疟。疟病日久，积劳成损，病程久长。葛洪曰：“劳疟积久，众治不差者，生长大牛膝一大虎口，以水六升，煮取二升，空腹一服，欲发一服。”“无时节发者，常山二两，甘草一两半，豉五合（绵裹）。以水六升，煮取三升，再服，快吐。”“无问年月，可治三十年者，常山、黄连各三两。酒一斗，宿渍之，晓以瓦釜煮取六升，一服八合，比发时令得三服，热当吐，冷当利，服之无不差者，半料合服得。”[11]

乞见疟。也作“乞见疟”。病名首见于《肘后备急方》，书中未描述症候表现，只有方治：“白驴蹄二分（熬）、大黄四分、绿豆（末）三分、砒霜二分、光明砂半分、雄黄一分，捣，蜜丸如梧子。发日平旦冷水服二丸，七日内忌油。”从药测证，乞见疟是寒毒所致之疟，临证可见寒热往来、胁下痞块、大便秘结，或肌肤发斑。驴蹄药用治疟首载葛洪《肘后备急方》，后世《圣济总录》以驴蹄散治肾脏风毒，下注生疮；《太平圣惠方》以驴蹄二片，胡粉（熬）一分，麝香少许为末治天柱毒疮。

葛洪《肘后备急方》治疟病方，还有一首“治一切疟，乌梅丸方”。一切疟，证候复杂、病程日久者，可予以乌梅丸方。药物组成：“甘草二两，乌梅肉（熬）、人参、桂心、肉苁蓉、知母、牡丹各二两，常山、升麻、桃仁（去皮尖，熬）、乌豆皮（熬膜取皮）各三两。桃仁研，欲丸入之，捣筛，蜜丸，苏屠臼捣一万杵。发日五更酒下三十丸，平旦四十丸，欲发四十丸，不发日空腹四十丸，晚三十丸，无不差。徐服后十余日，吃肥肉发之也。”[11]

葛洪《肘后备急方》中还记载了很多传染性疾病，其中很多具有开创性意义，比如卷之二《治伤寒时气温病方第十三》提到当时有一种流行性传染病虏疮，是关于天花在中国最早的确切临床记录。再如卷之一《治尸注鬼注方第七》尸注的记载，是对结核病具有传染性的最早记载。葛洪《肘后备急方》在当时对传染病的认识已达到很高水平，其传染病学成就对后世影响颇深。

二、内科

葛洪《肘后备急方》卷之一至卷之四以内科病证为主，涵盖了今本中医内科学的大部分病证，也是岭南中医内科病证的首次记录，如肺系病证之感冒、咳嗽、哮病、喘证、肺痿，心系病证之心悸、胸痹心痛、不寐、健忘、多寐，脑系病证之头痛、眩晕、中风、痴呆、癫狂，脾胃系病证之胃痛、吐酸、痞满、呕吐、反胃、呃逆、腹痛、泄泻、痢疾、便秘，肝胆系病证之胁痛、黄疸、鼓胀、疟疾，肾系病证之水肿、淋证、尿浊、癃闭、关格、遗精，气血津液病证之虚劳，肢体经络病证之痹证、痉证、腰痛等等。葛洪《肘后备急方》对这些病证的诊治，为岭南中医学的发展奠定了基础。笔者选取内科急症及岭南多发病证为例整理其学术经验。

（一）卒死

葛洪《肘后备急方》卷之一列治卒死为首，分别为《救卒中恶死方第一》《救卒死尸厥方第二》《救卒客忤死方第三》，连续三篇都带有“卒”“死”二字，足见葛洪对卒死类急症的重视。“卒”同“猝”，有突然急猝之意；“死”，昏不知人，不省人事，犹如“死人”。东汉刘熙《释名疏证补》解释“死”为“人始气绝曰死。死，澌也，就消澌也”。[14]“澌”汉代许慎《说文解字》解释为“水索也，从水斯声”。所以古人形容死有两个特点，一是气绝，二是消澌，即没有声音、安静，相当于一种无意识的表现。死是指人突然气绝的无意识状态，葛洪《肘后备急方》中的“卒死”病，包括卒中恶死、卒死尸厥、卒客忤死等三种，相当于我们今天所讲的昏迷、休克、厥脱、心搏骤停、晕厥等意识障碍类疾病，见于多种疾病之严重阶段。葛洪认为部分卒死状态仍然有救：“虽涉死境，犹可治而生，缘气未都竭也。”[11]

1. 诊治“卒中恶死”

《肘后备急方》中《救卒中恶死方第一》，描述“卒中恶死”是以“或先病痛，或常居寝卧，奄忽而绝”[11]为主要临床表现，卒中恶死的特点是患者或先病痛，常居病榻寝卧，具有基础性疾病，自然发生或出乎意料发生的突然死亡，类似我们现在所说的因原有的基础疾病而进入昏迷，或突然意识丧失，提示病情进入深重阶段。像今天临床所见尿毒症昏迷、糖尿病酮症酸中毒昏迷、肝性脑病、肺性脑病、心搏骤停、休克等。

辨证分闭证、脱证。闭证“壮热”“目闭”，以薤汁、皂荚开窍，矾石渍脚收敛厥逆之气；脱证“张目及舌”“四肢不收”，以灸手足两爪后十四壮（十宣、气端）、心下一寸（鸠尾）、脐上三寸（建里）、脐下四寸（中极）温通开窍。攻邪以备急三物丸[11]缓泻，备急三物丸由大黄、干姜、巴豆组成，巴豆辛热峻下，开通闭塞为主药，干姜温中，并助巴豆以祛寒为辅药；李时珍《本草纲目》云：“巴豆与大黄同用，泻人反缓，为其性相畏也。”[15]

2. 诊治“卒死尸厥”

《肘后备急方》中《救卒死尸厥方第二》，描述“卒死尸厥”以“卒死而脉犹动，听其耳中循循如啸声，而股间暖是也。耳中虽然啸声而脉动者”[11]为主要临床表现，所以卒死尸厥的主要特点是尚有脉搏、耳鸣、股间暖，与晕厥、浅昏迷、急性脑血管意外、中暑等相类似。

治疗时以醒神开窍为主，重用“通”法，如运用吹鼻法令气通：“以菖蒲屑内鼻两孔中，吹之，令人以桂屑着舌下。”用祛痰开窍药舌下含服：“捣干菖蒲，以一枣核大着其舌下。”用活血化瘀药通络：“剔左角发方二寸，烧末，以酒灌令入喉，立起也。”[11]此外还采用灸法或针刺水沟、百会等具有醒脑开窍的穴位：“灸鼻人中，七壮，又灸阴囊下去下部一寸，百壮。若妇人，灸两乳中间。又云：爪刺人中良久，又针人中至齿，立起。”[11]后世学者认为尸厥中所描述的耳鸣属于客观性耳鸣，并认为其反映了尸厥患者机体的器质与功能性变化，对昏迷的分级及监护当有重要的指标价值。[16]由此可见葛洪辨证细致入微，擅于抓住主症。

3. 诊治“卒客忤死”

《肘后备急方》中《救卒客忤死方第三》，描述“卒客忤死”是以“心腹绞痛胀满，气冲心胸。不即治，亦杀人”[11]为主要临床表现。葛洪认为：“客忤者，中恶之类也，多于道门门外得之。”[11]忤，逆也，卒客忤死，即猝然感受外来秽毒不正之气以致体内气血逆乱，突然厥逆，昏不知人，奄然厥绝如死状。良久，阴阳之气和，乃苏；若脏腑虚弱者，即死。类似今天临床所见的休克，常常是由于各种强烈的致病因素所导致，如心肌梗死所致的心源性休克、急腹症所致感染性休克等。

治以醒神开窍，采用灸人中、大敦等穴位或是以菖蒲根、生附子末、鸡冠血、人血等药物内服，攻邪以飞尸走马汤[11]急下，飞尸走马汤由巴豆、杏仁组成，方中巴豆辛热性烈，《新修本草》称其“荡涤五脏六腑，开通闭塞”[17]，有推陈致新之功；杏仁利气宣肺，润肠通便，肺与大肠相表里，协同巴豆通利泻下，急攻其邪，使正气得通。葛氏还强调祛邪后，卒客忤死应该继续辨证治疗，因其感染的毒厉之气不同于普通的自然恶气，毒厉之气容易伤人脏腑经络，所以“差后犹宜更为治，以消其余势。不尔亟终为患，令有时辄发”[11]。

葛洪所论卒死类急症以卒死为主症，他提出卒死的病机在于阴阳之气不通：“凡卒死中恶及尸厥，皆天地及人身自然阴阳之气，忽有乖离否隔，上下不通，偏竭所致。”“卒中恶死”“卒死尸厥”“卒客忤死”的名称，是葛洪《肘后备急方》首先在岭南地区提出来的，在治疗上因三者病机一致，总的治疗原则以开窍醒神为主，又根据病因的不同、病证的虚实不同、临床表现的差异，在治疗上有所侧重，如卒中恶死和卒客忤死，在祛邪时，卒中恶死因其有一个长期的基础性疾病，故宜以备急三物丸缓下，而卒客忤死则是因客邪暴胜卒然侵袭所致，故祛邪以飞尸走马汤急下。经过历代学术整理，卒死类急症现演变为卒中、卒死、厥证等病名沿用于临床。

（二）胸痹心痛

胸痹心痛是以胸部闷痛，甚则胸痛彻背，喘息不得卧为主症的一种病证。目前《中医内科学》将“胸痹心痛”作为一个统一的病名定义。[18]《肘后备急方》则分篇论治，分别为《治卒心痛方第八》和《治卒胸痹痛第二十九》。根据其内容，笔者认为《治卒心痛方第八》所指为广义心痛，泛指心胸和上腹部的一切疼痛，涉及心绞痛、胃脘痛等疾病，而《治卒胸痹痛第二十九》所指为狭义心痛，与目前《中医内科学》所讲的胸痹心痛基本一致，专指心系疼痛病证。

葛洪诊治广义心痛按其疼痛时间、性质、部位不同分为11类诊治，按疼痛时间可分为卒心痛、发作有时、久患常痛，疼痛性质包括刺痛、激痛难忍、牵急懊痛、冷痛、痹痛、坚痛、结积来去痛、似虫咬痛、饥而心痛，疼痛部位可涉及心腹部、心下。主要以疼痛性质为辨证要点。

以方测证可以将广义心痛归为5类，由寒邪侵犯可致卒心痛、心疝、久患常痛、心痹痛、心肺冷痛、心下结积来去痛，热邪犯心可致卒心痛、心腹刺痛、饥疝，瘀血阻滞可致卒心痛，痰饮结可致心下坚痛、久患长痛，虫咬可致心痛多唾。

治疗上，由寒邪引起的常以吴茱萸、干姜、附子、真射罔（乌头汁制成膏）、桂心等温通药为主药组成方剂，如治疗卒心痛以“附子二两（炮），干姜一两。捣，蜜丸，服四丸，如梧子大，日三。”[11]再如“治心疝发作有时，激痛难忍方”以“真射罔、吴茱萸分等。捣末，蜜和丸如麻子。服二丸，日三服，勿吃热食”[11]。

治疗由热邪犯心所致者，以黄连、龙胆、苦参等苦寒清热药为主，如治疗卒心痛以“黄连八两，以水七升，煮取一升五合，去滓，温服五合，每日三服。……又方，苦参三两，苦酒半升，煮取八合，分再服，亦可用水。无煮者，生亦可用。又方，龙胆四两，酒三升，煮取一升半，顿服”[11]。

治疗瘀血阻滞所致者，以桃仁、桃白皮等活血化瘀药为主，如治疗卒心痛以“桃仁七枚，去皮尖，熟研，水合顿服，良。亦可治三十年患”[11]。可见此方亦可治疗久心痛，在当时葛洪已经认识到治疗久心痛应加活血化瘀药，如“桂心、当归各一两，栀子十四枚。捣为散，酒服方寸匕，日三五服。亦治久心病发作有时节者也”[11]。当归活血，桂心温通心脉加强活血化瘀之力，再以栀子清心热，以防瘀久化热。

治疗痰饮结所致心痛，则以半夏、枳实等化痰，以干姜、细辛等温肺化饮，如“治久患常痛不能饮食，头中疼重方……半夏五分，细辛五分，干姜二分，人参三分，附子一分。捣末，苦酒和丸，如梧子大。酒服五丸，日三服”[11]。“治心下坚痛，大如碗，边如旋盘，名为气分，饮水所结方：枳实七枚（炙），术三两。水一斗，煮取三升，分为三服，当稍软也。”[11]葛洪治疗痰饮所致心痛时，喜加人参、白术等健脾益气之品，以增强祛痰化饮之力。

治疗虫咬心痛食疗方："取六畜心，生切作十四脔，刀纵横各割之，以真丹一两，粉肉割中，旦悉吞之，入雄黄、麝香佳。"[11]

以上主要是葛洪治疗广义心痛的经验，包含了现在的真心痛，也涉及胃脘痛等他脏犯心所致的心胸部疼痛，如"若心下百结积来去痛者""饥而心痛者，名曰饥疝"即是指胃脘痛。

《肘后备急方》中《治卒胸痹痛第二十九》与今《中医内科学》所言的胸痹心痛基本一致，主要涉及心系疼痛病证。葛洪详细地描述了胸痹痛的临床表现："胸痹之病，令人心中坚痞忽痛，肌中苦痹，绞急如刺，不得俛仰，其胸前皮皆痛，不得手犯，胸满短气，咳嗽引痛，烦闷自汗出，或彻引背膂。不即治之，数日害人。"[11]

胸痹痛证候"令人心中坚痞忽痛，肌中苦痹"，病位在心；其性质"绞急如刺，不得俛仰，其胸前皮皆痛"；其范围"彻引背膂"；其并发症"咳嗽引痛，烦闷自汗出"；其预后较差"不即治之，数日害人"。基于病位、疼痛性质、疼痛范围、常见并发症及其预后可区别于"胃脘当心而痛"。

葛洪治疗胸痹痛以仲景"栝蒌薤白白酒汤""栝蒌薤白半夏汤""橘枳姜汤"等方治疗胸痹。

（三）咳嗽

咳嗽为肺系病证，出自张仲景《金匮要略·肺痿肺痈咳嗽上气病脉证治第七》。"咳"通"欬"，《释名疏证补》中曰："欬，刻也，气奔至，出入不平调，若刻物也。"[14]可见咳嗽是由于气的出入不平调乃至肺气上逆所致，葛洪《肘后备急方》有专篇《治卒上气咳嗽方第二十三》论治咳嗽，其所言"上气咳嗽"是以病机和主症命名的，篇中将咳嗽分为12类，共录方45首，其治疗上气咳嗽包含了咳嗽病和咳嗽症两方面内容。

在古代的文献中，咳嗽病和咳嗽症分得不是很清楚，所以咳嗽既可以作为一种独立的病，又是肺系疾病的一个常见症状。《肘后备急方》

《治卒上气咳嗽方第二十三》是论治咳嗽专篇，篇中将咳嗽分为12类，笔者认为有4类是属于咳嗽症。之一：“治卒上气鸣息便欲绝方”[11]与我们现在所说的“哮病”的主症相似。之二：“治卒乏气，气不复，报肩息方”与我们现在所说的《喘病》类似。之三：“治卒厥逆上气，又两心胁下痛满淹淹欲绝方……此谓奔豚病，从卒惊怖忧追得之，气下纵纵，冲心胸脐间，筑筑发动有时，不治煞人”[11]，奔豚病名可见于《黄帝内经》《金匮要略》《难经》中，如《难经·五十六难》：“肾之积名曰贲豚，发于少腹，上至心下，若豚状，或上或下无时。久不已，令人喘逆，骨痿，少气。”哮病、喘病、奔豚病三者病因病机在于“上气”，发作过程中都可以伴有咳嗽症，所以笔者暂将其命名为哮咳、喘咳、奔豚咳。之四即肺痿咳嗽：“治肺痿咳嗽，吐涎沫，心中温温，咽燥而不渴者。”

咳嗽症治疗时常用麻黄、杏仁等宣肺降气，如“麻黄二两，杏仁一两（熬令黄）。捣散，酒服方寸匕，数服之，差”[11]，用吴茱萸、生姜等温肺散寒，如“细切桑根白皮三升，生姜三两，吴茱萸半升。水七升，酒五升，煮三沸，去滓，尽服之。一升入口，则气下。千金不传方”[11]。咳嗽症在治疗时要考虑到本证，比如哮咳本虚标实，常以人参补脾肺气，如“末人参，服方寸匕，日五六”[11]。肺痿咳嗽以肺脏虚损为主，故治疗时虚寒者常以甘草、干姜、人参等温肺益气止咳，虚热者则以天冬、紫菀滋阴润肺止咳，如“生姜五两，人参二两，甘草二两，大枣十一枚。水三升，煮取一升半，分为再服”，“生天门冬（捣取汁）一斗，酒一斗，饴一升，紫菀四合。铜器于汤上煎可丸，服如杏子大一丸，日可三服”[11]。

《肘后备急方》将咳嗽病的病因分为寒邪犯肺、热邪犯肺、饮食内伤。治疗上对于热邪所致者常以陈皮加竹叶，理气化痰，清热止咳；对于寒邪所致者则以陈皮加苏叶或桂枝、杏仁，降气化痰，散寒止咳。如“治大走马及奔趁喘乏，便饮冷水，因得上气发热方：用竹叶三斤，橘皮三两，以水一斗，煮取三升，去滓，分为三服，三日一剂，良”[11]，“卒得寒冷上气方：干苏叶三两，陈橘皮四两。酒四升，煮取一升半，分为再服”[11]。对于饮食内伤所致者，按其病位上下，以吐法或下法祛邪，调畅气机，如“治大热行极，及食热饼，竟饮冷水过多，冲咽不即消，仍以发气，呼吸喘息方：大黄、干姜、巴豆等分。末，服半钱匕，若得吐下，即愈。若犹觉停滞在心胸膈中不利者：瓜蒂二分，杜衡三分，人参一分。捣筛，以汤服一钱匕，日二三服，效”[11]。

《肘后备急方》中咳嗽病还分为卒得咳嗽和久咳嗽，篇中立“治卒得咳嗽方”“治久咳嗽上气十年二十年，诸药治不差方”条目，明确将咳嗽按病程长短分治。新感咳嗽者，治疗上以散寒止咳或以祛痰止咳为法，散寒止咳常用生姜、干姜等温肺散寒，配以杏仁、百部等苦降止咳之药，如“生姜三两（捣取汁），干姜屑三两，杏仁一升（去皮，熬）。合捣为丸。服三丸，日五六服”，“生姜汁、百部汁和同合煎，服二合”[11]。祛痰止咳常用葶苈、芫花、皂荚等，如“熬捣听葶苈一两，干枣三枚。水三升，先煮枣，取一升，去枣，内葶苈，煎取五合，大人分三服，小儿则分为四服”，“华佗五嗽丸：炙皂荚、干姜、桂等分。捣，蜜丸如桐子，服三丸，日三”[11]。此外其治疗方式还包括灸法、食疗，如“又方，从大椎下第五节下、六节上空间，灸一处，随年。并治上气。又方，灸两乳下黑白肉际，各百壮，即愈。亦治上气。灸胸前对乳一处，须随年壮也”[11]。食疗如：“又方，乌鸡一头，治如食法，以好酒渍之半日，出鸡，服酒。一云苦酒一斗，煮白鸡，取三升，分三服，食鸡肉，莫与盐食，则良。……又方，猪肾二枚（细切），干姜三两（末）。水七升，煮二升，稍稍服，覆取汗。……又方，猪胰一具，薄切，以苦酒煮，食令尽，不过二服。”[11]

咳嗽日久者，则以饮食调补为主。如“猪胰三具，枣百枚。酒三升，渍数日，服三二合，加至四五合，服之不久，差。又方，生龟一只，着坎中就溺之，令没，龟死渍之三日出，烧末，以醇酒一升，和屑和干饭，顿服之，须臾大吐，嗽囊出则差。小儿可服半升。又方，生龟三，治如食法，去肠，以水五升，煮取三升，以渍曲，酿秫米四升如常法，熟，饮二升，令尽，此则永断。又方，蝙蝠除头，烧令焦，末，饮服之”[11]。

葛洪将咳嗽诊治分为卒得咳嗽和日久咳嗽可以说是外感和内伤咳嗽的雏形，为后世咳嗽辨证奠定了基础。

（四）水肿

葛洪《肘后备急方》中《治卒身面肿满方第二十四》《治卒大腹水病方第二十五》介绍了水肿病的治疗，根据水肿的部位分为全身型水肿、腹水两种情况论治。

1. 全身型水肿的治疗

对于“肿未入腹”的全身型水肿，治疗上以食疗法为主，涉及的食材有鲤鱼、大豆、小豆、粳米、羊肉、猪肾等，如“大鲤一头，醇酒三升，煮之令酒干尽，乃食之，勿用醋及盐豉他物杂也，不过三两服，差”[11]。时珍曰：“鲤乃阴中之阳，其功长于利小便。”[15]同样具有利水功效的食材还有大豆、小豆。此外常常将食疗法与药物相结合，如“车下李核中仁十枚（研令熟），粳米三合（研）。以水四升，煮作粥，令得二升，服之，三作，加核也”，“章陆根一斤，刮去皮，薄切之，煮令烂，去滓，内羊肉一斤，下葱、豉、盐，如食法，随意食之。肿差后，亦宜作。此亦可常捣章陆，与米中半蒸作饼子食之”[11]。粳米、羊肉具有补中益气的疗效，车下李核（郁李核仁）、章陆根（商陆）具有利水消肿功效，二者结合相得益彰。葛洪在食材的选用和药物的用法上是十分考究的，如“猪肾一枚，分为七脔，甘遂一分，以粉之，火炙令熟，一日一食，至四五，当觉腹胁鸣，小便利，不尔更进。尽熟剥去皮食之，须尽为佳，不尔再之，勿食盐”[11]。猪肾为肾的引经之药，孟诜曰：“盖猪肾性寒，不能补命门精气。方药所用，借其引导而已。”甘遂，苦寒有毒，能泻水逐饮、消肿散结，但不可过服，时珍曰："肾主水，凝则为痰饮，溢则为肿胀。甘遂能泄肾经湿气，治痰治本也。不可过服，但中病即止也。"[15]甘遂粉包裹猪肾，用火炙，待猪肾熟后去粉食猪肾，既可利水消肿，又可避免过服甘遂中毒。书中还提出了多种治法，如灸法"灸足内踝下白肉，三壮，差"[11]，敷涂法"又方，赤豆、麻子合捣，以敷肿上。又方，水煮巴豆，以布沾以拭之"[11]，渍法"杏叶锉，煮令浓，及热渍之。亦可服之"[11]等。

葛洪治疗全身型水肿以攻逐水饮、培土制水为法，可以说其认为全身型水肿（尚未出现腹水）的病性在于本虚标实，病机关键在于中焦脾胃虚损不能运化水湿之邪，故以食疗法既可达到峻药缓攻的效果，又可健运中焦。

2. 腹水的治疗

葛洪概括"大腹水"病因病机为"皆从虚损大病，或下利后，妇人产后，饮水不即消，三焦受病，小便不利，乃相结渐渐生聚，遂流诸经络故也"[11]。病理性质属于本虚标实，病位在三焦。治疗上可以分为三个证型：

首先是"肿从上入腹"，即以发病快，来势急，初见目肿，而后遍及全身入腹中为特点，原文："水病之初，先目上肿起，如老蚕色，侠头脉动，股里冷，胫中满，按之没指，腹内转侧有节声，此其候也。不即治，须臾体稍肿，肚尽胀。"治疗上以泻肺为主，常用葶苈、桑白皮等泻肺平喘、利水消肿类药物，如"防己、甘草、葶苈各二两。捣，苦酒和丸，如梧子大。三丸，日三服，常服之，取消平乃止"[11]。若水湿之邪困阻中焦，伴有胸满、纳呆等症状时，加椒目、吴茱萸、茯苓等健脾、温化痰湿之品，如"治肿入腹，苦满急，害饮食……又方，葶苈子十两，椒目三两，茯苓三两，吴茱萸二两。捣，蜜和丸如桐子大。服十丸，日三服。又方，鲤鱼一头重五斤者，以水二斗，煮取半斗，去鱼，泽漆五两，茯苓三两，桑根白皮（切）三升，泽泻五两，又煮取四升，分四服。服之小便当利，渐消也"[11]。针对本虚标实的病理性质，利水后不忘固本，如“葶苈、椒目各一升，芒硝六两，水银十两。水煮水银三日三夜，乃以合捣六万杵，自相和丸。服如大豆丸，日三服，日增一丸，至十丸，更从一起。差后，食牛羊肉自补，稍稍饮之”[11]。又或者采用攻补兼施：“雄黄六分，麝香三分，甘遂、芫花、人参各二分。捣，蜜和丸。服如豆大二丸，加至四丸，即差。”[11]雄黄、麝香解水毒，甘遂、芫花合用泻逐水饮之力峻猛，人参扶助正气。

肿从上入腹的腹水，葛洪在治疗上攻逐水饮时更注重泻肺、健脾、祛痰湿，可见其对于肿从上入腹的腹水，倾向于治理中上焦。

第二是“肿从下入腹”，以发病缓慢、病情重、肿从脚起为特点，原文为“若肿从脚起，稍上进者，入腹则煞人”[11]。治疗上以固本为主，常以食疗法和外治法结合，如“小豆一斛，煮令极烂，得四五斗汁，温以渍膝以下，日二为之，数日消尽。若已入腹者，不复渍，但煮小豆食之，莫杂吃饭及鱼、盐，又专饮小豆汁。无小豆，大豆亦可用。如此之病，十死一生，急救之。又方，削楠或桐木，煮取汁以渍之，并饮少许。加小豆妙。又方，生猪肝一具，细切，顿食之，勿与盐乃可，用苦酒妙。又方，煮豉汁饮，以滓敷脚”[11]。

肿从下入腹，虚损程度重，则以固本为主，避免攻逐水饮伤正气。

第三是“唯腹大”，类似今之鼓胀，可见葛洪在当时已经认识到鼓胀不同于水肿后期出现的“大腹水”，以唯腹大、动摇水声、皮肤色黑与之鉴别，并首次提出了“水蛊”的病名。原文为“若唯腹大动摇水声，皮肤黑，名曰水蛊”[11]。血吸虫引起的肝硬化、肝脾肿大、腹水，即水蛊病也，是南方常见多发疾病。治疗“水蛊”共计8条治方，以泻下逐水、利小便、放腹水为法攻逐水饮，如泻下逐水：“巴豆九十枚（去皮心），杏仁六十枚（去皮尖）。并熬令黄，捣，和之，服如小豆大一枚，以水下为度，勿饮酒，佳。”[11]以巴豆荡涤五脏六腑，开通闭塞，利水谷道，以消大腹水胀，配伍杏仁疏利开通，宣降肺气以开水之上源。二药合用攻逐水饮之力峻猛，考虑到水蛊本虚标实的性质，以丸药缓服防欲速不达，徒伤正气。如利小便法，以“慈弥草（注：慈弥草为何药仍待考）三十斤，水三石，煮取一石，去滓，更汤上煎令可丸，服如皂荚子，三丸至五六丸，水随小便去”[11]。再如放腹水法：“若唯腹大，下之不去，便针脐下二寸入数分，令水出，孔合须腹减乃止。”[11]葛洪首次提出针刺放腹水法治疗水蛊，并且交代了放腹水的适应证、针刺深度、放水量。

葛洪治疗“水蛊”在攻逐水饮的同时注重凉血、活血化瘀，常用白茅根、马鞭草、鼠尾草、鬼扇（别名射干）等兼有利水功效的凉血、活血化瘀药，以防水肿日久化热化瘀，缠绵不愈。如“白茅根一大把，小豆三斤。水三升，煮取干，去茅根，食豆，水随小便下”[11]。针对“水蛊”本虚标实的病理性质，他在攻逐水饮时注重顾护胃气，如在以“慈弥草”利小便后为防伤胃阴，提出“糜粥养之”。

（五）呕吐

呕吐是指胃气上逆，迫使胃中之物从口中吐出的一种病证。[18]呕吐可以作为一种独立的病，也可以是其他疾病常出现的症状之一。葛洪《肘后备急方》中有《治卒胃反呕啘方第三十》，可以说是治疗呕吐病的专篇，但其所涉及的病种较今之《中医内科学》更为广泛，包含了胃气上逆所致的呕吐、呃逆、反酸等脾胃系疾病。同时葛洪也非常注重对于呕吐症的治疗，呕吐症主要见于伤寒、霍乱等病。

《治卒胃反呕啘方第三十》按照症状的不同将呕吐病分为8类，笔者按其有无呕吐物分为两类整理葛洪的诊治经验。

首先是无呕吐物者，即无物有声，表现为干呕不息或卒呕啘又厥逆或卒啘不止或恶心不已或噫醋或哕不止。其中“卒啘不止”“卒呕啘又厥逆”的症状类似今之呃逆；“噫醋”与今之反酸相类似；“哕不止”相当于干呕重症，如《医经溯洄集·呕吐干呕哕咳逆辨》中指出：“至若干呕与哕，皆声出而无物也，东垣但以哕该之，而无干呕之论。夫干呕与哕，其所异者，果何在哉？微甚而已矣。……则干呕乃哕之微，哕乃干呕之甚。干呕者，其声轻小而短；哕者，其声重大而长，长者虽有微甚之分，盖一证也。”[19] 以方测证，治疗上分为虚实两类，实邪以寒邪、热邪、痰饮、饮食积滞为主，寒邪所致“卒呕啘又厥逆”，“用生姜半斤（去皮，切之），橘皮四两（擘之）。以水七升，煮三升，去滓，适寒温，服一升，日三服”[11]，生姜、橘皮合用可散寒理气止呕。热邪所致“干呕不息”以“捣葛根，绞取汁，服一升许。……又方，一云蔗汁，温令热服一升，日三”[11]，治“卒啘不止”以“枇杷叶一斤（拭去毛，炙），水一斗，煮取三升。服芦根亦佳”[11]，葛根、蔗汁、枇杷叶、芦根等都具有清热止呕的功效。治疗痰饮所致者，如“干呕不息”，以“生姜汁服一升”[11]，生姜汁可开痰止呕。治“哕不止”以“半夏（洗，干），末之，服一匕，则立止”[11]，半夏可化痰止呕。治“人忽恶心不已”，以“薤白半斤，茱萸一两，豉半升，米一合，枣四枚，枳实二枚，盐如弹丸。水三升，煮取一升半，分为三服”[11]，薤白、枳实可祛痰下气，茱萸降逆止呕，豉、大枣益气调中。对于饮食积滞所致者，如“卒啘不止”，治以“香苏浓煮汁，顿服一二升，良”[11]。香苏即水苏，《神农本草经》载水苏“主下气，杀谷，除饮食”。虚则以脾胃气虚、脾胃阳虚为主，如治疗“卒干呕不息”，以“甘草、人参各二两，生姜四两。水六升，煮取二升，分为三服”[11]，甘草、人参补脾益气，生姜降逆止呕。治“人食毕噫醋，及醋心”，以“人参一两，茱萸半斤，生姜六两，大枣十二枚。水六升，煮取二升，分为再服也”[11]，人参、大枣补脾益气，茱萸、生姜温中散寒，降逆止呕。

第二是呕吐物者，即胃中之物因胃气上逆由口中吐出，可表现为食后喜呕吐或胃反不受食，食毕辄吐出。食后喜呕吐常常由于脾胃虚寒所致，而葛洪从补肾阳、助心阳角度论治，以鹿角灰补肾阳，人参补心阳：“烧鹿角灰二两，人参一两。捣末，方寸匕，日三服。”[11]治疗肠胃积热，胃气上逆所致“胃反不受食，食毕辄吐出”以仲景大黄甘草汤治之。

此外葛洪在《治伤寒时气瘟病方第十三》《治卒霍乱诸急方第十二》《治卒心腹烦满方第十一》中论述了呕吐作为兼证的诊治。

治疗上强调呕吐证作为兼证出现在其他疾病中时，要寻其本源，葛洪在《治卒心腹烦满方第十一》中言："治卒吐逆方……其病亦是痰壅霍乱之例，兼宜依霍乱条法治之，人卒在此上条有患者亦少，皆因他病兼之耳，或从伤寒未复，或从霍乱吐下后虚燥，或是劳损服诸补药痞满，或触寒热邪气，或饮食协毒，或服药失度，并宜各循其本源为治。"[11]如在治疗伤寒呕时，以疗呕吐的橘皮汤为基础方，加升麻解表、甘草补脾益气："甘草一两，升麻半两，生姜三两，橘皮二两。水三升，煮取二升，顿服之，愈。"[11]葛洪治疗兼证呕吐，喜以干姜、附子组方用药，如治疗伤寒呕以"姜六分，附子四分。末，以苦酒丸，如梧子大。一服三丸，日三服"[11]，治疗霍乱呕"四顺汤，治吐下腹干呕，手足冷不止：干姜、甘草、人参、附子各二两。水六升，煮取三升半，分为三服"[11]，治"厥逆烦满常欲呕"以"小草、桂、细辛、干姜、椒各二两，附子二两（炮）。捣，蜜和丸。服如桐子大四丸"[11]。此外，其在治疗上对于急症的吐逆，如霍乱呕吐，常采用灸法，如"干呕者，灸手腕后三寸两筋间是，左右各七壮，名间使。若正厥呕绝，灸之便通"[11]。综上，葛洪在治疗伤寒、霍乱等兼有呕逆类疾病时，急症采用灸法，但是不专用灸法，更注重对于本证的治疗。

（六）黄疸

黄疸是以目黄、身黄、小便黄为主症的一种病证，其中目精黄染尤为本病重要特征。[18]"黄疸"作为疾病的名称，首见于《黄帝内经》，《素问·平人气象论》曰:"溺黄赤安卧者，黄疸……目黄者曰黄疸。"明确了黄疸病具有溺黄、安卧和目黄的主症。葛洪《肘后备急方》中卷之四《治卒发黄疸诸黄病方第三十一》列有黄疸、黄汗、谷疸、酒疸、女劳疸诸黄病的治方，卷之二《治伤寒时气温病方第十三》列有"时行病发黄"和"虏黄病"治方，都是以身黄或目黄或小便黄为主症的疾病，今之黄疸病可以参考。

病因病机方面，葛洪认为黄汗是“由大汗出卒入水所致”[11]，谷疸是“由失饥大食，胃气冲熏所致”[11]，酒疸是“由大醉当风入水所致”[11]，女劳疸是“由大劳大热交接，交接后入水所致”[11]。

治法包括利小便、汗法、吐法、下法。利小便常用芜菁子、苦参、栀子等苦寒燥湿、清热利尿药，如治黄疸以“芜菁子五升，捣筛，服方寸匕，日三，先后十日，愈之”[11]，治黄汗以“甘草一尺，栀子十五枚，黄柏十五分。水四升，煮取一升半，分为再服”[11]。治谷疸以“苦参三两，龙胆一合。末，牛胆丸如梧子。以生姜汁服五丸，日三服”[11]。汗法如治疗黄汗以“麻黄一把，酒五升，煮取二升半，可尽服，汗出，差”[11]。吐法如治疗黄疸以“取藜芦着灰中炮之，令小变色，捣，下筛末，服半钱匕，当小吐，不过数服。此秘方也”[11]。下法如治疗黄汗以“猪脂一斤，温令热，尽服之，日三，当下，下则稍愈”[11]。治疗酒疸以“大黄一两，枳实五枚，栀子七枚，豉六合。水六升，煮取二升，分为三服”[11]。此外还列有食疗法，如“黄雌鸡一只，治之，锉生地黄三斤，内腹中，急缚仰置铜器中，蒸令极熟，绞取汁，再服之。又方，生茅根一把，细切，以猪肉一斤，合作羹，尽啜食之”[11]。

《肘后备急方》卷之二《治伤寒时气温病方第十三》描述了“虏黄病”的症状：“比岁又有虏黄病，初唯觉四体沉沉不快，须臾见眼中黄渐至面黄，及举身皆黄，急令溺白纸，纸即如檗染者，此热毒已入，急治之。”[11]葛洪认为虏黄病是因感染外界时邪、疠毒之气所致，故将其列入治伤寒时气温病方范畴，初起四肢沉重身体疲倦，继而眼中黄（巩膜黄染）面黄身体皮肤俱黄，尿黄，令溺白纸，纸即如檗染变黄可作诊断，此热毒已入内，损伤肝胆气血，致胆汁外溢发黄，急治之。现代医学急性传染性黄疸性肝炎、钩端螺旋体病及其他肝胆感染胆道阻塞疾病，临床所见急性黄疸可以有虏黄病证候之描述。葛洪的治疗方法：“治时行病发黄方。茵陈六两，大黄二两，栀子十二枚。以水一斗，先煮茵陈，取五升，去滓，内二物，又煮取三升，分四服。亦可兼取黄疸中杂治法，差。”[11]方用茵陈、大黄、栀子，亦即仲景《伤寒论》治阳黄茵陈蒿汤，两方比较，药物相同，茵陈、大黄两药用量相同，煎煮方法服用方法基本相同，唯仲景茵陈蒿汤栀子用十四枚，葛洪栀子用十二枚。

葛洪对于黄疸及诸黄病的诊治继承了前人的学术经验，治疗上收录了仲景多条治方，如茵陈蒿汤、硝石矾石散方、栀子大黄汤方、猪膏发煎方。同时也提出了很多简单实用的方子。

（七）脚气病

脚气病为当时南方常见多发病。《肘后备急方》卷之三《治风毒脚弱痹满上气方第二十一》，葛洪在篇名即提出了脚气病的病因为“风毒”，主症为“脚弱痹满上气”，葛洪也因此称其为“脚气之病”。篇中记载了脚气病发病的地域性及脚气病的发展过程：“脚气之病，先起岭南，稍来江东，得之无渐，或微觉疼痹，或两胫小满，或行起忽弱，或小腹不仁，或时冷时热，皆其候也。不即治，转上入腹，便发气，则杀人。”[11]脚气病多见于以大米为主食的地区，任何年龄均可发病。大米为岭南主粮，南方气候炎热潮湿，地表蒸发的湿毒之气易随风邪从下侵袭人体。如《千金要方》载：“夫风毒之气，皆起于地，地之寒暑风湿皆作蒸气，足当履之，所以风毒之中人也，必先中脚，久而不差，遍及四肢腹背头项也。”[20]临床表现与今之维生素B_1（硫胺素）缺乏症相似，维生素B_1缺乏症又称脚气病，是常见的营养素缺乏病之一，分为干性脚气病与湿性脚气病。干性脚气病表现为上升性对称性周围神经炎，感觉和运动障碍，肌力下降，行走时呈跨阈步态；湿性脚气病可出现心力衰竭表现，如易疲劳、心悸、气急等，严重者发绀、心率快、心脏扩大、颈静脉怒张，病人可在数小时或数天内死于急性心衰。所以葛洪曰“不即治，转上入腹，便发气，则杀人”。

脚气病在治疗上侧重祛风湿、通经络，常用独活、防风、牛膝、细辛等祛风通络之品，如独活酒方：“独活五两，附子五两（生用，切）。以酒一斗，渍经三宿，服从一合始，以微痹为度。”[11]金牙酒方：“蜀椒、茵芋、金牙、细辛、罔草、干地黄、防风、附子、地肤、蒴藋、升麻各四两，人参三两，羌活一斤，牛膝五两。十四物切，以酒四斗，渍七日，饮二三合，稍加之。亦治口不能言、脚屈，至良。”[11]此外书中还记载了灸法，提出治疗时要按从上到下的顺序：“其灸法孔穴亦甚多，恐人不能悉皆知处，今止疏要者，必先从上始，若直灸脚，气上不泄则危矣。”[11]所载灸穴按从上到下的顺序依次是大椎、肩井、膻中、巨阙、风市、足三里、上廉、下廉、伏兔、犊鼻穴。

其后南海陈昭遇参编《太平圣惠方·卷第四十五·治江东岭南瘴毒脚气诸方》，延续葛洪关于岭南多发瘴毒脚气病的病因病机、症状及治疗：“夫江东岭南，土地卑湿，春夏之间，风毒弥盛。又山水湿蒸，致多瘴毒。风湿之气，从地而起，易伤于人，所以此病多从下上，脚先屈弱，然后痹疼，头痛心烦，痰滞吐逆，两胫微肿，小腹不仁，以热增寒，四肢缓弱，精神错愦，大小便不通。毒气攻心，死不旋踵。此皆瘴毒脚气之候也。……宜服五加皮散方。五加皮一两，薏苡仁一两半微炒，防风半两去芦头，牛膝二分去苗，赤茯苓二分，独活半两，丹参半两，枳壳半两，麦炒微黄去瓤，川升麻三分，麻黄一两去根节，羚羊角屑三分，汉防己三分，桂心半两，黄芪三分剉，石膏二两。”[21]

三、外科

岭南地处卑下，气候炎热潮湿，山岭道路崎岖，江河水网交织，丛林植物繁茂，瘴疠虫蛇侵袭，伤害事故多发，葛洪《肘后备急方》记述了关于外科疮疡及意外创伤等南方多发疾病的防治经验。

葛洪《肘后备急方》卷之五《治痈疽妬乳诸毒肿方第三十六》《治卒发丹火恶毒疮方第三十八》《治病疥漆疮诸恶疮方第三十九》《治卒得癞皮毛变黑方第四十》《治卒得虫鼠诸瘘方第四十一》《治卒阴

肿痛颓卵方第四十二》，以及卷之六《治面疱发秃身臭心惛鄙丑方第五十二》等，记述的外科疮疡病证有痈、疽、乳肿、熛疽、疔、丹毒、恶核、瘰疬、恶脉病（脉管炎）、疖、瘘（瘘管）、恶肉（胬肉）、石痈、漆疮（漆过敏）、疥疮、病疮（病疮有虫）、阴囊肿痛、颓卵、癣、粉刺、疱疮、皯黯、酒渣鼻、癞（麻风）、阴疮、狐臭、瘾疹等。

创伤是机械因素引起的人体组织或器官的破坏，可分为闭合性创伤、开放性创伤。古代多见高处坠落跌伤、动物叮咬虫兽所伤、机械挤压伤绞伤、锐利器贯通伤、跌打损伤、火器烧伤等，这些伤均可导致皮肤肌肉、骨骼、脏腑、气血损伤，归属“金创疡科”范畴。葛洪《肘后备急方》记述的外科创伤病证有熊虎爪牙所伤、猘犬所咬毒（狂犬病）、蛇伤（蝮虺众蛇所螫）、马咬伤、青蜂所螫、蜈蚣蜘蛛所螫、虿螫、蝎所螫、中蛊毒、中溪毒、沙虱毒、自缢、溺水、疝气、食物中毒、药物中毒等。鉴于病证种类繁多，仅举隅如下。

（一）痈疽

早在《灵枢》就已经有痈疽病名、病因病机等的相关论述，但是缺少实际的治疗方药，魏晋时期因战争频发，玄学盛行，服石之风渐盛。多服金石烧炼之药等原因造成痈疽发病率大增，迫使人们提高对痈疽的认识，《肘后备急方》是魏晋时期比较早的方书，书中记载了大量痈疽的治方，表明当时对痈疽的认识从理论迈向了实践。

《肘后备急方》中《治痈疽妒乳诸毒肿方第三十六》共计56条，治方89条，书中并未细分痈疽，主要收录了痈疽、妒乳病等以毒肿为临床表现的一类疾病的相关证治。书中对于痈疽的治疗仍然受《黄帝内经》理论的影响，《灵枢·痈疽第八十一》：“寒邪客于经络之中则血泣，血泣则不通，不通则卫气归之，不得复反，故痈肿。寒气化为热，热胜则肉腐，肉腐则为脓，脓不泻则烂筋，筋烂则伤骨，骨伤则髓消，不当骨空，不得泄泻，血枯空虚，则筋骨肌肉不相荣，经脉败漏，熏于五脏，脏伤故死矣。”根据这段经文可知，痈疽初期主要是寒邪凝滞，脉络不通，寒气化热则成脓。受这一思想影响，葛洪在痈疽初期消肿时常用灸法、热熨法温经散寒，外敷则常以辛温散寒、活血化瘀通络药。此外按照病情发展转化，葛洪也提出了证治。

痈肿期，灸法消肿："取独颗蒜，横截厚一分，安肿头上，炷如梧桐子大，灸蒜上百壮，不觉消，数数灸，唯多为善。勿令大热。但觉痛即擎起蒜，蒜焦，更换用新者，不用灸损皮肉。如有体干，不须灸。余尝小腹下患大肿，灸即差。每用之，则可大效也。"[11]

石痈肿坚有根："当上灸百壮，石子当碎出。不出者，可益壮。痈疽、瘤、石痈、结筋、瘰疬，皆不可就针角。针角者，少有不及祸者也。"[11]

石痈不消："鹿角八两（烧作灰），白蔹二两，粗理黄色磨石一斤（烧令赤）。三物捣作末，以苦酒和泥，厚涂痈上，燥更涂，取消止。内服连翘汤下之。姚方云：烧石令极赤，内五升苦酒中，复烧，又内苦酒中，令减半止，捣石和药，先用所余，苦酒不足，添上用。"[11]

乳痈妒肿，热熨法散寒通络："削柳根皮，熟捣，火温，帛囊贮熨之，冷更易，大良。又方，取研米槌煮令沸，絮中覆乳以熨上，当用二枚，互熨之，数十回止。姚云神效。"[11]

痈疽发背及乳，温经通络，活血化瘀："烧鹿角，捣末，以苦酒和，涂之，佳。又方，于石上水磨鹿角，取浊汁，涂痈上，干复易，随手消。又方，末半夏，鸡子白和，涂之，水磨敷并良。又方，醋和茱萸，若捣姜或小蒜敷之，并良。"[11]

综上，痈肿初期可用灸法、敷法，药物以辛温为主，如半夏、茱萸、鹿角，鹿角是葛洪比较常用的外敷消肿药，《神农本草经》言："鹿角，温，无毒。治恶疮，痈肿，逐邪恶气，留血在阴中。"[22]

成脓期，木占斯散消脓："木占斯、桂心、人参、细辛、败酱、干姜、厚朴（炙）、甘草（炙）、防风、桔梗各一两。十物为散，服方寸匕，入咽觉流入疮中。若痈疽灸，不发坏者，可服之。疮未坏，去败酱。此药或时有令痈成水者。”[11]

脓溃后，捆绑法止血止痛：“取生白楸叶，十重贴上，布帛宽缚之。”[11]

脓溃后，腐肉不去，食肉方：“取白炭灰、荻灰等分，煎令如膏，此不宜预作。十日则歇，并可与去黑子。此大毒，若用效验，本方用法。”[11]

脓溃后，新肉不生，黄芪膏生肌：“黄芪、芍药、大黄、当归、川芎、独活、白芷、薤白各一两，生地黄三两。九物切，猪膏二升半，煎三上三下，膏成，绞去滓，敷充疮上，摩左右，日三。”[11]

（二）恶核

《肘后备急方》中《治痈疽妬乳诸毒肿方第三十六》收录了恶核的证治，“恶核病者，肉中忽有核如梅李，小者如豆粒，皮中惨痛，左右走，身中壮热，瘵恶寒是也。此病卒然如起，有毒入腹杀人，南方多有此患”[11]。可见其临床表现为皮肉间肿块坚硬、疼痛、可移动、大小如梅李或豆粒，并伴有壮热等全身症状，入腹则危及生命，书中指出此病南方多发，当代学者认为其为淋巴结炎，入腹则为深部淋巴结炎，中医方面主要认为其是颓疝。

恶核的治疗内服用五香连翘汤，外敷可用小豆，余核不消再以丹参膏。已入腹中，则以香药。具体如下：

五香连翘汤：“疗恶肉，恶脉，恶核，瘰疬，风结，肿气痛。木香、沉香、鸡舌香各二两，麝香半两，薰陆一两，夜干、紫葛、升麻、独活、寄生、甘草（炙）、连翘各二两，大黄三两，淡竹沥三升。十三物，以水九升，煮减半，内竹沥三升，分三服，大良。”[11]

丹参膏：“疗恶肉，恶核，瘰疬，风结，诸脉肿。丹参、蒴藋各二两，秦艽、独活、乌头、白及、牛膝、菊花、防风各一两，罔草叶、踯躅花、蜀椒各半两。十二物切，以苦酒二升，渍之一宿，猪膏四斤，俱煎之，令酒竭，勿过焦，去滓。以涂诸疾上，日五度，涂故布上贴之。此膏亦可服，得大行即须少少服。《小品》同。”[11]

已入腹者：“麝香、薰陆香、青木香、鸡舌香各一两。以水四升，煮取二升，分为再服。”[11]

（三）恶脉

《肘后备急方》中《治痈疽妬乳诸毒肿方第三十六》收录了恶脉证治：“恶脉病，身中忽有赤络脉起如蚓状，此由春冬恶风入络脉之中，其血瘀所作。”[11]指出恶脉病以脉络红肿如蚯蚓状为主要临床表现，病因病机在于春冬恶风致瘀阻脉络，《诸病源候论》亦有言曰：“恶脉者，身里忽有赤络，脉起聚宠炭，如死蚯蚓状。看如似有水在脉中，长短皆逐其络脉所生是也，由春冬受恶风，入络脉中，其血瘀结所生也。”[13]二者所言基本一致，与现代医学之脉管炎相似。

恶脉病在治疗上内服五香连翘汤，外敷时要先去瘀血，再敷丹参膏。葛洪指出此病在山岭中易复发，可常服五香汤，敷小豆：“宜服之五香连翘，镵去血，敷丹参膏，积日乃差。余度山岭即患，常服五香汤，敷小豆得消。”[11]

（四）恶疮

《肘后备急方》中《治卒发丹火恶毒疮方第三十八》《治瘑疥漆疮诸恶疮方第三十九》记载的疾病以恶疮为主，《诸病源候论·诸恶疮候》云：“诸疮生身体，皆是体虚受风热，风热与血气相搏，故发疮。若风热夹湿毒之气者，则疮痒痛焮肿，而疮多汁，身体壮热，谓之恶疮也。”[13]可见恶疮以痒、痛、热、肿、有渗液为主症。

治疗上葛洪用药常以清热燥湿、解毒杀虫之品外敷，常用药有蛇床子、苦参、黄连、胡粉、雄黄等，剂型则以粉剂、散剂为主。辨证根据疮的病程及所生部位等区分，依病程可分为卒得恶疮和疮久不愈。卒得恶疮者“取蛇床子合黄连二两，末，粉疮上。燥者，猪脂和涂，差。又方，烧蛇皮，末，以猪膏和，涂之。又方，腊月猪膏一升，乱发如鸡子大，生鲫鱼一头，令煎，令消尽，又内雄黄、苦参（末）二两，大附子一枚（末），绞令凝，以敷诸疮，无不差”[11]。疮久不愈者，如“效方，恶疮三十年不愈者。大黄、黄芩、黄连各一两。为散，洗疮净，以粉之，日三，无不差。又，黄柏分等，亦佳”[11]。

依部位可分为身中恶疮、头部恶疮、面颊生疮。身中恶疮，外洗与外敷相结合：“小儿身中恶疮，取笋汁，自澡洗，以笋壳作散敷之，效”[11]。头部恶疮，常常导致脱发而致秃疮、白秃，治以“胡粉、水银、白松脂各二两，腊月猪膏四两，合松脂煎，以水银、胡粉合研，以涂上，日再《胡治》云疗小儿头面疮。又一方，加黄连二两，亦疗得秃疮”[11]。亦有葛氏疗白秃方：“杀猪即取肚，破去屎，及热以反拓头上，须臾，虫出着度。若不尽，更作，取令无虫即休。又方，末藜芦，以腊月猪膏涂之。五月漏芦草，烧作灰，膏和使涂之。皆先用盐汤洗，乃敷。又方，羊蹄草根，独根者，勿见风日及妇女鸡犬，以三年醋研和如泥，生布拭疮令赤，以敷之。姚方，以羊肉如作脯法，炙令香，及热以拓上，不过三四日，差。又方，先以皂荚汤热洗，拭干，以少油麻涂，再三即差。”[11]面颊生疮，以柳叶皮煮水洗面疮后涂膏或者以粉剂涂疮，“煮柳叶若皮，洗之。亦可内少盐”[11]。“黄矾石二两（烧令汁尽），胡粉一两，水银一两半。捣筛，矾石、胡粉更筛，先以片许猪脂于瓷器内，熟研水银令消尽，更加猪脂并矾石、胡粉，和使黏稠。洗面疮以涂上，又别熬胡粉令黄，涂膏讫，则敷此粉，数日即差。甘家用大验。”[11]“黄连、黄柏、胡粉各五两。下筛，以粉面上疮。”[11]

此外若疮中有腐肉以“食肉雄黄散”[11]末疮中，疮溃后，以“地黄膏”[11]去脓生肉。

（五）猘犬咬毒

《肘后备急方》中对于“猘犬所咬毒”即被狂犬咬伤的治疗，主要采用地榆根、薤汁、地黄汁、狂犬脑等敷伤口，如“杀所咬犬，取脑敷之，后不复发”[11]。用狂犬脑敷伤口，是因为狂犬脑中即含有狂犬病毒，这种治疗方法可以认为是中医学中“以毒攻毒”之人工免疫思想的先驱，对后世有效用于预防天花的人痘接种法的产生不无影响。葛洪还观察到狂犬病有一定的潜伏期："凡猘犬咬人，七日一发，过三七日不发，则脱也，要过百日，乃为大免耳。"[11]现代研究证实狂犬病的潜伏期在90天之内，可见葛洪对狂犬病的认识与现代研究基本一致，但是葛洪早在1600年前就认识到这一点是难能可贵的。

对于在潜伏期内的患者，葛洪提出："每到七日，辄当饮薤汁三二升，又当终身禁食犬肉、蚕蛹，食此发则不可救矣。疮未差之间，亦忌生物、诸肥腻及冷，但于饭下蒸鱼及就腻气中食便发。不宜饮酒，能过一年乃佳。"[11]

葛洪总结出狂犬病患者发狂前的先兆症状并提出治方："忽鼻头燥，眼赤不食，避人藏身，皆欲发狂。便宜枸杞汁煮糜饲之，即不狂。若不肯食糜，以盐伺鼻，便忽涂其鼻，既舐之则欲食矣，神验。"[11]可见其治病观察入微。

对于复发者，葛洪提出："生食蟾蜍鲙……姚剥作鲙，吞蒜齑下。又方，捣姜根汁，饮之即差。又方，取蔓菁汁亦佳。"[11]

四、妇科

据《外台秘要》《医方类聚》《医心方》等所载，葛洪在《肘后备急方》中介绍了很多妇科病证的治方，今人胡冬裴汇辑的《附广肘后方》卷五辑复了《肘后备急方》妇科的相关内容，共计4篇：《治妇人腹痛方》《治妇人妊娠诸病方》《治产难横生逆生胎死胞不出方》《治产后诸色诸患方》。主要涉及的病证有胎动不安、妊娠恶阻、妊娠伤寒、妊娠患疟、难产、产后时行、产后中风、产后腹痛、产后下血、产后乳病等等，这些病证都是岭南妇科病证的首次记载。《肘后备急方》比较详细地介绍了妊娠病与产后病，现举例整理其经验如下。

（一）妊娠病

妊娠病主要指女性自受孕至分娩期间所患的诸种与妊娠相关的病证，葛洪主要介绍了胎动不安、妊娠恶阻及妊娠期间下利不止、疟疾、伤寒等。

1. 胎动不安

胎动不安以腰痛、阴道出血、腹痛为主症，治疗上包括补肾安胎、调经安胎、补血安胎、清热安胎、食疗养胎5个方面，具体如下：

补肾安胎法：安胎寄生汤，疗胎流下。桑上寄生木五分，茯苓四分，甘草十分，炙，酒四升，水五升，煮取二升半，分三服若人形壮者，可加药分三升，若胎不安，腹痛加干姜四分，即安，神验。

调经安胎法：妊娠卒胎动不安，或但腰痛，或胎转抢心，或下血不止方……艾叶鸡子大，以酒四升，煮取二升，去滓，分二服。艾叶具有调经安胎的功效。

补血安胎法：卒腹中痛方，乌鸡肝一具，细琢，温水五合，服令尽。姚云：肝勿令人水中验。……又方：胶三两（炙），甘草一两半（炙），当归二两，水五升，煮取二升，分为再服。再如，胎动不安，安胎方：豉一升，葱白一虎口，胶一两，水三升，煮取一升，服之，不二作。胡同。又方：甘草一尺，胶四两（炙），鸡子二枚，水二升，煮取一升，顿服之。

清热安胎法：若困顿仆及举重，致胎动下血方，黄连末，酒服方寸匕，日三服，乃愈。

食疗养胎法：妊娠卒胎动不安，或但腰痛，或胎转抢心，或下血不止方，生鱼二斤，秫米一升作臛，顿服之。再如，姚氏疗妇人数伤胎怀妊方：以生鲤鱼二斤，糁米一升作臛，少与盐，勿与葱豉醋，三之月三度食，比至儿生乃止，甚良，亦疗安胎。[23]

2. 妊娠恶阻

妊娠恶阻又称为妊娠剧吐，是指妊娠期间不同程度恶心呕吐的症候群，《肘后备急方》以茯苓丸治疗妊娠恶阻。

“《小品》茯苓丸：疗妊娠恶阻，呕吐颠倒垂死，不自胜持，服之即效验方。茯苓、人参各一两，肉桂（熬），甘草（炙），枳实（炙），五物捣筛，蜜和丸，饮服二十丸，加至三十丸，日三服。古今疗胎病方有数十首，不问虚实冷热，殆死者活，此方缘妊娠忌桂，所以熬。”[23]

3. 妊娠伤寒

妊娠期间伤寒，头痛壮热，葛洪采用清热凉血安胎药“前胡、知母、梳子人①各四两，石膏八两（碎），大青、黄芩各三两，葱白切一升，七物水五升，煮取二升半，分三服。服汤后，头痛壮热不歇，宜用此汤，拭麻黄半斤，竹叶切一升，石膏末三两，以水三升，煮取一升，去滓，冷以用拭身体活，故布以拓头额胸心，燥则易之。或患疟者，加常山五两”[23]，祛邪不忘安胎，并提倡物理降温法。

（二）产后病

妇人在新产后（生产后1周）至产褥期（生殖器官恢复之时间，产后6~8周）所发生的与分娩或产褥有关的疾病称为“产后病”，妇女在产后体质以耗气、伤血、伤津、体虚易感外邪、恶露不尽易致瘀为特点。葛氏治疗的产后病主要有产后时行、中风、肿满、腹痛、恶露不止、下血及乳汁溢满、无乳汁等疾病。

1. 产后时行

妇人产后易感染外邪，祛邪的同时要兼顾本虚，如“产后时行，兼邪气似疟者，羚羊角、鳖甲（炙）各二两，香豉五合，牡蛎一两，以水五升，煮取一升八合，去滓，分五服。近用有殊效”[23]。以羚羊角、鳖甲、牡蛎清热滋阴配伍香豉宣发郁热。

2. 产后中风

产后体虚易感风邪，常导致妇人痉病、肿满。痉病以身体强直、

①梳子人：存疑待考。

口噤不语、目睛不转为主要临床表现，葛洪以乌雌鸡煮酒补虚发汗祛邪："若中风口噤，舌直不得语，目睛不转者，乌雌鸡一头，悉破取肠肾，以酒五升，煮取半，去滓尽服，汗出愈，不汗者，可厚覆取汗。又鸡肾中矢勿去，治头勿令伤。"[23]产后肾虚感邪易导致肿满，葛洪以乌豆煮酒，时珍曰："夫豆有五色，各治五脏。惟黑豆属水性寒，为肾之谷，入肾功多，故能治水消胀下气，制风热而活血解毒，所谓同气相求也。"[15]

3. 产后腹痛

妇人产后瘀血未排尽易引起腹痛、恶露不止等症。葛洪在治疗时攻补兼施，常以活血化瘀药配伍滋养肝肾阴药，不拘泥于产后，亦不忘于产后，如"隐居方泽兰汤：主产后恶露不尽，腹痛往来，兼腹少气。泽兰八分，当归、生地黄各三两，芍药、生姜各十分，甘草六分，枣二七枚，水九升，煮取三升，分温三服，堕身欲死者，得差"[23]。"葛氏若腹中恶不除，身强痛方：羊肉一斤，水一斗二升，煮取七升，去肉，内生姜五两，当归四两，煮取三升，分为四服。此小羊肉汤，疗产后及伤身，微病寒疝虚劳者。又方：大黄、牡丹、桂各一两，桃仁三十枚，以水三升，煮取一升半，分为三服。又方：芍药四两，牡丹、虻虫各三两，栀子十四枚，水五升，煮取二升，分为三服。"[23]

4. 产后乳病

产后常因乳汁淤积而溢满疼痛，葛洪以热熨法温经化瘀通络，如"若乳汁溢满急痛，但温石以熨之"。产妇常因产后津血不足而无以化生乳汁者，葛洪则以"葛氏产后乳无汁者，烧鹊巢三指撮，酒服之。又末土瓜根半钱匕，若石膏一匕，米饮服之，日三"[23]。

此外产后虚损，葛洪有"产后大虚劣气补汤：黄雄鸡一头，赤小豆五升，大豆亦得，干地黄一两，甘草、桂心、黄芩、芍药各二两，七物以水二斗，煮鸡豆得一斗，去滓内药，煎取四升，分为四服"[23]。

五、儿科

据《外台秘要》《医方类聚》《医心方》《幼幼新书》等所载，葛洪在《肘后备急方》中介绍了很多儿科病证的治方，今人胡冬裴汇辑的《附广肘后方》卷六辑复了《肘后备急方》儿科的相关内容，共计18篇，包含了小儿脉诊及小儿常见的疾病，如小儿脐风、口疮、鹅口、撮口、头疮、卒心痛、腹痛、吐乳、霍乱、发黄、癥癖、恶疮、风疮、火烧疮、赤游、丹毒、大小便不通、痢疾、疝气、痯气、惊痫、夜啼、客忤、中恶、壮热、羸瘦等，为岭南儿科病证的首次记录。涉及病种繁多，仅举隅整理其学术经验。

（一）小儿疮疡

葛氏论治小儿疮疡按其部位分为头疮、口疮、身面疮、脐疮等。治疗以外治法为主，所用药物以清热解毒及祛湿杀虫药为主，如“若身面卒生诸恶疮，烧蛇皮，猪膏和敷之。又烧鸡子壳，猪膏和敷之许，又熬豉末敷之，又黄连、胡粉、水银末敷之。疮干则和猪膏敷之。又煮竹笋汁洗之”[23]。治疗喜用桑白皮，如小儿口疮：“若口疮不得饮乳，桑汁涂疮，日夜三……又方：桑白皮汁和胡粉敷之。”[23]小儿头疮：“儿三岁，初患头上起烟浆如钉盖，一二日面及胸背皆生，仍成疮。水银、朱砂各半两，胡粉、硫黄各半两，禁见狗并青衣、小儿、妇女。先浓煮桑汁以洗之，帛净拭，敷膏，日三夜再，每一洗一易膏。此并徐王神效方。”[23]清代《本草求真》亦指出:“痈疽发背不起发或瘀血腐溃及阴疮瘰疬，流注臁疮，顽疮恶疮，久不愈者，用桑治之，未溃则拔毒，已溃则补接阳气。”[23]

（二）小儿诸痢

《附广肘后方》所辑复“治小儿诸痢方”共计5首，葛洪主要依据其排泄物辨证。毒血痢赤带下如鱼脑，治以白头翁丸；暴冷痢白带下，治以鸡子饼；冷热不调以赤白谷下，治以“鸡子一枚，破其头，如粟大，出黄白于瓯中，和胡粉如皂荚子得更大，研令及调还纳壳中，糊头蒸令熟，以喂儿，取差止”[23]；食不消则下利腹满，治以鸡子汤。

白头翁丸：白头翁三分，黄连六分（研），石榴皮三分，有毒除石榴皮，用犀角屑三分，三物以水二升，煮取八合，儿生四十日，以五合为三服，大者则加药。

鸡子饼：鸡子一枚，胡粉一丸，碎，绢筛，合鸡子黄白共捣研调，热令熟，如常鸡子饼，儿年一岁，一食半饼，日再，不过二饼即差，儿大倍作。

鸡子汤：乱发如鸡子一枚，梳去垢，吹咀之，鸡子七枚，去白，以黄并发肉鸡子汁热，数按之，令汁出，取服，大小无毒。[23]

（三）小儿惊痫

《附广肘后方》所辑复“小儿惊痫方”共计6首，用药以息内风、祛外风为主，如钩藤、龟甲、露蜂房、细辛等。录其两首：

葛氏效方小儿百二十病痫，胸中蛇蜕汤：

蛇蜕皮三寸，炙，细辛、钩藤、黄芪、甘草（炙）各二分，大黄四分，蚱蝉去足四枚，牛黄五大豆许，八物切，水二升半，煮取一升一合，百日小儿，一服二合，甚良。

小儿二十五痫，大黄汤：

大黄、甘草（炙）、当归各一两，细辛二分，捣筛，以指撮着一升水中，煮取二合，一岁儿温与一合，日二，得下即愈。[23]

《肘后备急方》与相关病证文献比较研究

比较研究包含两部分，即横向比较研究和纵向比较研究。《肘后备急方》的横向比较研究从两个角度来进行：一是以单个疾病证治与同时期（三国两晋南北朝时期）医家比较研究，笔者主要以严世芸主编的《三国两晋南北朝医学总集》为横向对比研究内容，这本书所收录的著作主要有《华佗观形察色三部脉经》《内照法》《华佗针灸经》《华佗药方》《中藏经》《颅囟经》《黄帝众难经》《脉经》等等，本文以胸痹心痛病为例，主要从病因病机、治法治则方面对比研究；二是以当时比较有影响的医书与《肘后备急方》进行全面的比较，本文选择《范汪方》从方证方面比较。《肘后备急方》的纵向比较，是从纵向角度辑录唐宋明清医著对葛洪《肘后备急方》内容的引述，并将其与今之单行本《肘后备急方》内容进行比较，以论其对后世的影响，探其学术渊源，体现中医学术文献传承。

一、横向比较研究

（一）胸痹心痛的证治比较

今之胸痹心痛，葛洪《肘后备急方》中有两篇内容涉及，分别为《治卒心痛方第八》和《治卒胸痹痛第二十九》。《治卒心痛方第八》所指为广义心痛，泛指心胸和上腹部的一切疼痛，涉及心绞痛、胃脘痛等疾病，而《治卒胸痹痛第二十九》所指为狭义心痛，与目前《中医内科学》所讲的胸痹心痛基本一致，专指心系疼痛病证。

广义心痛辨证要点主要在于疼痛的性质，根据其组方用药，以方测证可以分为寒邪痹阻经脉、热邪犯心、瘀血阻滞、痰饮互结以及虫咬心5个类型。

葛洪治疗广义心痛的经验，包含了真心痛的治疗经验，也涉及胃脘痛等他脏犯心所致的心胸部疼痛的治疗经验。

《肘后备急方》中《治卒胸痹痛第二十九》主要涉及心系疼痛病证，葛洪诊治胸痹痛继承了仲景的学术经验，但其对胸痹痛的认识更加完善，书中详细描述了胸痹痛的病位、疼痛性质、范围、并发症及预后。

1. 病因病机

对比《肘后备急方》同时期医书对于胸痹心痛的诊治情况可以发现，在这段时间，对胸痹心痛的认识在理论与治疗手段上仍然延续了《黄帝内经》和《金匮要略》的经验，理论以总结和归纳前人学术思想为主，治疗仍然以针灸为主要手段。这一时期对于胸痹心痛的认识以病因病机为纲可以分为以下几个方面：

首先是寒冷之邪侵犯，包括寒邪犯心、他脏之冷入心以及阳虚生内寒。

“心中寒者，其人病心如啖蒜状。剧者，心痛彻背，背痛彻心，如蛊注。其脉浮者，自吐乃愈。”[24]“手三阳之脉，受风寒，伏留而不去者，则名厥头痛；入连在脑者，名真心痛。其五脏气相干，名厥心痛；其痛甚，但在心，手足青者，即名真心痛。其真心痛者，旦发夕死，夕发旦死。”[25]

“肝冷入心，为吐酸水，饮食不下。手足冷，冷如铁，名真心痛。……右此五般病，除虚不灸，余并灸之。当候其脉从何脏生，灸之即不错也。兼服药。大段灸之当候，穴同上。心病入，亦准上。子不合传母，之逆也，病即难差。”[26]

“肾冷入心，手足冷如铁，是名真心痛，甚则死。……右此五般病，亦候其脉，除虚不灸，视老少患状斟酌，不妨药治。”[26]

“心冷入肾，手足冷如铁，痛甚即死，名真心痛。……右上诸病，除虚不灸，余并灸之。服药量病，老少衰弱斟酌，候本俞。”[26]

“夫脉当取太过与不及，阳微阴弦，则胸痹而痛。所以然者，责其极虚也。今阳虚知在上焦，所以胸痹心痛者，以其脉阴弦故也。胸痹之病，喘息咳唾，胸背痛，短气，寸口脉沉而迟，关上小紧数者，栝蒌薤白白酒汤主之。平人无寒热，短气不足以息者，实也。”[24]

由此可见，寒邪侵犯所致的心痛以心痛彻背、背痛彻心，或伴有喘息咳唾、短气、吐酸水、饮食不下，甚者旦发夕死、夕发旦死为主要临床表现。

第二是热邪犯心。

“心病，烦闷，少气，大热，热上荡心，呕吐，咳逆，狂语，汗出如珠，身体厥冷，其脉当浮，今反沉濡而滑；其色当赤，而反黑者，此是水之克火，为大逆，十死不治。”[24]

“热病烦心，心闷而汗不出，掌中热，心痛，身热如火，浸淫烦满，舌本痛，中冲主之。”[27]

“热病汗不出且厥，手足清，暴泄，心痛腹胀，心尤痛甚，此胃心痛也，大都主之，并取隐白。腹满善呕烦闷，此皆主之。”[27]

“热病汗不出，默默嗜卧，溺黄，少腹热，嗌中痛，腹胀内肿，羡心痛如锥针刺，太溪主之。”[27]

热邪所致心痛根据热邪的程度、性质可以分为心烦痛、心尤痛甚、心痛如锥针刺并伴有全身不同程度的热象。

第三是他脏所传。

“心之积，名曰伏梁，起于脐上，上至心，大如臂。久久不愈，病烦心，心痛。以秋庚辛日得之，何也？肾病传心，心当传肺，肺适以秋王，王者不受邪，心复欲还肾，肾不肯受，因留结为积，故知伏梁以秋得之。”[24]

第四是气滞心胸。

“心病则胸中痛，四肢满胀，肩背臂膊皆痛；虚则多惊悸，惕惕然无眠，胸腹及腰背引痛，喜悲，时眩仆，心积气久不去，则苦忧烦，心中痛。”[28]

第五是过服寒食散。

在曹歙所撰《解寒食散方》中言服石发动可致诸痛而心痛最为危急“诸痛之中，心痛最急，救之若赴汤火。或有气绝病者，不自知，当须边人之救，以酒灌含之。咽中寒逆，酒入辄还，勿止也。出复内之。”[29]

第六是蛔虫咬心痛。

《颅囟经》记载，小儿由于蛔虫咬所致心痛以“面伏地卧，口吐清水痰涎”[30]为主要临床表现。

对比与葛洪相近时期的医家对胸痹心痛的病因病机及临床表现的认识，可以看出葛洪在胸痹心痛的病因病机及临床表现方面的认识更为深刻，在病因病机上其认识到瘀血阻滞是久心痛常见的病因病机，在临床表现上他从疼痛的范围、性质及其预后和并发症等全方位地描述了胸痹心痛的临床表现，更为全面、细致。

2. **治则治法**

在这一时期，胸痹心痛的治疗手段可以分为两个方面：一是以方药治疗，二是以针灸治疗。

方药治疗主要以温通为大法，如：“乌头丸，崔氏疗心痛与冷气痛者，特相宜。乌头丸方。乌头（三两炮）、附子（三两炮）、赤石脂（三两）、蜀椒（二两出汗）、桂心（二两）、干姜（二两），右六物，捣筛，蜜和为丸。痛发时温清酒服三丸，如梧子，觉至痛处，痛则止，若不止，加至五六丸，以知为度。若早朝服无所觉，至午时又服三丸，暝又服三丸。此方丹阳有隐士出山云得华佗法，其疗略同。若久心痛，每旦服三丸，稍加至十丸，尽一剂，遂终身不发。忌生葱、猪肉。（张文仲、《备急》同，出第四卷中）”[31]“寸口脉迟，上焦有寒，心痛，咽酸，吐酸水。宜服附子汤、生姜汤、茱萸丸、调和饮食以暖之。”[24]“胸痹之病，喘息咳唾，胸背痛，短气，寸口脉沉而迟，关上小紧数者，栝蒌薤白白酒汤主之。平人无寒热，短气不足以息者，实也。”[24]可见其治疗方药主要是延续了仲景治疗胸痹心痛的经验，以乌头赤石脂丸加减及栝蒌薤白白酒汤为主方治疗。此外针对虫咬心痛，葛洪以杀虫药为主要治疗，如：“治孩子蛔虫咬心痛，面伏地卧，口吐清水痰涎。槟榔、苦楝根、鹤虱（炒，各半两），右为末，空心热茶下一钱，以意加减，忌粘食。”[30]

针灸治疗是这一时期治疗胸痹心痛的主要手段，辨证施灸所用的穴位有手厥阴心包经之中冲、间使、劳宫、大陵、曲泽、内关，手少阳之天井，手太阴肺经之尺泽，足太阴脾经之隐白、大都，足少阴肾经之太溪，足厥阴肝经之大敦，足太阳膀胱经之京骨，任脉之巨阙。可见其选取的经脉穴位以手厥阴心包经为主，主要是受《黄帝内经》的理论影响，《灵枢・邪客》：“少阴，心脉也，心者，五脏六腑之大主也，精神之所舍也，其脏坚固，邪弗能容，容之则心伤，心伤则神去，神去则死矣。故诸邪之在于心者，皆在于心之包络。”

对比同时代医家对于胸痹心痛的治则治法，葛洪的治疗在寒邪所致的胸痹心痛上主要继承了仲景的学术经验，但其对于热邪犯心、瘀血阻滞、痰饮内结等所致的胸痹心痛的方药治疗是非常丰富的，弥补了前人方药治疗胸痹心痛其他证型的不足，葛洪的治疗手段在方药治疗之外亦有灸法，可以说在治疗方面丰富了胸痹心痛治方及治疗手段。

（二）与《范汪方》的比较研究

1. 《范汪方》简介

《范汪方》著者范汪（约309—374年），字玄平，东晋顺阳人，宦门出身，久经官场，曾任东阳太守，故人称范东阳，兼通医术，是当时门阀中有名的医家。据《宋以前医籍考》载：“范汪字玄平……性仁爱，善医术，常以拯恤为事，凡有疾病不限贵贱，皆为治之，十能愈其八九，撰方五百余卷，又百七十卷，后人详用，多获其效。”[32]

据考证，《范汪方》成书时间在347年至374年之间。[33]所载方药疗效确切，实用性强，如后世陶弘景曰："余祖世已来务敦讳方药，本有《范汪方》一部，斟酌详用多获其效。内护家门，傍及亲族，其有虚心告请者，不限贵贱，皆摩踵救之，凡所救治数百千人。自余投缨宅岭犹不忘此，日夜玩味，常觉欣欣。"《范汪方》不仅在当时社会上影响颇大，也一直为后世所尊崇。如唐代孙思邈《备急千金要方·大医习业》曰："凡欲为大医，必须谙《素问》《甲乙》《黄帝针经》、明堂流注、十二经脉、三部九候、五脏六腑、表里孔穴、本草药对、张仲景、王叔和、阮河南、范东阳、张苗、靳邵等诸部经方……如此乃得为大医。"[20]

虽然《范汪方》现已失传，但在《外台秘要》《医心方》等书中引用了大量《范汪方》的医方，由严世芸、李其忠主编的《三国两晋南北朝医学总集》就根据《外台秘要》《医心方》《千金方》《证类本草》等书的有关内容，辑佚《范汪方》，并参考《补阙肘后百一方》的目录，进行编次分类，共八卷，所载医方涵盖了内外妇儿各科疾病。

范汪与葛洪所处时代相仿，《范汪方》与《肘后备急方》成书时间相隔较近，而且两书在医学领域的影响都颇大，据《外台秘要》载两书多处医方相同、相似。故笔者从篇目到具体内容将二者对比研究，并具体分析两书对胸痹心痛、咳嗽、水肿诊疗上的相关性，以期客观评价葛洪《肘后备急方》的学术成就。

2. 方证比较

《三国两晋南北朝医学总集》据《外台秘要》《医心方》《证类本草》等书中有关《范汪方》的内容辑复，按照《补阙肘后百一方》的目录，进行编次分类，共成八卷，六十八篇，卷一为服药禁物、合药料理法、药斤两升合法、药畏恶相反法、针灸人神所在法，从卷二开始至卷八主要为方证的记载，简要叙述主症，再列治方，不同于《肘后备急方》，一个主症下列有多条治方，《范汪方》主要以一症一方为主，对疾病鲜有理论阐述，笔者从卷二开始至卷八进行方证的比较。

《范汪方》中所记载的方证，很多出自《肘后备急方》，包括直接引用、尾注同书。直接引用每条之首多注明“《葛氏方》”，尾注同书多数注明“《肘后》同”或者“《葛氏方》”，除此之外还有很多虽未标明出处，但与《肘后备急方》方证基本一致的条文。详见下表：

《范汪方》目录	标注者	相同者（含未注）
卷二·救卒死中恶方	3	4
卷二·救尸厥方	—	—
卷二·救客忤方	—	—
卷二·救卒鬼击方	—	—
卷二·治卒魇不觉方	—	3
卷二·治死疰方	—	1
卷二·治诸心痛方	4	4
卷二·治卒腹痛方	—	—
卷二·治诸疝心腹痛方	1	1
卷三·治卒霍乱诸急方	—	6
卷三·治伤寒方	6	5
卷三·治天行温病方	5	5
卷四·治卒发黄诸黄方	3	6
卷四·治寒热诸疟方	—	2
卷四·治中风发热瘾疹方	—	—
卷四·治热风客热方	—	—
卷四·治下利泄利诸方	—	—
卷五·治卒发癫狂痫方	—	—
卷五·治惊邪恍惚方	—	—
卷五·治卒中风诸急方	4	4
卷五·治卒上气咳嗽方	2	6
卷五·治奔豚气方	—	—
卷五·治痰饮方	—	—
卷五·治水病肿满方	3	8
卷五·治积聚癥结方	1	3
卷五·治卒寒胸痹胸痛方	1	2
卷五·治卒患腰胁痛方	—	7

（续表）

《范汪方》目录	标注者	相同者（含未注）
卷六·治虚劳诸病方	—	1
卷六·治肺萎方	1	4
卷六·治诸汗出方	—	—
卷六·治诸血出方	2	—
卷六·治胃反呕哕宿食方	1	1
卷六·治胃气虚寒不欲饮食方	—	—
卷六·治消渴方	—	—
卷六·治诸淋方	2	—
卷六·治大小便诸方	3	—
卷六·治诸虫方	4	—
卷六·治蛊毒水毒方	4	4
卷七·治痈疽肿毒诸方	—	1
卷七·治肺痈肠痈方	1	—
卷七·治丹毒诸疮肿方	1	—
卷七·治病癣疥膝疮方	3	1
卷七·治诸癞方	2	1
卷七·治瘿疬诸瘘方	1	—
卷七·治阴（癞）阴肿疮方	2	2
卷七·治肛病诸痔方	4	—
卷七·治妇人病诸方	—	—
卷七·治小儿病	1	—
卷八·治目赤痛诸病方	2	—
卷八·治鼻病方	1	—
卷八·治卒耳聋诸病方	2	—
卷八·治咽喉诸病方	—	—
卷八·治口齿诸病方	—	—
卷八·治手足诸病方	1	—
卷八·治疣黑子瘢痕方	1	—
卷八·治面疱发白方	—	—
卷八·治腋漏狐臭方	1	2
卷八·美色芳气方	2	1
卷八·治跌打伤损方	3	—
卷八·治金疮刀箭刺伤方	7	—
卷八·治汤火灸疮方	2	—

（续表）

《范汪方》目录	标注者	相同者（含未注）
卷八·治蛇螫辟蛇方	—	—
卷八·救自缢方	1	—

上表《范汪方》所用版本为2009年人民卫生出版社出版的严世芸、李其忠主编的《三国两晋南北朝医学总集》，《肘后备急方》所用版本为2000年天津科技出版社出版的葛洪著、王均宁点校的《肘后备急方》。《范汪方》卷二至卷八共计63篇内容，其中49篇与《肘后备急方》相关，或者标注出自《肘后方》，或尾注相同，将其63篇与《肘后备急方》单行本内容一一比较后发现，《范汪方》中有85条方证与《肘后备急方》基本一致，即所描述主症含义相同，文字不一致不计，对应的方药组成、用量一致。由此可以说《范汪方》继承了葛洪《肘后备急方》诊治疾病的学术经验。以下具体举例分析：

1. 胸痹心痛

《范汪方》所载的“治诸心痛方”“治卒寒胸痹胸痛方”涉及胸痹心痛的治方。治诸心痛方共9条，以心痛彻背、背痛彻心、多唾心痛、心下悬急懊痛、卒心痛、久心痛为主症。治方14首，其中4首与葛洪《肘后方》相同，即药物组成、药量完全相同。方剂如下：

疗心痛，黄连汤方：

黄连（八两），右一物，咀，以水七升，煮取一升五合，绞去滓，适寒温，饮五合，日三。忌猪肉、冷水。（《肘后》《古今录验》同）[34]

疗卒心痛方：

白艾成熟者三升，以水三升，煮取一升，去滓，顿服之。若为客气所中者，当吐虫物出。（《肘后》同）[34]

治卒心痛，桂心汤方：

桂心（八两），右一味，以水四升，煮取一升半，分二服。忌生

葱。（《肘后》《集验》《千金方》同）[34]

又方：

苦酒一升，破鸡子一枚，着中合搅饮之。好酒亦佳。（《肘后》《备急》《范汪》同）[34]

以上4首与《肘后备急方》中《治卒心痛第八》治卒心痛方在药物组成、药量上完全相同，此外《范汪方》中“治诸心痛方”篇中的其余10首则主要以仲景乌头赤石脂丸、桂姜枳实汤原方或加减治疗诸心痛。《范汪方》“治卒寒胸痹胸痛方”篇以胸痹心下坚痞、胸痹噎塞、胸痹咳唾短气、胸痹心痛、胸痛为主症，治方则以仲景栝蒌薤白白酒汤、栝蒌薤白半夏汤、枳实薤白桂枝汤、薏苡附子散原方或加减治疗胸痹胸痛。

2. 咳嗽

《范汪方》咳嗽病及咳嗽症主要见于“治卒上气咳嗽方”篇，以上气、卒上气、上气喉中水鸡鸣、因食饮水上气、咳嗽为主症，共载方9首及灸法1则。其中3首方与《肘后方》治方相同，2首相似，如下：

《疗上气，二物散。（本司马大将军方）

麻黄（一斤，去节），杏人（一百枚）。右药各别捣，合和，下筛为散。上气发时，服方寸匕，可至三方寸匕，以气下为候，不必常服。（《深师》疗上气兼咳）[34]

上方与《肘后备急方》治疗奔豚上气所用药物组成相同，药量不同，《肘后备急方》用麻黄二两，杏仁一两。

疗卒上气，鸣息便欲绝方：

麻黄（去节），甘草（炙，各二两）。右二味，切，以水三升，煮取一升半，分三服。忌海藻、菘菜。差后，欲令不发者，更取二味，并熬杏仁五十枚，捣筛，蜜和丸，服四五丸，日三。（《肘后》《备急》同）[34]

上方与《肘后备急方》治疗奔豚上气所用药物组成相同，麻黄药量不同，《肘后方》用麻黄三两。

因食饮水上气方：

宫泰说……三味备急散，本疗卒死感忤，宫泰以疗人卒上气，呼吸气不得下，喘逆差后，已为常用。方：

巴豆，干姜，大黄。右药等分，巴豆小熬，去心、皮，合捣下筛。服半钱匕，得吐下则愈。忌野猪肉、芦笋。（《古今录验》同）[34]

又三味吐散，宫泰以疗上气呼吸喘逆方：

瓜蒂（三分），杜衡（三分），人参（一分）。右药捣筛为散。以温汤服一钱匕，老小半之。（《古今录验》同）[34]

又疗大走马、奔走喘乏，便饮冷水、冷饮，因得上气发热方：

竹叶（三斤）， 橘皮（三两，切）。右二味，以水一斗半，煮取三升，去滓，分为三服，三日服一剂，良。《集验》用竹叶三两。（《肘后》《备急》同）[34]

以上三方与《肘后备急方》中《治卒上气咳嗽方第二十三》篇中治方相同。《范汪方》中《治卒上气咳嗽方》中其他治方则以仲景小青龙（麻黄、细辛、五味子、桂心、干姜、半夏）药物组成加减款冬花、紫菀、贝母等下气化痰药治疗。

3. **水肿**

《范汪方》水肿病证主要见于“治水病肿满方”篇。《范汪方》根据水肿起病的部位将其分为十水，分别为青水、赤水、黄水、白水、黑水、玄水、风水、石水、里水、气水，病位系五脏六腑。用药以大戟、葶苈、甘遂、藁本、连翘、芫花、泽漆、桑根白皮、巴豆、赤小豆为主。治方有内治方剂23首、外治方剂4首，此外另有1首内服外治兼可。其中有8首方剂与葛洪《肘后备急方》治疗水肿病相同或相似，如下：

疗卒肿满身面皆洪大方：

商陆根一斤，刮去皮，薄切之，煮令烂，去滓，内羊肉一斤，下葱、盐、豉，亦如常作膳法，随意食之。肿差后，亦可宜作此，可常

捣商陆，与米中拌蒸作饼子食之。忌犬肉。数用愈。（《肘后》《千金方》同）[34]

范汪疗卒肿满，身面皆洪大方：

用大鲤鱼一头，以淳苦酒三升煮之，令苦酒尽讫，乃食鱼，勿用酢及盐、豉他物杂也。不过再作愈。（《备急》同。《肘后》用醇酒）[34]

又方：

车下李核中人十枚，研令熟，粳米三合研令破，以四升水中煮作粥，令得一二升服之，日三作，未消更增核。（《肘后》《古今录验》同）

以上三方与葛洪《肘后备急方》治卒肿满方药物组成、药量、服法等完全相同，“商陆根”《肘后备急方》作“章陆根”。

疗大水肿腹如鼓，坚如石方：

葶苈（一升，熬），椒目（一升），芒硝（六两），水银（十二两）。右四味，以水煮，炼水银三日三夜，数益水，要当令黄白以合，捣药六万杵，自令相和如梧子，先食服一丸，日三，日增一丸至十丸。不知，更从一丸始，病当从小便利。当饮好牛羊肉羹，昼夜五饮，当令补养。禁猪肉、生鱼、菜。勿忘饮浆水，渴饮羹汁。

上方与葛洪《肘后备急方》中《治卒大腹水病方第二十五》治疗水肿由目先起未及时治疗而形成的腹水方相同。

范汪疗风虚水气肿，豆酒方：

大豆（一升）。右一味，以水四升，煮取二升汁，去豆，内美酒一升，合煎取一升。能随意饮之，日三，常令有酒气，当清酒作之。

此条豆酒方与葛洪《肘后备急方》治疗卒肿满、身面皆洪大方基本相同，唯酒用量有出入，葛洪用酒量八升。大豆是葛洪治疗水肿常用单方，《范汪方》受《肘后备急方》影响治疗各类水肿也喜用大豆单方，如治疗暴肿满、久肿新肿、通身水肿都以大豆单方治疗，通篇共计5条大豆单方疗水肿。

疗水肿从足始，转上入腹则杀人，豚肝方：

生猪肝一具，煮如食法，细切，顿食令尽。不得用盐，可用苦酒。猪重五六十斤以上肝者，一顿啖尽；百斤以上猪者，分两服。（《肘后》同）[34]

又若但两足肿者方：

剉葱叶，煮令烂以渍之，日三四度，良也。（《集验》同）[34]

此两条方与《肘后备急方》治疗水肿方相同，主症、药物组成、药量完全相同。

治诸卒肿风掣痛方：

末芥子，温汤和，涂纸上以贴，燥复易，不堪其痛，热者小涂之，已试良。[34]

此条方剂见于《肘后备急方》中《治痈肿妬乳诸毒肿方第三十六》篇："痈肿杂效方，疗热肿……捣小芥子末，醋和作饼子，贴肿及瘰疬，数看，消即止，恐损肉。"[11]范汪此方用于治疗卒肿风掣痛，笔者认为其仍然为痈疽热肿的临床表现，故辑复时此条应收录在《范汪方》卷七"治痈疽肿毒诸方"篇。

除了直接录用葛洪治疗水肿方外，《范汪方》在治疗水肿时组方用药也受葛洪影响，比如《肘后备急方》疗水肿入腹以逐水退肿药大戟、甘遂、巴豆等攻下逐水，喜用泻肺平喘葶苈子、椒目等配伍吴茱萸、茯苓等温中健脾药组方，受葛洪影响《范汪方》治疗水肿方的葶苈丸则是以葶苈子、吴茱萸配伍组方，疗十水的大黄丸方则以大黄、大戟、甘遂、芫花、硝石泻下逐水并配伍葶苈子、椒目泻肺利水。

二、纵向比较研究

葛洪《肘后备急方》对后世影响颇深，其学术经验不断地被医家医著引述、发展，本文利用《中华医典》电子图书以"肘后方""葛洪"

“葛氏”搜索后，有20余本医著引述了葛洪《肘后备急方》的学术经验，纵跨唐宋明清各个时代，初步整理如下：《千金方》《外台秘要》《圣济总录》《医心方》《普济本事方》《三因极一病证方论》《太平惠民和剂局方》《鸡峰普济方》《洪氏集验方》《千金宝要》《妇人大全良方》《活人事证方后集》《类编朱氏集验医方》《普济方》《奇效良方》《医方考》《祖剂》《证治准绳·类方》《成方切用》《喻选古方试验》《医通祖书》《医方絜度》。一方面可以说这些医书继承了葛洪《肘后备急方》的学术经验，另一方面也可以说这些医书在一定程度上是受到葛洪《肘后备急方》的影响，笔者将其所引述内容与今之《肘后备急方》进行比较研究，主要从引述书籍本身特点和所引《肘后备急方》内容特点两个方面进行。

（一）引述书籍特点

上述22本医籍纵跨唐宋明清各个时期，而且在当时都是比较有影响的著作，从书的编写上看可以分为两类，一类是大型的综合性医学著作，比如《千金方》《外台秘要》《圣济总录》《医心方》《普济方》，其收录了大量的医疗文献，保存了很多已佚文献资料。如经初步统计，《外台秘要》收录《肘后备急方》相关内容字数达七万字左右，《普济方》收录《肘后备急方》相关内容字数达八万字左右，而目前流传的单行本《肘后备急方》内容，除去目录、序言、附方部分则不足七万字。上述大型的综合性医书对《肘后备急方》的内容起到了保护作用，使其更完整地流传至今，同时也说明其对葛洪《肘后备急方》的学术成就是认可的。另一类书籍则是以收集医方为主，所收医方多获效验，这类书以《普济本事方》《鸡峰普济方》《洪氏集验方》《活人事证方后集》《类编朱氏集验医方》等为代表。这类书虽然所引《肘后备急方》的条目不多，但是却能从侧面反映《肘后备急方》所载方剂在当时的实效性。这两类书对《肘后备急方》内容的引用反映了葛洪《肘后备急方》在各个时代的影响力及其实效性。

（二）所引内容特点

所引内容也包含两方面特点：一是以《普济方》为代表的大型综合性医书所收载内容以全面性为主要特点，保存了大量现存《肘后备急方》未见的内容；二是以《普济本事方》为代表的以收录验方为主的医书所收载内容以实效性为主要特点。

1. 全面性特点

以《普济方》为例，《普济方》为明初周定王朱橚、教授滕硕、长史刘醇等所编。本书原作168卷，四库全书本改编为426卷。凡1 960论2 175类778法61 739方。初步统计《普济方》所引《肘后备急方》内容达八万余字，远超出目前流传的单行本《肘后备急方》除去序言、目录、附方的内容字数。

《普济方》在心脏门、脾脏门、胃腑门、肺脏门、大肠门、头门、面门、耳门、鼻门、口门、舌门、咽喉门、牙齿门、眼目门、诸风门、寒暑湿门、时气门、热病门、身体门、咳嗽门、喘嗽门、喘门、痰饮门、消渴门、诸痹门、诸血门、水病门、黄疸门、诸疟门、霍乱门、膈噎门、呕吐门、泄痢门、小便淋秘门、补虚门、虚劳门、劳瘵门、尸注门、诸虫门、脚气门、𬯀疝门、诸毒门、杂治门、乳石门、服饵门、诸疮肿门、痈疽门、瘰疬门、瘿瘤门、诸痔门、上部疮门、下部疮门、刺疮门、诸虫兽伤门、折伤门、妇人诸疾门、产后诸疾门、婴孩出生门、婴孩唇舌口齿咽喉门、婴孩惊风门、婴孩一切痛门、婴孩诸疳门、婴孩大小便淋秘门、婴孩癖积胀满门、婴孩下利门、婴孩诸疝诸虫、婴孩杂病门、婴孩诸疮肿毒门中都有引述《肘后备急方》的内容，涵盖了内科、外科、妇科、儿科、五官科等各科病证，很多引述内容未见于今单行本《肘后备急方》，尤其是妇科、儿科方面，弥补了今之《肘后备急方》的不足。

《普济方》在妇人诸疾门、产后诸疾门中收录的治疗妇人中风、虚损、腰痛、阴痒、赤白带下、月水不通、恶阻、身体肿胀、下利、下胎、堕胎、损胎及产后虚冷、恶露不尽、下血不止、时行、肿满等疾病的证治内容均未见于现存单行本《肘后备急方》，以下仅举例两条：

（1）羚羊角汤（出《肘后方》）治产后时行，兼邪气似疟者。[35]

羚羊角、鳖甲（炙，各六分），知母、甘草（炙各二两），香豉（五合），牡蛎（一两）。上以水五升煮取一升八合，去滓，分五服。连用有殊效。

（2）加减十宝汤（出《肘后方》），治妇人真气虚损，四肢劳倦，腰膝疼痛，颜色枯槁。

黄芪（四两），熟干地黄（汤炮十次）、白茯苓、人参、当归（酒浸）、白术、半夏（汤炮七次）、白芍药、五味子、桂（各一两），甘草（半两，炙）。上为粗末，每服二钱，水一盏半，姜三片，乌梅一个，煎至七分，去滓空心食前服。[35]

《普济方》在婴孩出生门、婴孩唇舌口齿咽喉门、婴孩惊风门、婴孩一切痛门、婴孩诸疳门、婴孩大小便淋秘门、婴孩癖积胀满门、婴孩下利门、婴孩诸疝诸虫、婴孩杂病门、婴孩诸疮肿毒门中记载了儿科常见的病证，其大多数内容未见于现存单行本《肘后备急方》，以下仅举例两条：

（1）芎䓖丸（出《肘后方》）治小儿胎寒，腹痛，大便青。[35]

芎䓖、黄芪（各三钱），牛黄（研，一分），䗪虫（半两），麝香（研，一钱），当归（切，焙）、芍药（各半两）。上为末，炼蜜和为丸，如麻子大，每服两丸至三丸，米饮下，早晨晚间各一，量儿大小加减。

（2）鸡子汤（《肘后方》）治小儿六七岁，心腹坚痞，时时寒热如疟，服紫丸六十日，吐下痞乃坚，以此汤一剂去恶物数升遂愈，常用之效。[35]

甘遂（七铢），甘草（炙）、黄芩（各五钱）。上以水二升，鸡子一枚，少打开出白，投水中熟搅，吹出去滓，内药，煮取一升，随小儿大小，许可得下，合和与之，药无毒，下痞未尽，更合，坚实多者加芒硝、细辛各一两，大效。

《普济方》引用《肘后备急方》有方名者92首，分别是茴香丸、至灵丸、麻仁散、鹘突羹、五灵脂丸、缘云散、大半夏汤、二黄丸、水调散、茄蒂灰散、大黄散、推车散、发灰散、茗叶方、当归方、乌星膏、豉汤方、沐头方、芎藭方、川乌方、楮实、生发方、荜豆香澡豆方、巴豆方、麝香散、地胆汁、宣音汤、朴硝方、杏仁方、牛角散、射干汤、蝼蛄散、苍耳汤、松节汤、藜芦方、杨柳白皮方、鲫鱼方、柳枝方、敷（䘌）齿方、藜芦散、千里望散、食盐方、黄连散、去翳方、鱼胆方、星香饮、正舌散、豆豉饮、蚕纸散、虾蟆散、伏龙肝汤、苦参丸、瓜蒂散、白僵蚕丸、鸡粪方、硫黄膏、蝉蜕方、茱萸方、蒴藋汤、蛇衔草敷方、云母散、艾叶酒、虎骨酒、救生散、芎藭散、加减葱豉汤、甘草汤、干姜丸、赤苏汤、黄连阿胶汤、半夏茯苓汤、黄连当归丸、胜金散、赤石脂汤、承气丸、滑石散、桃仁苦酒汤、龙骨汤、止汗方、栀子汤、大黄汤、苦参汤、黑奴丸、葛根解肌汤、胜金方、干敷散、度瘴散、赵煮膏方、独活寄生汤、独活续断汤、效验狐臭方、治狐臭方。这些方剂多数未见于现存单行本《肘后备急方》中，有一些方剂与《肘后备急方》相似。

《普济方》这一类的综合性大型医著比较完整地保存了《肘后备急方》内容以及《肘后备急方》流传过程中的佚文。但因其与《肘后方》成书流传时间相隔久远，笔者认为其条文尤其是带有出自“肘后方”“肘后”等字样的条文仍然需要进一步考证是否为佚文，因自唐代以来葛洪《肘后备急方》的影响力逐渐扩大，后世很多书籍也以《肘后备急方》命名，故笔者认为《普济方》中带有“葛洪”“葛仙翁”等字样的条文更为可能是葛洪《肘后备急方》佚文。

2. 实效性特点

以《普济本事方》为例，《普济本事方》为宋代许叔微撰，约刊行于绍兴二年（1132）。该书成于许氏晚年，为其生平历验有效之方、医案和理论心得的汇集之作，取名“本事”，意其所记皆为亲身体验的事实。《普济本事方》一书共载方370余首，所列方剂均标明出处，其中治疗杂病的大部分方剂出自于《千金要方》《太平惠民和剂局方》《必用方》《活人书》《千金髓方》《经效产宝》等医书，另一部分方剂则来源于名医的经验方及家藏秘方，这些方剂多具有简单实用及疗效较好的特点，值得临床应用参考。

这类书籍引述的《肘后备急方》内容涵盖面不广，主要局限在急症救治方面，所引内容多数见于现存单行本《肘后备急方》，如《普济本事方》引述《肘后备急方》内容1条：“葛洪云：鬼疰者，是五尸之一疰，又挟诸鬼邪为害。其病变动，乃有三十六种至九十九种，大略使人寒热淋沥，沉沉默默，不的知所苦，无处不恶。累年积月渐就沉滞，以至于死，传与旁人，及至灭门，觉如是候者。急治獭肝一具，阴干杵末，水服方寸匕，日三。未知再服。《肘后》出此方神良。”[36]此条内容可见于现存单行本《肘后备急方》卷之一《治尸注鬼注方第七》。

这类书籍所引述的《肘后备急方》方剂具有实效性的特点，很多方剂至今仍应用于临床，比如《太平惠民和剂局方》卷之五《宝庆新增方》：“独活寄生汤：治肾气虚弱，腰背疼痛，此病因卧冷湿地当风所得，不时速治，流入脚膝，为偏枯冷痹，缓弱疼重。或腰痛脚重、挛痹，宜急服此。独活（三两）、桑寄生（《古今录验》用续断，即寄生亦名，非正续断）、当归（酒浸，焙干）、白芍药、熟地黄（酒浸，蒸）、牛膝（去芦，酒浸）、细辛（去苗）、白茯苓（去皮）、防风（去芦）、秦艽（去土）、人参、桂心（不见火）、芎䓖、杜仲（制炒断丝）、甘草（炙，各二两）上为剉散。每服四大钱，水一盏半，煎七分，去滓，空心服。气虚下痢，除地黄。并治新产腹痛，不得转动，及腰脚挛痛痹弱，不得屈伸。此汤最能除风消血。《肘后备急方》有附子一枚，无寄生、人参、甘草、当归。近人将治历节风并脚气流注，甚有效。”[37]此条可见于《肘后备急方》卷之四《治卒患腰胁痛诸方第三十二》。“独活寄生汤”之名虽最早见于《千金要方》，但其方剂基本组成最早见于《肘后备急方》治疗腰痛，但并未命名，可以说独活寄生汤的应用是体现后世对《肘后备急方》学术经验继承、发展、创新的一个经典案例。

通过比较可知，后世医家对《肘后备急方》的引述有直接引用、间接引用两种方式，所述内容与今之流传单行本有完全相同、相似、未见三种情况，是对葛洪《肘后备急方》的一种继承、发展和补充。正是《肘后备急方》的实效性使得其具有顽强的生命力，经过文献的传承流传至今，其学术经验也得到不断的继承和发展，直至今之全国高等中医药院校规划教材《中药学》《方剂学》，很多药物的功效和方剂的组成仍然继承了葛洪的学术经验，比如《中药学》中芦根的功效“胃热呕吐……也可单用煎浓汁频饮（《肘后方》）”[38]，再如麻子仁的功效“肠燥便秘……《肘后方》用本品研碎，以米杂之煮粥服”[37]。

三、小结

通过横纵向的比较研究，可以说葛洪在疾病的诊治方面继承了前人的学术经验，并在此基础上善于创新。在葛洪所处的魏晋时期，医家尤其重视针灸对疾病的治疗，而葛洪与之相较更重视方药，他极大地丰富了这一时期对于疾病的方药治疗。葛洪的治方多组方精简，治法包括针灸、外敷、热熨法等，其疗效中肯，《肘后备急方》所载治方多被后世医家医著收录，对后世影响颇深。葛洪《肘后备急方》在医学的发展史中起着承前启后的作用。

《肘后备急方》学术特点

葛洪《肘后备急方》临证学术特点可以概括为三个方面，首先是简便廉验临证实用观，再次是提倡未病先防的预防观，最后是尊古而不泥古的创新观。

一、临证实用观

（一）编制体例

葛洪在与岭南民间广泛、深入的接触中，深感疾病的发生和传播多是因为缺少医者、医术不彰，而又无简易的自疗方法，只好坐以待毙。葛洪本来已著成一百卷的大型医学著作《玉函方》，但又觉得此书篇幅太大，应用不便，于是他因应当时岭南经济文化尚很落后的状况，在已有100卷的《玉函方》基础上，摘其主要内容，采其“单行轻易，约而易验”“率多易得之药”编撰成《肘后卒救方》三卷（后世整理成《肘后备急方》八卷）。目前单行本《肘后备急方》全书八卷共七十三篇（缺第四十四、四十五、四十六篇），书名为“肘后备急方”，就是随身携带以备临时应用的意思。在编写体例上，因病检方，对于每一病候，重在突出主症，详列多种治法治方，以备临时应急，切合临床实际，十分方便临床应用，符合当时的社会背景，同时体现了葛洪体恤劳苦大众、医者仁心的高尚医德。

（二）辨证论治

对于疾病的辨证论治方面主要体现在其对疾病的整个发展过程认识

深刻，观察细致入微，善于抓住疾病发展的转折点以及各个病本身的特征，例如其对水肿病的辨证就以“肿是否入腹”及“从上入腹”“从下入腹”来判断水肿的发展及预后，再如其诊治心痛胸痹病时主要按照疼痛的性质来辨证论治。这种辨证方法简单实用，没有过多的理论阐述，重视突出主症，言简意赅，除了便于救急，对于当时社会缺少医生的环境及医学知识匮乏的人来讲，实用性强。

（三）治方治法

治方治法多样化，是《肘后备急方》的标志性特征。初步统计全书除了附方及治牲畜诸病方外共计546条病证、1 302条治法治方，其中内治方761条，外治则包括针灸、敷、涂、熨等500余条。其组方精简，所用之药具有普遍性且价格低廉，初步统计其单方有371首，两味药组成171方，三味药组成89方，也就是说其内治方80%以上不超过三味药组成，药物多由蜂蜜、豆豉、大豆、小豆、麻黄、桂枝、甘草等常见易得之药组成。正如他在序中说：“余今采其要约，以为《肘后救卒》三卷。率多易得之药，其不获已，须买之者，亦皆贱价，草石所在皆有。兼之以灸，灸但言其分寸，不名孔穴，凡人览之，可了其所用，或不出乎垣篱之内，顾眄可具。”[11]

二、疾病预防观

（一）未病先防

葛洪本身信奉道教，通过修炼达到不死成仙是其毕生追求的目标，在其所著的《抱朴子内篇》中就记载了多种养生防病的方法，包括导引行气、吐纳练气等，强调以不伤为本、药养治未病等养生之道，并强调治未病的重要性“是以至人消未起之患，治未病之疾，医之于无事之前，不追之于既逝之后”[39]。这种思想在《肘后备急方》中也体现得淋漓尽致，尤其是其对温毒、疫疠等传染病提出了多种预防方法，如内服法“度瘴散，辟山瘴恶气，若有黑雾郁勃及西南温风，皆为疫疠之候。方：麻黄、椒各五分，乌头三分，细辛、术、防风、桔梗、桂、干姜各一分。捣筛，平旦酒服一钱匕。辟毒诸恶气，冒雾行，尤宜服之”[11]。再如预防温病传染言：“断温病令不相染……密以艾灸病人床四角各一壮，不得令知之，佳也。”[11]同时其对当时常见的慢性病也提出了预防手段，如对当时岭南多发病脚气病提出：“脚气之病，先起岭南，稍来江东，得之无渐，或微觉疼痹，或两胫小满，或行起忽弱，或小腹不仁，或时冷时热，皆其候也。不即治，转上入腹，便发气，则杀人。……取好豉一升，三蒸三曝干，以好酒三斗，渍之三宿可饮，随人多少。欲预防，不必待时，便与酒煮豉服之。”[11]

（二）已病防变

对于疾病，葛洪强调要及时治疗以免病情恶化，言“诸小治为防以穷极耳，若病失治，及治不差，十日之上，皆名坏病”，[11]严厉痛斥庸医“使腠理之微疾成膏肓之深祸”。葛洪将医方书取名“救卒”，除了救治急症之外，尚包括及时治疗之意，也体现了既病早治的预防观念。葛洪主张既病早治，提倡家中常备救急之药，言“众药并成剂药，自常和合，贮此之备，最先于衣食耳”[11]，如其在“治卒上气咳嗽方二十三”篇中言“奔豚病，从卒惊怖忧追得之，气下纵纵，冲心胸脐间，筑筑发动有时，不治煞人。诸方用药皆多，又必须煞豚，唯有一汤，但可办耳。甘草二两，人参二两，桂心二两，茱萸一升，生姜一斤，半夏一升。以水一斗，煮取三升，分三服。此药宜预蓄，得病便急合之”[11]。使得在疾病突发时，能立即以药治之，以防其变。

同时在疾病的治疗中，葛洪重视预防疾病传变，比如对于腹水的治疗，攻逐水饮同时注重凉血、活血化瘀，常用白茅根、马鞭草、鼠尾草、鬼扇（别名射干）等凉血、活血化瘀药同时兼有利水功效，以防水肿日久化热化瘀，缠绵不愈。如“白茅根一大把，小豆三斤。水三升，煮取干，去茅根，食豆，水随小便下”[11]。针对腹水本虚标实的病理性质，在攻逐水饮同时注重顾护胃气，如在以“慈弥草”利小便后以防伤胃阴，提出“糜粥养之”。故葛洪已病防变的思想主要体现在即病早治，治疗用药注重预防疾病的传变。

（三）病愈防复

葛洪治疗疾病后，比较重视病愈后期的调养及饮食禁忌，在“治时气病起诸劳复方第十四”篇提出“凡得毒病愈后，百日之内，禁食猪、犬、羊肉，并伤血，及肥鱼久腻、干鱼，则必大下，利下则不可复救。又禁食面食、胡蒜、韭薤、生菜、虾（鱼且）辈，食此多致复发，则难治，又令到他年数发也”[11]。为了预防狂犬病复发提出“疗猘犬咬人方……仍杀所咬犬，取脑敷之，后不复发”[11]。可谓是人工免疫思想的先驱，葛洪这一思想对后世“人痘法”的出现不无影响，19世纪法国巴斯德证明狂犬的中枢神经组织中具有抗狂犬病物质，并制成狂犬病疫苗用于狂犬病的防治。[40]

三、传承创新观

葛洪在对疾病的认识及治疗上不仅继承了前人的学术经验，也有所创新发展，主要体现在其提出了更多的病种，创立了多种简便的诊断方法，治疗方法更为丰富。

（一）丰富病种

葛洪《肘后备急方》采取因病检方的编写体例，从目录看全书七十三篇，缺第四十四、四十五、四十六篇，此外第三十七篇有名无实。其所涉及的疾病上百种，很多疾病在现存中医古籍中未见，不仅丰富了疾病的病种，而且加深对其认识。比如对脚气病、虏疮（天花）、尸注（结核）、中溪毒、沙虱毒以及《治痈疽妬乳诸毒肿方第三十六》篇中提出的恶脉病、恶核病的临床表现的描述及防治都是目前现存中医古籍中最早且具有较深刻认识的，为后世所继承发展。以下具体举例说明：

沙虱毒（恙虫病）。葛洪《肘后备急方》卷之七《治卒中沙虱毒方第六十六》记述沙虱毒："山水间多有沙虱甚细，略不可见，人入水浴，及以水澡浴，此虫在水中着人身，及阴天雨行草中，亦着人，便钻入皮里。其诊法：初得之皮上正赤，如小豆、黍米、粟粒，以手摩赤上，痛如刺，三日之后，令百节强，疼痛寒热，赤上发疮，此虫渐入至骨则杀人。……比见岭南人初有此者，即以茅叶茗茗刮去，及小伤皮则为佳，仍数涂苦苣菜汁，佳。"[11]葛洪对沙虱毒的发病地域环境、传播途径、临床症候记载得很清楚。发病地域环境：山水间、岭南人。感染途径：人入水浴，及以水澡浴，此虫在水中着人身，及阴天雨行草中，亦着人，便钻入皮里。临床症候：初得之皮上正赤，如小豆、黍米、粟粒，以手摩赤上，痛如刺，三日之后，令百节强，疼痛寒热，赤上发疮。治疗方法：见岭南人初有此者，即以茅叶茗茗刮去，及小伤皮则为佳，仍数涂苦苣菜汁，佳。已深者，则针挑取虫子，正如疥虫，着爪上映光方见行动也。若挑得，便就上灸三四壮，则虫死病除。又方，疗沙虱毒方以大蒜十片，着热灰中，温之令热，断蒜及热柱疮上，尽十片，复以艾灸疮上，七壮则良。沙虱毒感染危重者，亦可依此方并杂用前中溪毒及射工法如用好犀角急救。预防方法：沐浴冲洗后以布抹干身体，敷粉预防。这是世界上对恙虫病的病原体、传播途径、症状、治疗和预防措施的最早记录。

葛洪《肘后备急方》恙虫病的记载不仅是岭南中医病证的首次记载，也填补了世界医学的空白。

（二）丰富诊断法

在诊治疾病过程中，葛洪通过细微的观察，创立了多种客观又简便的诊断方法，例如诊断黄疸是否"热毒入内"提出"比岁又有虏黄病，初唯觉四体沉沉不快，须臾见眼中黄渐至面黄，及举身皆黄，急令溺白纸，纸即如檗染者，此热毒已入，急治之"[11]。再如诊断是否"中水毒"提出"欲知是中水毒，当作数升汤，以小蒜五寸，㕮咀，投汤中，莫令大热，热即无力，捩去滓，适寒温以浴，若身体发赤斑纹者是也。又无异证，当以他病疗之也”[11]。

（三）丰富治法

在疾病的治疗方面，葛洪在博采众方的基础上亦有所创新，多种治法为后世所继承发展，对我国医学的发展产生了深远的影响。

治法包括内治法和外治法。葛洪所载之内治法以内服治方为主，在继承前人学术经验基础上，创立多首简便廉验的治方。三国两晋南北朝时期受《黄帝内经》及《伤寒论》影响医著注重理论阐述，治疗侧重针灸，治方相对较少，《肘后备急方》则弥补了这一时期治方的不足，全书除去附方部分，共记载761首治方，极大地丰富了治方，促进了中医学的发展。同时，其所载外治法也极为丰富，包含针灸、外敷、熨烫、配戴、烧熏等疗法，很多都具有创新性，以下具体举例说明：

首先擅用灸法疗急症并且创立隔物灸，据统计全书针灸方一百零九条中，约有九十九条是灸方，例如《救卒客忤死方第三》《治卒得鬼击方第四》《治卒中五尸方第六》《治卒霍乱诸急方第十二》《治卒发癫狂病方第十七》《治卒中风诸急方第十九》等都是以灸法为首选方治疗。由此可见，葛洪重视灸法对急症的治疗，并且创立隔物灸法，在“治痈疽妬乳诸毒肿方第三十六”载有“灸肿令消法：取独颗蒜，横截厚一分，安肿头上，炷如梧桐子大，灸蒜上百壮，不觉消，数数灸，唯多为善。勿令大热。但觉痛即擎起蒜，蒜焦，更换用新者，不用灸损皮肉。如有体干，不须灸。余尝小腹下患大肿，灸即差。每用之，则可大效也”[11]。这是目前现存医籍对隔物灸法最早最详细的记载。

创立导尿术。在“治伤寒时气温病方第十三”篇中治疗“若小腹满，不得小便方”以“细末雌黄，蜜和丸，取如枣核大，内溺孔中令入半寸。亦以竹管注阴，令痛朔之，通”[11]。可以说是今之导尿术之雏形，也是目前现存中医书籍最早对导尿术的记载。

创立小夹板外固定骨折法。据《外台秘要》记载的《肘后备急方》

"疗腕折，四肢骨破碎，及筋伤蹉跌"以"烂捣生地黄，熬之，以裹折伤处，以竹片夹裹之，令遍病上，急缚，勿令转动，一日可十易，三日即差"[41]。这种小夹板固定骨折的方法对我国骨伤科的意义深远，也是小夹板固定骨折法最早的记载。

创立疮痈引流术。在《治伤寒时气温病方第十三》中有"毒病下部，生疮者……又方生漆涂之，绵导之"，"又方煮桃皮，煎如饴，以绵导之"[11]。与今之外阴脓肿引流术有异曲同工之处，可以说是疮痈引流术的最早记载。

四、葛洪《肘后备急方》对岭南方剂药物的贡献

（一）《肘后备急方》所用南方中草药及常备中药

葛洪《肘后备急方》治病重视主症，注重实效，体现简便廉验特色。据近人刘绪银统计，《肘后备急方》所用药物350种。[12]葛洪主要活动在广州、罗浮山、句容、勾漏，以我国南方地区为主，临证所用药物部分为岭南地区道地药材或草药，如马苋（马齿苋）、马鞭草、鬼箭羽、桑根白皮（桑白皮）、紫苏叶、陈皮、淡竹叶、紫檀、龙葵、白花藤、白兰叶、芫荽、川楝、青木香、鬼针草、葛、葱叶、粳米、樟木、椿树皮叶、零陵香草、牛口涎（牛的唾液）、羚羊角、鸡、蝮蛇、鲤鱼、鲫鱼、鲮鲤甲（穿山甲）、蟾蜍、鳖等。如青蒿治疟，《神农本草经》未载，此药为葛洪首次提出，当与岭南地区多疟病和民间防治疟病的经验相关。故位于广东博罗县境内的罗浮山至今仍有"罗浮山三件宝，青蒿红艾菖蒲草"的说法，把青蒿排列第一。红艾指红脚艾，现研制成博红艾。菖蒲指九节菖蒲，传说安其生（郑安其）服九节菖蒲轻身成仙。医方治病强调七情合和，有单行者、有相须者、有相使者、有相畏者、有相恶者、有相反者、有相杀者，有单行者就是独味单方，葛洪应用中草药治病很多都是独味单方的，治疗疟疾"青蒿一握，以水二升

渍，绞取汁，尽服之。”就是独味单方青蒿一味药。又如治疗心痛，南方气候炎热，心为火脏，葛洪不拘泥于古方，首创应用黄连泻心药物治疗心痛，以黄连为单方治疗：“黄连八两，以水七升，煮取一升五合，去滓，温服五合，每日三服。”《肘后备急方》书末附上葛洪在岭南常用药物：“葛氏常备药：大黄、桂心、甘草、干姜、椒、术、吴茱萸、熟艾、麝香、犀牛角、菖蒲、人参、芍药、附子、巴豆、半夏、麻黄、柴胡、杏仁、葛根、黄芩、乌头、秦艽等，此等药并应各少许。以前诸药，固以大要岭南使用，仍开者，今复疏之。众药并成剂药，自常和合，贮此之备，最先于衣食耳。”[11]

（二）《肘后备急方》方剂来源分析

据近人刘绪银统计葛洪《肘后备急方》载方千余首。[12]方剂来源可以分为3类，一是葛洪自拟命名方子，二是源于仲景经方临证应用，三是后世医书记述葛洪《肘后备急方》内容及方子。

1. 葛洪自拟命名方子

计有葱豉汤、大青汤、麻黄解肌汤、葛根解肌汤、黑奴丸、承气丸、苦参汤、破棺千金煮汤、黑膏、大黄汤、虎头杀鬼方、崔氏理中丸、四顺汤、厚朴汤、乌梅丸、癫狂莨菪散、太乙流金方、赤散方、赵泉黄膏方、五嗽丸、建中肾沥丸、五膈丸、五香连翘汤、五毒神膏、正朝屠苏酒、甘姜苓术汤、大黄汤、木占斯散、少小丹歙方、五香连翘汤、白蔹敷方、漏芦汤、飞尸走马汤、升麻膏、中候黑丸、丹参膏、坐肉膏、老君神明白散、陷冰丸、苍梧道士陈元膏、莽草膏、虎头杀鬼方、度瘴散、金牙酒、丹参膏、升麻膏、黄芪膏、雄黄膏、雄黄散、甘家松脂膏、地黄膏、胡粉散、赤龙皮汤、瘘疮生肉膏、独活酒方、耳聋巴豆丸、蜡泽饰发方、发生方、六味薰衣香方、葱白大枣汤、苏豉汤、葱豉姜汤、硫黄丸、露宿丸等。

2. 源于仲景经方临证应用

据史书记载葛洪曾撰《玉函煎方》五卷（佚）、《金匮药方》一百卷（佚），近人刘绪银考证认为："金匮""玉函"者始于葛洪，《玉函方》与《金匮药方》是一书，《肘后备急方》是《玉函方》的节录本。[12]刘绪银教授研究很有参考价值，说明葛洪《肘后备急方》与张仲景《金匮要略》之间有关联。但现在只能约定俗成，依据学界长期形成习惯仲景先于葛洪而定。

《肘后备急方》源于仲景经方者有：大柴胡汤、大黄甘草汤、小柴胡汤、小建中汤、小承气汤、升麻鳖甲汤、瓜蒂散、甘草附子汤、甘草麻黄汤、甘姜苓术汤、半夏麻黄丸、吴茱萸汤、枳术汤、茵陈蒿汤、栀子豉汤、栀子大黄汤、栀子柏皮汤、栝蒌薤白白酒汤、附子干姜丸、麻黄汤、建中肾沥丸、桃花汤、理中丸、黄连阿胶汤、硝石矾石散、葶苈大枣泻肺汤、猪发膏煎、橘皮汤、橘枳姜汤等。

3. 后世医书记述葛洪《肘后备急方》内容及方子

唐代《外台秘要》《千金要方》《医心方》，宋代《圣济总录》《妇人大全良方》，明代《医方类聚》《普济方》，清代《六醴斋医书》等，各个时期都记述有《肘后备急方》内容或冠以葛洪姓氏名字的方子。

初步统计，唐代王焘《外台秘要》与今本《肘后备急方》主要内容相同的共62条，药方131首；与今本《肘后备急方》主要内容不相同的共59条，药方105首；在今本《肘后备急方》主要内容中找不到的有133条，药方370首，如七物升麻汤，主治天行毒病，挟热腹痛，下利。药物组成：升麻、甘草、黄连、当归、芍药、桂心、黄柏各半。用法以水三升，煮取一升，服之当良。内容虽出自《肘后备急方·治伤寒时气温病方第十三》，但方名出自《外台秘要》第三卷，天行热痢及诸痢方四首，主治天行毒病，酷热下利。

初步统计，唐代孙思邈《千金要方》，有关《肘后备急方》注文在《千金要方》共98处，主要体现在方剂药物组成、功效等方面，涉及《肘后备急方》注文有方名者共计35处，方名如下：茱萸硝石汤、茯苓丸、桃仁汤、漏芦汤、神明白膏、苍梧道士陈元膏、裴公八毒膏、金牙酒、独活寄生汤、枳茹酒、阳毒升麻汤、大青汤、破棺千金汤、恒山丸、藜芦丸、小狼毒丸、柏叶汤、桂心三物汤、栝蒌汤、沐头汤、麻子仁丸、练中丸、酥蜜膏酒、小建中汤、大露宿丸、硫黄丸、甘草干姜汤、韭子散、铅丹散、大豆煎、麝香散、五香连翘汤、丹参膏、升麻膏、大黄牡丹汤。如茱萸硝石汤，主治腹中冷癖，水谷痫结，心下停痰，两胁痞满，按之鸣转，逆害饮食。药物组成：茱萸八两，硝石一升，生姜一斤。用法以酒五升，合煮取四升，先服一升，不痛者止，勿再服之，下病后，好将养之。内容出自《肘后备急方·治心腹寒冷饮食积聚结癖方第二十七》，但方名出自《千金要方·卷十六·胃腑方痼冷积热第八》。葛氏白杨皮散、苦参汤、虎骨膏、茱萸硝石汤、粉身散等。

宋代《圣济总录》，明确标注《肘后备急方》有2条、“葛氏”2条。记述葛洪《肘后备急方》内容者有：五味子汤、丹砂丸、龙骨汤、生地黄鸡、半夏丸、地骨皮汤、矾石散、茜根汤、茯苓汤、桃白皮散、桂姜丸、葶苈散等。《圣济总录·卷第一百四十九·自缢欲死》：“论曰仲景云凡自缢死，心下微温者，一日犹可活，葛氏云心下尚微温，虽久犹可活，……仲景葛氏各有辨证并解绳法，宜详审之。”[42]

此外明清时期《普济方》《医方类聚》等大型方书几乎收录目前单行本的绝大多数条文，也有数千条未见于现存单行本，因成书时间相隔长，故需要我们更为深入地研究考证是否为原有佚文。

葛洪《肘后备急方》作为医方著作，成书时间相对早，从目前现存中医类古籍中看，仅次于仲景《伤寒杂病论》。而且葛洪《肘后方》除了附方内容，书中明确记载的标注的仅有仲景方。仲景《伤寒杂病论》除重复外定有112方，葛洪《肘后方》除附方外共计546条病证1 302条治法治方，可以说为后世医方流派奠定了基础。

葛洪主要活动地带在岭南，书中很多疾病是岭南地带的常见疾病，故其书中所记载的方药组成多为岭南地区道地药材或草药的首次记载，很多医方为岭南后世医家所继承，可以说是岭南医方流派的开山鼻祖。医方，古代医术与方术同出一源，故亦指称“方术之书”，后世称为“方书”，意即专门收载方剂的著作。医方之名，出《史记·货殖列传》：“医方诸食技术之人，焦神极能，为重糈也。”[43]医方、医术古通。北齐颜之推《颜氏家训·杂艺》：“医方之事，取妙极难，不劝汝曹以自命也。微解药性，小小和合，居家得以救急，亦为胜事。皇甫谧、殷仲堪则其人也。”[44]近代谢观《中国医学源流论》有“医方学”提法，谓“明清间人方书，不及前人之浩博”[45]，意指明清以前医方学，针对病症理法方药俱全故曰浩博，亦即可视为临证医学之范畴，有别于明清以后嬗变为按照功效分类的专门方剂著述。岭南医方学术流派源自于晋代葛洪《肘后备急方》，岭南医方（方书）学术流派以葛洪《肘后备急方》、释继洪《岭南卫生方》等为主要代表，它是指形成于晋唐，发展于宋元，兴起于明清，以研究临证方剂应用为中心课题的一个医学流派，目前对其研究正在开展。

五、后世传承影响

葛洪《肘后备急方》自晋代成书后一直流传，其内容被传抄辑录入后世医书中，其学术穿越时空的延续跨越数个朝代至今。葛洪对医学科学的巨大贡献，赢得了世人的尊崇。他身后二百年已名播海内。南梁陶弘景评曰：“寻葛氏旧方，至今已二百许年，播于海内，因而济者其效实多。”[11]葛洪驻留过的冲虚观等罗浮胜迹和广州三元宫被列入各级文物保护单位，在当年葛洪采药炼丹池旁立碑：“纪念医药大家葛洪”，并把《肘后备急方》“青蒿一握，以水二升渍，绞取汁，尽服之”原文勒石，以表褒扬。葛洪被广东省“南粤先贤馆入馆先贤评选委员会”评为第一批入馆的南粤先贤。

1995年11月26日至29日，中国药物学会在广东省惠州筹备召开“纪念葛洪及其药剂学成就学术研讨会”，1996年4月11日正式成立了“葛洪研究会”， 梅全喜、郝近大、冉懋雄、胡晓峰在罗浮山下编译出版葛洪《抱朴子内篇·肘后备急方今译》。2015年12月11日至13日中国药学会药学史专业委员会与广东省药物学史专业委员会等再次在罗浮山召开“第二届葛洪医药学术思想暨岭南中药资源可持续开发利用学术研讨会”。

2011年12月21日、22日在广州、罗浮山两地举办“岭南中医药学术探讨会暨葛洪《肘后备急方》讲习班”，与会人数90人。葛洪是“国家级”的名医，现存《肘后备急方》也是岭南医学临证学术源流。南方医科大学靳士英教授、湖南省新绍中医院刘绪银主任医师、广东省中医药学会金世明教授、中山市中医院梅全喜教授、广州中医药大学郑洪教授等知名学者为大会讲习班作专题报告。22日前往罗浮山实地考察葛洪当年医学历史遗址。

2016年9月4日至6日，由于屠呦呦发明青蒿素获得中国首位诺贝尔奖，第三届中医科学大会在罗浮山召开，罗浮洞天是会议主会场。4位诺贝尔奖获得者、8位院士、2位国医大师出席罗浮山会议，与会代表均来自全国各地中医药学界著名专家学者600余人。中国首位诺贝尔奖获得者屠呦呦团队代表廖福龙报告屠呦呦在瑞典卡罗琳医学院诺贝尔大厅用中文做题为“青蒿素的发现 中国传统医学对世界的礼物”的演讲：“当年我面临研究困境时，又重新温习中医古籍，进一步思考东晋葛洪《肘后备急方》有关‘青蒿一握，以水二升渍，绞取汁，尽服之’的截疟记载。这使我联想到提取过程可能需要避免高温，由此改用低沸点溶剂的提取方法。” 廖福龙代表屠呦呦的报告引发会场长时间热烈掌声与欢呼声，这是中国传统医学对世界人民健康贡献的最好礼物。

2017年9月1日至2日，岭南首个基层中医学术传承工作室——“岭南名医葛洪学术经验传承工作室”落户博罗县中医医院。岭南名医葛洪学术经验传承工作室揭牌仪式暨学术传承交流会在广东省博罗县罗浮山举办。本次活动由广东省中医药学会岭南医学专业委员会主办，广东省博罗县中医医院承办，广东省中医药学会金世明副会长、博罗县卫计局王筱红局长等领导嘉宾出席会议并为工作室揭牌，岭南地区150多位同道参会交流并参观屠呦呦题词的葛洪博物馆。鉴于当前国家级名医工作室、中医流派工作室建设项目高度集中在大城市大医院或高等院校，存在覆盖不全、原生态传承不足、不接地气等问题，像葛洪、何梦瑶、陈伯坛以及潮汕蔡氏妇科等，在岭南地区乃至全国都有着深远的影响，当地不乏遥从私淑之后学者、研究者，地方基层医院也多有传承发扬名医学验之积极诉求，因此，广东省中医药学会审议通过开展“岭南名医葛洪学术经验传承工作室”挂牌工作，由岭南医学专业委员会负责组织。该项工作是岭南医学深化基层中医药学术传承、培养基层中医药学术传承人的一项积极举措，同时也是激励基层加强中医药非物质文化遗产挖掘和保护工作的探索。

《肘后备急方》文献研究索引集成

[1] 林慧，梅全喜.《肘后备急方》治未病思想探析及其对现实的指导意义[J]. 中药材，2018(04)：1006–1008.

[2] 李庆羚，马强，李丹，等.《肘后备急方》灸法运用特点探析[J]. 中医药临床杂志，2018(03)：406–408.

[3] 何慧玲，肖永芝.《肘后备急方》中葛根应用经验探析[J]. 时珍国医国药，2018，29(02)：397–398.

[4] 王晓鹏，张乃方，李智鹏，等.《肘后备急方》"外治法"救治急症拾遗[J]. 中国中医急症，2018，27(02)：352–355.

[5] 林慧，梅全喜. 葛洪《肘后备急方》对中药炮制的贡献探析[J]. 亚太传统医药，2018，14(02)：81–82.

[6] 王芳，庄礼兴，李莹. 岭南针灸发展史概述[J]. 河南中医，2017，37(11)：2001–2004.

[7] 沈澍农. "真丹"非铅丹考略[A]//中国药学会药学史专业委员会. 第十九届全国药学史本草学术研讨会暨2017年江苏省药学会药学史专业委员会年会论文集，2017：5.

[8] 刘世军，闫晓，唐志书，等. 大枣在《肘后备急方》中的应用[J]. 吉林中医药，2017，37(08)：847–850.

[9] 黄子天. 葛洪《肘后备急方》温病学术思想整理研究[J]. 中医文献杂志，2017，35(03)：15–18.

[10] 董甜甜，李金玲，庞亚铮，等. 葛洪《肘后备急方》急症灸法之探析[J]. 环球中医药，2017，10(04)：479–482.

[11] 殷麟．葛洪《肘后备急方》灸法学术思想探析［D］．南京中医药大学，2017.
[12] 王博，徐进．《肘后备急方》灸法学术思想浅析［J］．中国民族民间医药，2017，26（03）：17–18.
[13] 陈永灿．葛洪及其《肘后备急方》［J］．浙江中医杂志，2016，51（12）：918–919.
[14] 林慧，梅全喜．葛洪《肘后备急方》中“荇菜”的考证［J］．时珍国医国药，2016，27（09）：2226–2227.
[15] 丁树栋．《肘后备急方》对方剂学的贡献［C］//中华中医药学会．中华中医药学会全科医学分会成立大会暨2016年学术年会论文集，2016：1.
[16] 戴卫波，梅全喜．《肘后备急方》蓝的考证［J］．中药材，2016，39（08）：1915–1916.
[17] 曾聪彦，梅全喜．葛洪《肘后备急方》中的“矾石”的考证［J］．时珍国医国药，2016，27（08）：1943–1945.
[18] 孟迪．葛洪生平及针灸学术思想研究［C］//中国针灸学会实验针灸分会、《上海针灸杂志》编辑部、Journal of Acupuncture and Tuina Science 编辑部．第十八届针灸对机体功能的调节机制及针灸临床独特经验研讨会会议论文集，2016：4.
[19] 王瑶，梅全喜，钟希文．《肘后备急方》之黄疸病探讨［J］．亚太传统医药，2016，12（14）：67–69.
[20] 胡玉良，梅全喜，曾聪彦．葛洪《肘后备急方》中毒性中药合理应用探析［J］．亚太传统医药，2016，12（13）：47–50.
[21] 范文昌，任冬梅，梅全喜．《肘后备急方》中“药食同源”与药膳食疗之探讨［J］．亚太传统医药，2016，12（12）：48–51.
[22] 王聪，于冰，张永臣．葛洪《肘后备急方》灸法学术特点探析［J］．吉林中医药，2016，36（06）：639–642.

［23］傅美容．东晋葛洪中药美容方剂用药规律研究［J］．科技展望，2016，26（16）：256.
［24］林慧，梅全喜．《肘后备急方》排泄物类中药的应用及其对后世的影响［J］．中药材，2016，39（05）：1181-1183.
［25］陈晓坚，邱雄泉，梅全喜．《肘后备急方》治呕之临床经验探讨［J］．亚太传统医药，2016，12（11）：69-70.
［26］辛晓芳，梅全喜，戴卫波．《肘后备急方》中鸡子的应用探讨［J］．时珍国医国药，2016，27（05）：1181-1183.
［27］王剑，梅全喜．《本草纲目》引据《肘后备急方》之研究［J］．中药材，2016，39（04）：918-922.
［28］张文霞，梅全喜，钟希文．《肘后备急方》酒方应用初探［J］．中药材，2016，39（04）：923-926.
［29］王茂荣． 葛洪《肘后备急方》针灸学术特点分析［D］．山东中医药大学，2016.
［30］姚昆仑．我国古今治疗疟疾的探索（下）［J］．中国科技奖励，2016（05）：72-74.
［31］田素英，梅全喜．《肘后备急方》中“白柘”的考证［J］．时珍国医国药，2016，27（04）：927-928.
［32］胡莹，梅全喜．《肘后备急方》熨剂的运用探讨［J］．中药材，2016，39（03）：675-679.
［33］彭伟文，王珠强，梅全喜．《肘后备急方》中“菖蒲”的来源考证及应用探讨［J］．中药材，2016，39（03）：680-683.
［34］王聪，于冰，张永臣．葛洪《肘后备急方》隔物灸法浅析［J］．上海中医药大学学报，2016，30（02）：11-13.
［35］梅全喜，胡莹，曾聪彦．《肘后备急方》鼻药疗法对急症治疗的探讨［J］．中药材，2016，39（02）：438-441.
［36］李红念，梅全喜，郭文贤．《肘后备急方》中附子的应用探讨

[J]. 中药材，2016，39（01）：209–212.
[37] 张永臣，贾红玲，韩涛，等. 葛洪《肘后备急方》对针灸学的贡献[J]. 山东中医药大学学报，2016，40（01）：57–59.
[38] 钟希文，梅全喜，张文霞. 试论《肘后备急方》中附子的应用[J]. 时珍国医国药，2016，27（01）：171–173.
[39] 顾农. 略谈葛洪和他的著作[J]. 书屋，2016（01）：10–12.
[40] 王浩然，贾红玲，张永臣. 齐鲁医家葛洪与《肘后备急方》针灸学术思想浅析[J]. 针灸临床杂志，2015，31（12）：52–54.
[41] 王丽.《肘后备急方》巫术疗法的特点与收录原因[J]. 中国中医药现代远程教育，2015，13（22）：3–4.
[42] 詹石窗. 重新认识道教医方的价值：从屠呦呦发现青蒿素获诺贝尔奖谈起[J]. 中国宗教，2015（11）：44–45.
[43] 梅全喜，戴卫波.《肘后备急方》中少用药物品种考订[J]. 中药材，2015，38（10）：2194–2198.
[44] 林明欣，朱建平，张萌. 中医治疗疟疾之理论争鸣[J]. 中华中医药杂志，2015，30（11）：3821–3823.
[45] 胡莹，梅全喜.《肘后备急方》所创舌下给药对急症治疗的探讨[J]. 时珍国医国药，2015，26（08）：1981–1983.
[46] 林慧，梅全喜.《肘后备急方》对芳香药物外治疗法的贡献[J]. 中药材，2015，38（06）：1315–1318.
[47] 魏永明. 葛洪《肘后备急方》临证经验整理与研究[D]. 广州中医药大学，2015.
[48] 李红念，梅全喜.《肘后备急方》解酒药之探讨[J]. 中药材，2015，38（01）：182–184.
[49] 罗涛，周创，周继刚，等. 狐臭外用古方用药分析[J]. 中医学报，2015，30（03）：460–462.
[50] 刘春香. 魏晋南北朝时期的军事医学[J]. 许昌学院学报，

2015，34（01）：1–6.

［51］贾新燕．略述岭南针灸发展史［J］．上海针灸杂志，2015，34（01）：88–89.

［52］魏永明，刘小斌．葛洪《肘后备急方》诊治卒死类急症经验［J］．中医文献杂志，2014，32（06）：5–7.

［53］高玉桥，梅全喜．试论《肘后备急方》中医美容方药特点［J］．时珍国医国药，2014，25（12）：2996–2997.

［54］谢强，卢娜环．葛洪在盱江流域创教行医及对耳鼻咽喉科急症的贡献［J］．江西中医药大学学报，2014，26（06）：1–3，14.

［55］林慧，梅全喜．《肘后备急方》香佩法的应用及其对后世的影响［J］．今日药学，2014，24（07）：546–548.

［56］陈小露，梅全喜．《肘后备急方》之鲜药应用探讨［J］．中药材，2014，37（07）：1294–1298.

［57］戴卫波，梅全喜．葛洪《肘后备急方》中艾叶治疗疾病的机理探讨［J］．中国民间疗法，2014，22（07）：5–7.

［58］沈澍农．《肘后备急方》疑难字词考释［C］//中华中医药学会医古文分会．第二十三次全国医古文研究学术交流会论文集，2014：6.

［59］陈影，周国平．古代医家论隔物灸［J］．湖南中医杂志，2014，30（05）：73–75.

［60］卢享君，潘思安，李成文，等．《肘后备急方》针灸学术思想探源［J］．湖南中医杂志，2014，30（04）：4–5，10.

［61］贾新燕，易玮．岭南医学对针灸学的贡献［J］．长春中医药大学学报，2014，30（02）：192–194.

［62］伍翠婷．《肘后备急方》量词研究［D］．广西民族大学，2014.

［63］叶桂郴，伍翠婷．《肘后备急方》量词研究［J］．桂林航天工业学院学报，2013，18（04）：421–429.

[64] 梅全喜. 黄连解毒汤源出《肘后备急方》考辨 [J]. 时珍国医国药，2013，24（11）：2730–2731.
[65] 张文霞，钟希文，梅全喜.《肘后备急方》对中药丸剂的贡献 [J]. 世界中西医结合杂志，2013，8（10）：976–979.
[66] 戴卫波，梅全喜，金世明. 论葛洪《肘后备急方》对熏洗疗法的贡献 [J]. 时珍国医国药，2013，24（10）：2478–2480.
[67] 傅美容. 葛洪《肘后备急方》美容方药规律探讨 [D]. 南京中医药大学，2013.
[68] 葛君芸，刘密，常小荣，等. 葛洪《肘后备急方》针灸学术思想刍议 [J]. 山东中医杂志，2013，32（10）：701–703.
[69] 黄英，唐泽彦，古求知，等.《肘后备急方》治疗产后失眠及虚劳失眠学术思想浅谈 [J]. 新中医，2013，45（10）：145–147.
[70] 邓丙戌. 鲜药外治皮肤病历史积淀深厚 [N]. 中国中医药报，2013–09–13（004）.
[71] 梅全喜，孙启明.《肘后备急方》中"粉"的考证 [J]. 中药材，2013，36（07）：1182–1183.
[72] 熊震坤，薛明新.《肘后备急方》对膏摩的贡献 [J]. 长春中医药大学学报，2013，29（03）：383，390.
[74] 陈娟娟，张如青. 据现存《永乐大典》辑校《肘后备急方》[J]. 中医文献杂志，2013，31（02）：34–36.
[75] 黄辉.《肘后备急方》[J]. 中医药临床杂志，2013，25（02）：174.
[76] 田丙坤，苗彦霞. 唐以前带下病症文献整理研究 [J]. 现代中医药，2013，33（01）：66–69.
[77] 刘密，常小荣，严洁，等. 解析《肘后备急方》灸法学术思想 [J]. 北京中医药，2012，31（11）：826–828.
[78] 赵守训，叶文才，顾吉衡，等. 岭南药用植物资源与葛洪肘后备急

方药物［J］．亚太传统医药，2012，8（09）：11–12.
［79］肖红艳，严季澜，钱超尘．唐代医家对道教典籍《肘后备急方》的增订考证［J］．北京中医药大学学报，2012，35（05）：303–308.
［80］肖红艳，严季澜，丁媛．上海图书馆藏明嘉靖吕颙刊本《葛仙翁肘后备急方》初考［J］．中医文献杂志，2012，30（02）：16–17.
［81］肖红艳，严季澜，钱超尘．赵原阳与道藏本《肘后备急方》之关系考［J］．北京中医药大学学报（中医临床版），2012，19（02）：60–61.
［82］蔡坤强．《肘后备急方》词汇研究［D］．南京师范大学，2012.
［83］司南，杨阳，王巍，等．黄连解毒汤来源及用药剂量换算的考证［J］．中国现代中药，2012，14（02）：31–33.
［84］刘学春．葛洪的创新医学思想及认识论［J］．辽宁中医杂志，2011，38（06）：1106–1110.
［85］肖红艳．《肘后方》版本定型化研究［D］．北京中医药大学，2011.
［86］王婕琼，刘兰林，李泽庚，等．古代中医药有关疫病的预防措施［J］．中国中医药信息杂志，2011，18（01）：4–6.
［87］邓丙戌．《肘后备急方》记载的鲜药外治皮肤病经验［J］．中国中西医结合皮肤性病学杂志，2010，9（06）：393–394.
［88］胡冬裴，李小茜．魏晋南北朝时期美容医学特色研究［J］．中华中医药学刊，2010，28（11）：2306–2309.
［89］许霞，朱建平．《肘后备急方》方剂剂型统计与分析［J］．中医杂志，2010，51（10）：955–957.
［90］王丽，李佳，王儒芳．《肘后备急方·第五十二》的人体审美观［J］．内蒙古中医药，2010，29（19）：133–135.
［91］何文菊，王超，郭义．《肘后备急方》刺络放血初探［J］．针灸

临床杂志，2010，26（09）：7-8.

［92］年莉．晋唐时期方剂学发展成就与特征［J］．天津中医药大学学报，2010，29（02）：57-60.

［93］彭君梅．葛洪《肘后备急方》药物炮制用词辨析举隅［J］．天津中医药大学学报，2010，29（02）：61-63.

［94］陈虹，刘小斌．《肘后备急方》有关隔物灸文献资料整理［J］．国医论坛，2010，25（02）：48.

［95］陈居伟．《葛洪肘后备急方》对针灸学的贡献［J］．山东中医药大学学报，2009，33（06）：518-519.

［96］赵利霞．《肘后备急方》中的新词新义［D］．西北大学，2009.

［97］朱爱松，吴景东．论隋唐前中医“毒”的研究［J］．医学信息，2009，22（06）：960-962.

［98］李瑶．晋唐时期中医美容方剂的历史考察［D］．中国中医科学院，2009.

［99］余植．葛洪的医学思想对现代人医疗观念的启示［J］．中国道教，2009（02）：14-17.

［100］刘渝波，王毅刚．《肘后备急方》针方学术特点与针灸穴法的源起［J］．实用中医药杂志，2009，25（02）：111-113.

［101］余植，张维佳．浅谈葛洪的医学思想［J］．科教文汇（下旬刊），2008（10）：282.

［102］王丽慧．《肘后备急方》急症辨治经验总结［J］．中国中医基础医学杂志，2008（10）：727-728.

［103］舒忠民．葛洪生平及医学成就述略［J］．甘肃中医，2008（09）：15-17.

［104］吴静．《肘后备急方》的食疗特色［J］．国医论坛，2008（04）：16-17.

［105］梁永宣．葛洪《肘后备急方》与张仲景《金匮要略方》对比研究

[J]. 中国中医基础医学杂志，2008（06）：413–416.

[106] 陈虹. 晋唐时期岭南医家医著及医药文献整理研究［D］. 广州中医药大学，2008.

[107] 秦庆福，年莉.《肘后备急方》的方剂学成就［J］. 天津中医药大学学报，2008（01）：9–10.

[108] 袁久林，陶御风. 宋金以前著名医家及方书述略［J］. 中医文献杂志，2007（03）：2–4.

[109] 马文礼.《肘后备急方》及治伤源流考［J］. 天津中医药大学学报，2007（02）：57–58.

[110] 周学鹏，江静，陈杰，等.《肘后备急方》中医学之最及其临床意义［J］. 甘肃中医学院学报，2007（01）：54–57.

[112] 冯利华，李讯琪.《道藏》本《肘后备急方》俗字研究［J］. 怀化学院学报，2006（10）：134–136.

[113] 梅全喜. 稻秆的药用历史与现代应用［J］. 中药材，2006（10）：1109–1111.

[114] 俞欣玮，殷瑛，叶黎青，等.《肘后备急方》现代急救方法源流考［J］. 浙江中医药大学学报，2006（04）：329–330.

[115] 彭君梅.《葛洪肘后备急方》同义动词管窥［C］// 中华全国中医药学会医古文分会. 中华中医药学会第十六届医古文学术会议论文集，2006：7.

[116] 冯骊. 葛洪《肘后备急方》的药方定量分析［J］. 新乡医学院学报，2006（02）：174–176.

[117] 周飞雄，柴铁劬.《肘后备急方》灸法学术思想探析［J］. 上海针灸杂志，2005（12）：49–50.

[118] 姜丕政，张志斌.《肘后备急方》中的传染病认识［J］. 中华医史杂志，2005（04）：34.

[119] 梅全喜，吴惠妃. 试论《肘后备急方》在医药学上的贡献［J］.

中医药学刊，2005（07）：1194–1198.
［120］吴焕淦，施茵，姚怡．《肘后备急方》论灸法［J］．江西中医药，2005（01）：50–51.
［121］干旦峰．浅述《肘后备急方》及其外科学成就［J］．医古文知识，2004（01）：45–46.
［122］吴大真，刘学春．中医谈“瘟疫”的预防［J］．中国中医基础医学杂志，2004（01）：6–8.
［123］裴景春，冯起国．晋隋唐时期针灸处方配穴的原则及规律［J］．中医药学报，2001（02）：49–50.
［124］叶新苗．唐以前中医骨伤科文献概论［J］．浙江中医药大学学报，2001（01）：17–18.
［125］杨佃会，臧守虎，史兰华．《肘后备急方》灸法学术思想探析［J］．山东中医药大学学报，2001（01）：14–15.
［126］高美风，石启武．辑佚本《肘后备急方》补正［J］．南京中医药大学学报（社会科学版），2000（02）：92–94.
［127］邹淑凡，王红，刘国才．《肘后备急方》针灸应用举隅［J］．针灸临床杂志，2000（03）：66–67.
［128］尹必武．浅论《肘后备急方》对中医急症诊治的贡献［J］．中国中医急症，2000（01）：37.
［129］周浩．葛洪传略及在鄂州活动考证［J］．时珍国医国药，1999（09）：737.
［130］元夕．“丹王”——葛洪［J］．中国科技月报，1999（07）：61–63.
［131］盖建民，刘贤昌．魏晋南北朝的道教医家及其医学创获［J］．中国道教，1999（03）：24–29.
［132］季远，刘爱华，朱媛慧，等．膏摩初探［J］．按摩与导引，1999（03）：5–7.

[133] 肖莹. 试论岭南医学发展的文化特征 [J]. 广州中医药大学学报，1998（03）：66-68.

[134] 常向明. 《肘后备急方》救治内科急症探析 [J]. 国医论坛，1998（02）：36-37.

[135] 黄霏莉. 葛洪的美学思想及对中医美容学的贡献 [J]. 中华医学美容杂志，1998（01）：30-31.

[136] 张登本. 汉晋时期中医男性学科的发展成就 [J]. 陕西中医函授，1997（06）：9-10.

[137] 孙益鑫. 《肘后备急方》治学思想初探 [J]. 南京中医药大学学报，1997（02）：62-63.

[138] 周建伟. 《肘后备急方》急症灸治探讨 [J]. 针灸临床杂志，1996（12）：9-10.

[139] 周建伟. 《肘后备急方》急症灸治探讨 [J]. 中国中医急症，1996（05）：218-219.

[140] 聂晶. 《肘后备急方》治腹水经验探要 [J]. 江西中医药，1996（03）：46.

[141] 刘克墀. 葛洪《肘后备急方》辨识补苴 [J]. 江苏中医，1996（04）：38-39.

[142] 孙益鑫. 《肘后备急方》急症诊治特色与发明 [J]. 安徽中医学院学报，1996（02）：2-4.

[143] 梅全喜. 试论《肘后备急方》的药剂学成就 [J]. 中成药，1996（03）：40-42.

[144] 白纯. 《肘后备急方》对针灸学的贡献 [J]. 中华医史杂志，1995（03）：144.

[145] 毛永森. 古代医籍中中药的特殊量词 [J]. 陕西中医，1994（10）：469-470.

[150] 华浩明. 《肘后备急方》的方数统计与认识 [J]. 中国医药学

报，1993（04）：12–13，63–64.
[151] 王德深.《肘后备急方》中之针灸[J]. 针灸临床杂志，1993（Z1）：100–101.
[152] 张弘. 葛洪医药理论述略[J]. 中医药研究，1993（03）：13–15.
[153] 牛丽萍，朱长刚.《肘后》备急药摩方[J]. 浙江中医药大学学报，1993（02）：40.
[154] 孙启明. 麦饭石的几个考证问题[J]. 中国药学杂志，1993（03）：179–181.
[155] 杨英.《外台秘要》兽医方论中的预防思想[J]. 中兽医医药杂志，1990（04）：44–45.
[156] 刘国钧. 浅述《肘后备急方》中的急症灸法[J]. 针灸学报，1989（04）：2.
[157] 杨德林.《肘后备急方》对剂型的发展[J]. 中医函授通讯，1989（04）：23.
[158] 尚志钧.《五十二病方》与《肘后方》勘比分析（下）[J]. 中医临床与保健，1989（02）：45–47.
[159] 刘文巨. 麦饭石药名考[J]. 中国医药学报，1988（03）：48–49.
[160] 杨英.《肘后备急方》（治牛马六畜水谷疫疠诸病方）考[J]. 兽医导刊，1988（01）：46–54.
[161] 张泉鑫.《葛洪肘后备急方》中的兽医治疗方技初探[J]. 农业考古，1987（02）：360–363.
[162] 周刚顺. 谈《肘后备急方》对传染病学的贡献[J]. 湖北中医杂志，1987（03）：54.
[163] 张克家.《肘后备急方》中的兽医篇[J]. 中兽医医药杂志，1987（02）：51–52.
[164] 沈澍农. 释"精彩""所""仍"——从医辞看古文辞义[J].

南京师大学报（社会科学版），1987（01）：89-90，98.
［165］黄星垣，黄晓岸．《肘后备急方》对急症的论述和贡献［J］．福建中医药，1986（05）：11-13.
［166］杨子雨．试谈《肘后备急方》对针灸学的贡献［J］．中医杂志，1985（08）：53-54.
［167］李强．论《肘后备急方》的推拿学成就［J］．上海中医药杂志，1985（03）：37-38.
［168］尤荣辑．论方剂学的形成及其发展［J］．辽宁中医杂志，1984（11）：35-36.
［169］丁贻庄．试论葛洪的医学成就及其医学思想［J］．宗教学研究，1984（00）：14-22.
［170］于文忠．《肘后备急方》《刘涓子鬼遗方》《外科精要》《赤水玄珠》介绍［J］．中医杂志，1983（11）：74-76.
［171］尚志钧．整理现存本《肘后方》之浅见［J］．安徽中医学院学报，1981（00）：26-28.
［172］洪嘉禾．葛洪《肘后备急方》的科学成就［J］．浙江中医药大学学报，1980（06）：28-30.
［173］蔡景峰．《肘后备急方》的科学成就［J］．新医药学杂志，1979（01）：61-64.
［174］林育华．《肘后备急方》对中药药剂的贡献［J］．中医杂志，1966（04）：39-40.
［175］欣学．葛洪［J］．中医杂志，1960（04）：73.
［176］式平．介绍《肘后备急方》［J］．中级医刊，1956（07）：63-64.

参 考 文 献

[1] 房玄龄，褚遂良，许敬宗，等. 晋书 [M]. 北京：中华书局，1974.

[2] 乐史. 太平寰宇记 [M]. 北京：中华书局，2000.

[3] 葛洪. 抱朴子 [M]. 北京：人民卫生出版社，1955.

[4] 冼建春. 广东地区葛洪活动遗址 [C] //广东省中医药学会岭南医学专业委员会. 岭南名医葛洪学术经验传承工作室揭牌仪式暨学术传承交流会议文集，2017：56.

[5] 瑞麟，戴肇辰，史澄，等. 广州府志：卷一百四十列传二十九 [M]. 广州粤秀书院刻本，1879（清光绪五年）：3.

[6] 屈大均. 广东新语：上册卷三 [M]. 北京：中华书局，1985.

[7] 杨顺益. 晋代女针灸家鲍姑及鲍姑艾的考证 [C] //广州中医学院. 广州中医学院科学技术成果汇编（1986～1991），1991：44.

[8] 肖红艳. 《肘后方》版本定型化研究 [D]. 北京：北京中医药大学，2011：95.

[9] 薛清录. 中国中医古籍总目 [M]. 上海：上海辞书出版社，2007：259.

[10] 浙江省中医药研究所. 《温疫论》评注 [M]. 北京：人民卫生出版社，1977：2.

[11] 葛洪. 肘后备急方 [M]. 广州儒雅堂，1891.

[12] 刘绪银. 肘后救卒方新解 [M]. 北京：人民军医出版社，2010.

[13] 巢元方. 诸病源候论 [M]. 北京：人民卫生出版社，1982.

[14] 刘熙. 释名疏证补 [M]. 北京：中华书局，2008.

[15] 刘长华. 李时珍医学全书 [M]. 北京：中国中医药出版社，2012.

[16] 樊玉林，李百川，许珉，等. 尸厥候中有关客观性耳鸣论述的价值探讨 [J]. 中国中西医结合杂，1997（17），8：502.

[17] 苏敬. 新修本草 [M]. 尚志钧，辑校. 合肥：安徽科技出版社，2004.

[18] 张伯礼，薛博瑜. 中医内科学 [M]. 人民卫生出版社，2013.

[19] 王履. 医经溯洄集 [M]. 上海：上海浦江教育出版社有限公司，2011.

[20] 孙思邈. 备急千金要方 [M]. 北京：中国医药科技出版社，2011.

[21] 王怀隐. 太平圣惠方 [M]. 北京：人民卫生出版社，1982.

[22] 马继兴. 神农本草经辑注 [M]. 北京：人民卫生出版社，2013.

[23] 葛洪. 附广肘后方 [M]. 陶弘景，胡冬裴. 上海：上海科学技术出版社，2009.

[24] 王叔和. 脉经 [M] //严世芸，李其忠. 三国两晋南北朝医学总集. 北京：人民卫生出版社，2009.

[25] 吕广. 黄帝众难经 [M] //严世芸，李其忠. 三国两晋南北朝医学总集. 北京：人民卫生出版社，2009.

[26] 华佗. 内照法 [M] //严世芸，李其忠. 三国两晋南北朝医学总集. 北京：人民卫生出版社，2009.

[27] 皇甫谧. 黄帝三部针灸甲乙经 [M] //严世芸，李其忠. 三国两晋南北朝医学总集. 北京：人民卫生出版社，2009.

[28] 华佗. 中藏经 [M] //严世芸，李其忠. 三国两晋南北朝医学总集. 北京：人民卫生出版社，2009.

[29] 曹歙. 解寒食散方 [M] //严世芸，李其忠. 三国两晋南北朝医学

总集．北京：人民卫生出版社，2009.
[30] 卫汎．颅囟经 [M] //严世芸，李其忠．三国两晋南北朝医学总集．北京：人民卫生出版社，2009.
[31] 华佗．华佗药方 [M] //严世芸，李其忠．三国两晋南北朝医学总集．北京：人民卫生出版社，2009.
[32] 冈西为人．宋以前医籍考 [M]．北京：学苑出版社，2010.
[33] 王子谟，王晓萍． 范汪与《范汪方》钩沉 [J]．中医文献杂志，1994，5（2）：2.
[34] 范汪．范汪方 [M] //严世芸，李其忠．三国两晋南北朝医学总集．北京：人民卫生出版社，2009.
[35] 朱棣．普济方 [M]．北京，人民卫生出版社，1982.
[36] 许叔微．普济本事方 [M]．刘景超，等校注．北京：中国中医药出版社，2007.
[37] 陈师文．太平惠民和剂局方 [M]．鲁兆麟，等点校．辽宁：辽宁科学技术出版社，1977.
[38] 高学敏．中药学 [M]．北京：中国中医药出版社，2007.
[39] 葛洪．抱朴子内篇 [M]．北京：中华书局，2011.
[40] 李经纬，林昭庚．中国医学通史 [M]．北京：人民卫生出版社，1999.
[41] 王焘．外台秘要 [M]．北京：中国医药科技出版社，2011.
[42] 赵佶．圣济总录 [M]．北京：人民卫生出版社，1982.
[43] 司马迁． 史记 [M]．北京：中华书局，1963.
[44] 颜之推．颜氏家训 [M]．长沙：岳麓书社出版社，1999.
[45] 谢观．中国医学源流论 [M]．福州：福建科学技术出版社，2003.

《岭南珍本古医籍校注与研究丛书》已出书目

序号	书名	校注者简介	出版时间	备注
1	《肘后备急方》全本校注与研究	刘小斌，教授，主任医师，博士生导师，广州中医药大学邓铁涛研究所副所长，中华医学会医史学分会委员，广东省医史学会原主任委员，国务院特殊津贴专家。 魏永明，海南省中医院主治中医师，硕士研究生，毕业于广州中医药大学中医学专业，主要研究方向为葛洪《肘后备急方》临证经验整理与研究。	2018年1月	2017年度国家出版基金项目 2011—2020年国家古籍整理出版规划项目
2	《医碥》全本校注与研究	郑洪，教授，博士生导师，浙江中医药大学中医医史文献学科带头人、中医文化研究所副所长，广东省中医药学会岭南医学专业委员会原会长。 陈李，硕士研究生，毕业于广州中医药大学中医医史文献专业，主要研究方向为岭南中医名家尤其是岭南伤寒医家的临证经验及医案研究。	2018年1月	2017年度国家出版基金项目 2011—2020年国家古籍整理出版规划项目
3	《伤寒论崇正编》全本校注与研究	刘淑婷，《新中医》杂志编辑部编辑，硕士研究生，毕业于广州中医药大学中医医史文献专业，主要研究方向为岭南伤寒派医家黎庇留及其著作的整理与相关研究。 李禾，教授，博士生导师，广州中医药大学医古文教研室原主任，中华中医药学会医古文分会委员，广东省医学会医史分会委员。	2018年1月	2017年度国家出版基金项目 2011—2020年国家古籍整理出版规划项目
4	《叶案括要》全本校注与研究	胡经航，江门五邑中医院副主任医师，硕士研究生，毕业于广州中医药大学中医医史文献专业，主要研究方向为岭南医家潘名熊《叶案括要》整理及相关研究。 李禾，教授，博士生导师，广州中医药大学医古文教研室原主任，中华中医药学会医古文分会委员，广东省医学会医史分会委员。	2018年1月	2017年度国家出版基金项目 2011—2020年国家古籍整理出版规划项目